Problèmes de la guerre à Rome

ÉCOLE PRATIQUE DES HAUTES ÉTUDES — SORBONNE
SIXIÈME SECTION : SCIENCES ÉCONOMIQUES ET SOCIALES
CENTRE DE RECHERCHES HISTORIQUES

Civilisations et Sociétés 12

MOUTON & CO
PARIS - LA HAYE
MCMLXIX

Problèmes de la guerre à Rome

sous la direction de

Jean-Paul BRISSON

MOUTON & CO

PARIS - LA HAYE

MCMLXIX

L'enquête sur les problèmes de la guerre à Rome
a été menée par
le Centre de Recherches comparées sur les Sociétés anciennes
(École Pratique des Hautes Études : VIe section)

sous la direction de

Jean-Paul BRISSON
Professeur à la Faculté des lettres de Nanterre

avec la collaboration de

Jacques HARMAND, conservateur au musée du Louvre.
Joseph HELLEGOUARC'H, professeur à la Faculté des lettres de Lille.
Jacques HEURGON, professeur à la Sorbonne.
Paul JAL, professeur à la Faculté des lettres de Rouen.
Henri LE BONNIEC, professeur à la Sorbonne.
Alain MICHEL, professeur à la Faculté des lettres de Lille.
Claude NICOLET, professeur à la Faculté des lettres de Caen.
H.-G. PFLAUM, directeur de recherches au Centre National de la Recherche Scientifique.
† Georges VILLE, conservateur au musée du Louvre.

TABLE DES MATIÈRES

LISTE DES ABRÉVIATIONS UTILISÉES DANS LES RÉFÉRENCES

AC	Antiquité classique, Liège.
AE	Année épigraphique, Paris.
A.E.S.C.	Annales, Economie, Sociétés, Civilisations, Paris.
AJA	American Journal of Archeology, Princeton.
AJPh	American Journal of Philology, Baltimore.
AS	J. HARMAND, *L'armée et le soldat à Rome de 107 à 50 av. notre ère.*
BCH	Bulletin de Correspondance Hellénique, Paris.
CIL	Corpus Inscriptionum latinarum.
CQ	Classical Quarterly, Oxford.
CR	Classical Review, Oxford.
CRAI	Comptes rendus de l'Académie des Inscriptions et Belles-Lettres, Paris.
HSCP	Harvard Studies in Classical Philology.
ILS	Inscriptiones latinae selectae.
JDAI	Jahrbuch des Deutschen Archäologischen Instituts, Berlin.
JHS	Journal of Hellenic Studies, London.
JRS	Journal of Roman Studies, London.
MEFR	Mélanges d'Archéologie et d'Histoire de l'École française de Rome.
ORF	Oratorum Romanorum fragmenta.
RE	Paulys Real-Encyclopädie der klassischen Altertumwissenschaft.
REA	Revue des Etudes Anciennes, Bordeaux.
REG	Revue des Etudes Grecques, Paris.
REL	Revue des Etudes Latines, Paris.
RFIC	Rivista di Filologia e di Istruzione Classica, Torino.
RH	Revue historique, Paris.
RHD	Revue d'Histoire du Droit, Groningen.
RIA	Rivista dell'Istituto Nazionale di Archeologia e Storia dell'Arte, Roma.
RPh	Revue de Philologie, Paris.
RS	Römische Studien.
RSI	Rivista storica italiana, Napoli.
SHA	Scriptores Historiae Augustae.
SVF	Stoïcorum veterum fragmenta.
TPAPha	Transactions and Proceedings of the American Philological Association, Ithaca.

INTRODUCTION

En ouvrant ce second volume issu des travaux du Centre de Recherches Comparées sur les Sociétés Anciennes, il convient d'écarter tout malentendu sur son objet et ses ambitions. Le lecteur doit être prévenu des limites et de l'orientation de notre entreprise, car nous tenons à lui épargner des déceptions qui, sans cela, seraient apparemment justifiées. A lire le titre de l'ouvrage, on serait en droit d'espérer que les chercheurs de notre Centre aient mené une série d'enquêtes minutieuses, systématiques et exhaustives sur tous les aspects que la guerre a pu revêtir dans le monde romain ; un simple coup d'œil à la table des matières suffit à tempérer cet espoir. D'un certain point de vue, les lacunes de ce livre sont aussi évidentes que regrettables.

Nous ne les méconnaissons pas et nous ne cherchons en aucun cas à les camoufler. Nous savons fort bien que certaines questions très importantes ou que certaines périodes de l'histoire de Rome n'ont pas été abordées dans nos travaux. Ainsi peut-il paraître étrange qu'un ouvrage sur la guerre à Rome ne comporte pas le moindre chapitre sur les techniques de l'armement et du combat, techniques pourtant fondamentales au sujet traité. Silence d'autant plus surprenant que le développement des recherches archéologiques devrait permettre d'apporter à cette question des éléments de réponse solides et abondants. Il serait de même justifié de déplorer l'absence de toute étude sur les aspects économiques de la guerre à Rome : sous un titre comme le nôtre, ne convenait-il pas de parler du butin, de sa répartition et de ses effets sur le plan civil ; d'évoquer les relations complexes du développement de la guerre et de l'usage de la monnaie ? Les omissions ne sont pas moins notables si l'on considère le déroulement historique. Les deux périodes extrêmes de l'histoire de Rome sont également négligées. A la rigueur, on peut admettre que le phénomène de la guerre, aux obscures époques de la royauté, de la domination étrusque et des premiers temps de la République, offre quelques difficultés à l'analyse et que le silence soit ici signe de prudence ; mais le Bas-Empire ? Il est trop clair qu'à cette basse époque de l'histoire de Rome, la guerre a dû offrir un visage nouveau sous l'effet de trois circonstances au moins : la crise sociale et politique du monde romain ; la pression des Barbares sur les frontières ; la diffusion croissante du christianisme parmi les populations de l'Empire. Ajoutons enfin que, pour tracer un tableau vraiment complet, quelques observations sur la place que la guerre a pu occuper dans la vie intellectuelle et artistique de Rome eussent été souhaitables.

A ces défaillances dont nous sommes conscients, nous ne chercherons pas de mauvaises excuses. Le nombre et la qualité des collaborateurs, qui ont accepté de contribuer aux travaux de notre Centre, nous interdisent en particulier d'alléguer une quelconque difficulté à réunir les concours nécessaires. Si nous avions prétendu à faire œuvre exhaustive, nous en aurions trouvé les moyens et nous y aurions consacré le temps qui convenait. Mais notre objectif n'a jamais été de faire le « Handbuch des Römischen Kriegs ». Certes, ce n'est pas d'un cœur léger que nous constatons les manques de notre travail et nous aurions souhaité pouvoir en combler certains ; dans la mesure pourtant où notre but était de stimuler de futures recherches et de proposer certaines perspectives plutôt que d'offrir un instrument de travail dans lequel tout un chacun pourrait puiser un matériel adapté à ses travaux, nous avons accepté de laisser subsister des insuffisances notoires, avec l'espoir que la publication même de cet ouvrage inciterait quelque jour d'autres savants à les combler. De même que pour le monde grec [1], il s'agissait avant tout de savoir si le phénomène de la guerre à Rome constituait à proprement parler un champ d'investigations qui méritât d'être exploré pour lui-même ; dans le cas d'une réponse affirmative à cette première question, il fallait, en second lieu, tenter de dégager les rudiments d'une problématique. Quels ont été, à Rome, les traits originaux de la guerre, quelle place a-t-elle occupée, aux différentes époques, dans la vie de la cité, quelles sont les meilleures voies d'approche pour cerner le phénomène dans sa spécificité romaine ? En un mot, peut-on discerner un « faciès » de la guerre propre à Rome ? C'est à poser correctement ces quelques questions et à leur apporter une amorce de réponse que notre Centre a consacré son activité pendant l'année 1965-1966. Au terme de cette année de recherches, il nous a semblé que nous avions réussi à jeter quelques-uns des jalons de cette problématique et que la guerre à Rome commençait à nous apparaître sous un jour nouveau et avec son visage propre. Certes, ce serait faire preuve d'une présomption hâtive que de parler de « conclusions » mais nous avons cru pouvoir formuler les quelques problèmes qui se sont posés à nous et proposer les directions générales d'une recherche ultérieure.

Il est entendu, depuis une haute antiquité, que la destinée originale de Rome était de faire la guerre. Les auteurs de la tradition annalistique romaine ont eu soin d'en confier la proclamation solennelle et quasi oracu-

1. Cf. notre premier volume : *Problèmes de la guerre en Grèce ancienne*, publié sous la direction de J. P. Vernant, 1968.

laire à Romulus lui-même ; les modernes, pour leur part, ont continué à animer cette image en se proposant le modèle des campagnes militaires et plus encore des vertus guerrières de la Rome antique. Peut-on prétendre, dans ces conditions, à étudier comme un phénomène spécifique ce qui a notoirement constitué l'activité fondamentale de la cité romaine, sans laquelle elle n'aurait pas été ce qu'elle fut. Rien de plus banal en somme que de constater la place prépondérante occupée à Rome par la guerre et on peut douter qu'il y ait un autre moyen d'approcher cet aspect des choses qu'en refaisant l'histoire même de cette ville et de son empire. Gardons-nous pourtant d'accepter trop vite et sans réserves la représentation que les annalistes romains, avec beaucoup de persévérance et souvent un très grand art, ont su donner de leur cité. La Rome conquérante et invincible, dont Romulus annonçait à ses descendants l'irrésistible essor, n'a commencé à se dessiner dans les esprits qu'au 3e siècle avant notre ère, c'est-à-dire dans des conditions historiques bien définies qui expliquent en grande partie l'image que cette cité, engagée dans la conquête de l'Italie et toute proche de faire figure de puissance méditerranéenne, a voulu se donner d'elle-même. A y regarder de près, on peut se demander si la guerre a toujours été à Rome ce que les Latins voudraient nous faire croire et, surtout, si l'attitude de la cité à l'égard de cette activité particulière a toujours été conforme au modèle qu'elle s'est proposé à un moment précis de son histoire.

Nous ne ferons naturellement pas entrer en ligne de compte des données trop archaïques où les éléments légendaires occupent manifestement la place essentielle. La guerre d'Albe, où s'illustra la famille des Horaces, la prestigieuse défense du pont sur le Tibre par le borgne Horatius Cocles peuvent tout au plus nous apprendre que la Rome primitive avait connu des techniques d'initiation et de magie guerrières, qui se rencontrent chez d'autres peuples indo-européens [2], et que la *gens* Horatia était peut-être la principale détentrice de ces techniques. Encore est-ce quelque chose de constater que la Rome d'Auguste gardait un souvenir aussi vif de pratiques guerrières depuis longtemps périmées et avait su les intégrer à sa tradition nationale. Tenons-nous en à ce que l'on peut considérer comme des faits historiques, même quand l'incertitude chronologique est grande ou que des réfections tardives les ont altérés. Y a-t-il un commun dénominateur quelconque entre les guerres, annuellement répétées au 5e siècle, contre les Èques ou les Volsques, les guerres samnites, les guerres puniques du 3e siècle, les guerres de conquête du 2e, les guerres de la fin de la république et les guerres de l'empire aux diverses phases de son évolution ? L'annalistique romaine s'est efforcée de camoufler de trop évidentes différences entre ces grandes périodes d'activité guerrière et a cherché à

2. Voir les travaux de G. DUMÉZIL, en particulier *Horace et les Curiaces* (Les Grands mythes de Rome, 2) et *Mitra-Varuna*, chap. IX.

laisser l'impression d'une harmonieuse continuité de ce type d'occupation dans le temps. Pourtant, un représentant aussi qualifié que Tite-Live de cette tradition trahit parfois son embarras. La répétition quasi rituelle, d'année en année, de la guerre contre les Volsques par exemple lui paraît inintelligible pour un homme de son époque; aussi en cherche-t-il une explication rationnelle dans le caractère peu meurtrier de ces guerres ou dans la capacité démographique des belligérants [3], sans soupçonner qu'en réalité, les guerres menées par Rome au 5e siècle contre les cités voisines n'avaient rien à voir, non seulement pour les techniques de combat ou l'extension géographique, mais plus encore pour l'idée qu'on s'en faisait, avec les guerres de la fin de la république. Le même Tite-Live savait bien d'ailleurs qu'il y avait eu, dans l'histoire guerrière de sa cité, des passages, des ruptures, des changements qualitatifs qu'il lui arrive de noter avec une claire conscience et une grande exactitude historique [4]. Les Romains n'ignoraient pas, malgré les apparences, que, si leur ville avait de tout temps fait la guerre, elle n'avait pas toujours fait la même guerre; et ils n'ignoraient pas non plus, comme en témoigne un Salluste, que cette évolution des méthodes et des conceptions guerrières avait profondément retenti sur les structures sociales et morales de Rome.

Il est sans doute inutile d'insister longuement sur les modifications apportées au cours des siècles aux techniques de combat ou à l'armement. Ce point est le plus clair et celui aussi qui a été le plus étudié jusqu'à maintenant. L'introduction de la phalange, les assouplissements progressifs de la tactique manipulaire, l'adoption de nouvelles armes défensives ou offensives, empruntées à divers adversaires, ont, de toute évidence, influé sur la façon que Rome avait de faire la guerre. Mais deux points sont à souligner. D'une part, ce perfectionnement des techniques guerrières ne constitue pas, à Rome, un trait original : il s'est opéré dans les mêmes conditions et à peu près au même moment, voire avec une légère avance, dans les autres cités de l'Italie centrale. Cette similitude de statut technique explique peut-être, en grande partie, que Rome ait fait appel si tôt et si largement aux cités « alliées » pour grossir ses contingents. En outre, Rome a emprunté à l'extérieur la plupart de ses progrès techniques : la tactique de la phalange lui est venue de Grèce et elle doit une bonne part de son armement à ses ennemis samnites ou gaulois. Cette cité, qui se voulait guerrière par définition, paraît avoir fait preuve d'un total manque d'imagination pour inventer les moyens propres à lui permettre de répondre à l'image qu'elle prétendait donner d'elle-même.

On peut se demander d'autre part s'il n'y aurait pas lieu de renverser les termes du problème et si les progrès techniques, enregistrés dans l'art militaire de Rome au cours de son histoire, ne seraient pas le fruit d'une

3. Cf. Tite-Live, VI, 12, 2-6.
4. Cf. Tite-Live, VII, 29.

évolution d'un tout autre ordre : celle des buts et des conceptions de la guerre. Rome a-t-elle modifié l'idée qu'elle se faisait de la guerre parce que ses armées avaient perfectionné leurs méthodes de combat et adopté un nouvel armement, ou ces perfectionnements ont-ils été exigés par un changement qualitatif dans la façon de faire la guerre ? Il ne faut pas ici être dupes des apparences. Certes, l'armée consulaire du milieu du 3e siècle et l'armée du Haut-Empire paraissent offrir bien des points communs et les différences, immédiatement observables, ne semblent être que quantitatives. L'unité de base reste la légion avec ses subdivisions en centuries et en manipules et son environnement de corps alliés et auxiliaires; simplement, le nombre de légions mises en lignes s'est accru en même temps que l'effectif de chaque légion. Malgré cette apparente continuité, nous sommes pourtant en présence de deux instruments militaires d'un type tout à fait différent et destinés à répondre à des besoins sans commune mesure. Ce qui définit l'armée consulaire, ce n'est pas qu'elle compte seulement deux légions c'est qu'elle est recrutée, parmi les citoyens des trois premières classes du cens, pour une durée qui n'excède pas celle du mandat de son général et qu'elle se rassemble sous les murs mêmes de Rome. De ce fait, elle constitue un instrument parfaitement adapté à un type de guerre brève et peu étendue dans l'espace ; elle est en activité pour une campagne unique, marquée par une ou deux rencontres qui doivent nécessairement être décisives et où il s'agit moins de détruire l'adversaire que d'affirmer sa supériorité. Bien entendu, il n'était pas rare que des soldats qui avaient servi l'année précédente fussent réincorporés au printemps suivant, mais dans une nouvelle armée. Ils n'appartenaient plus nécessairement à la même unité, avaient peu de chances de retrouver les mêmes camarades et les mêmes officiers, moins de chances encore d'avoir à se mesurer aux mêmes ennemis sur le même théâtre d'opérations. En opposition, l'armée impériale, au recrutement beaucoup plus large, affectée de façon permanente à des fronts bien définis, apparaît comme l'instrument de guerres longues et lointaines. Elle répond à d'autres besoins et tout le problème est justement de cerner les étapes et les causes de cette mutation.

Car, par-delà l'évidence des perfectionnements techniques, une autre évidence s'impose : Rome est progressivement passée d'un type de guerre rigoureusement limitée dans l'espace et dans le temps à un mode où la guerre devient une activité permanente et répartie entre des points de l'espace fort distants les uns des autres autant que de Rome même. Cette extension croissante s'est accompagnée d'une modification des objectifs militaires et politiques. Peut-on apercevoir quelque chose de ce cheminement et en proposer une explication raisonnable ? Très grossièrement et pour nous en tenir aux très grandes lignes, il semble qu'on puisse distinguer, dans l'histoire militaire de Rome, trois périodes essentielles, caractérisées chacune par un mode de guerre assez nettement différencié dans ses buts et ses conceptions. Bien entendu, il y aurait beaucoup à nuancer ce tableau et il conviendrait en particulier d'observer des époques parfois longues de transition; pour faire bref, nous nous bornerons à indiquer ici les grandes articulations de cette évolution sans considérer dans le détail les variations de son rythme ou les irrégularités de sa progression.

A l'époque royale et étrusque sans doute, au 5e siècle et dans la première moitié du 4e en tout cas, on peut pressentir, à travers les réfections ultérieures des annalistes, que Rome a pratiqué un type de guerre bien connu dans le monde grec cent ou deux cents ans plus tôt : la guerre conçue comme un mode particulier de relation et de compétition avec les cités voisines [5]. Il ne s'agit alors que de décider par les armes de l'accès à quelque source sacrée ou à quelque terrain de pacage, voire de récupérer (éventuellement avec usure) les troupeaux ou les récoltes raflés par un voisin indélicat. Ce type de guerre ne mettait en cause ni l'existence des cités belligérantes, ni l'étendue de leur territoire, ni leur souveraineté politique. La victoire se suffisait à elle-même et n'entraînait aucune autre conséquence que la satisfaction et le prestige d'avoir gagné la partie. La règle fondamentale du droit des féciaux, la *repetitio rerum*, trouve évidemment sa source dans ce mode très archaïque de la guerre qui n'est en somme qu'une forme possible d'échanges avec les voisins. C'est ce genre de guerre qui explique très probablement la répétition un peu lassante des campagnes contre les Èques et les Volsques, ou contre les Étrusques de Fidène et de Véies, ainsi que le caractère annuel des magistratures militaires. On conçoit que, dans ce contexte, l'invasion gauloise de 390 (ou 387) ait pris un tel relief : Rome et les autres cités latines n'étaient pas alors entraînées à soutenir ce genre d'attaque : les Romains de l'époque s'indignèrent peut-être beaucoup moins que leurs descendants d'avoir à s'entendre traiter de « vaincus », tant ils étaient peu habitués à ce genre d'événements militaires. Pourtant, cette façon archaïque de faire et de concevoir la guerre devait bientôt disparaître, et si bien disparaître que les annalistes de la fin de la république ne pouvaient plus l'imaginer. Ils ont voulu voir dans cette activité guerrière, de portée et d'importance très limitées, le commencement des grandes destinées militaires de Rome et se sont employés à travestir cette guerre primitive, au point de la rendre méconnaissable, sous les apparences d'une autre forme d'activité militaire qui ne devait vraiment s'affirmer qu'avec la dissolution de la Ligue latine.

A partir de cette date, la guerre romaine prend une tout autre signification et s'écarte du modèle des cités grecques auquel on pouvait la ramener pour la période antérieure : elle devient le moyen principal d'une politique d'expansion de plus en plus consciemment poursuivie jusqu'aux limites du cynisme avec, dans les dernières années de la république, les

5. Cf. J. de Romilly, in : *Problèmes de la guerre en Grèce*, p. 207.

campagnes de Pompée en Orient et de César en Gaule. Bien sûr, une mutation aussi profonde ne s'est pas opérée en un jour et, pendant longtemps encore, les aspects archaïques de la guerre subsistent. Elle reste une activité saisonnière, confiée chaque année aux nouveaux consuls ; même la première guerre punique se présente plutôt comme une série de campagnes annuelles que comme une guerre au sens moderne du mot, c'est-à-dire comme un ensemble d'opérations ayant leur unité stratégique dans l'espace et dans le temps. Les guerres du 3e siècle gardent l'allure de compétitions que cette activité offrait aux époques archaïques et il est aisé d'en discerner les manifestations dans le long et difficile affrontement avec les Samnites et plus encore avec Carthage [6]. Mais au cours de ces trois siècles, qui s'écoulent de la dissolution de la Ligue latine à la prise d'Alésia, les transformations ne cessent de s'accélérer en fonction d'objectifs d'un type nouveau de plus en plus consciemment affirmés.

Transformations techniques d'abord. C'est essentiellement à l'occasion des guerres puniques que la tactique manipulaire se perfectionne et s'assouplit et que Rome, en apparente contradiction avec sa vocation de cité terrienne, équipe des flottes qui lui assureront rapidement la maîtrise de la mer. Mais mutations sociales et psychologiques surtout. Peu à peu Rome prend l'habitude de mener des guerres sur des fronts de plus en plus éloignés (Italie du Sud, Sicile, Gaule cisalpine, Espagne, Afrique, Asie Mineure) et souvent sur plusieurs fronts à la fois ; de mettre en ligne (en particulier lors de la guerre gauloise de 225 et de la seconde guerre punique) des forces bien supérieures en nombre aux quatre légions des deux armées consulaires annuelles ; de maintenir ses légions sous les armes pendant plusieurs années consécutives en prorogeant leurs généraux dans leurs commandements pour assurer l'unité stratégique d'une même guerre ; d'admettre enfin dans ses armées des citoyens qui n'avaient pas de biens à défendre, les *capite censi*. En même temps, l'aspect de compétition de l'activité guerrière s'estompe, parce que Rome refuse de l'accepter chaque fois qu'il tourne à son désavantage. La chose est évidente pour les défaites que lui infligèrent Pyrrhus et surtout Hannibal : Rome parvint à triompher de ces redoutables adversaires, techniquement très supérieurs à elle, parce qu'elle refusa de s'avouer vaincue ; mais elle faussa du même coup le jeu normal de la guerre et infléchit cette activité dans un tout autre sens. Il est d'ailleurs probable que cette tendance, qui s'impose définitivement dans la lutte contre Hannibal, a dû se dessiner dès la fin du 4e siècle : l'épisode des Fourches Caudines et la célèbre discussion sur la *sponsio* des consuls ne trahiraient-ils pas, dès cette époque, un certain refus d'admettre la guerre comme compétition en cas de défaite des armes ro-

6. Cf. Tite-Live, XXI, 52, 3 et J.-P. Brisson, *Les Mutations de la seconde guerre punique*, *inf.*, p. 33

maines [7] ? C'est que, dès cette date, la guerre comportait des conséquences politiques que le 5e siècle et le monde grec n'avaient pas connues.

D'une façon très générale, on peut qualifier ces guerres des 3e et 2e siècles comme des guerres de conquête et même d'annexion. Inutile de souligner la diversité des occasions et des formes de ces conquêtes ou de ces annexions ; un point peut être tenu pour assuré de façon constante : à partir de 338 au plus tard, une guerre menée par Rome, qu'elle en prenne ou non l'initiative, ne se termine que par une modification radicale des rapports politiques avec l'adversaire, modification sanctionnée par un *fœdus*. De la collation du droit de cité à l'administration directe par un promagistrat des territoires conquis, en passant par toutes les variétés de statut de cité alliée ou de prince client, les formes concrètes de cette sanction ont été multiples dans l'espace et dans le temps ; mais le principe reste toujours le même : la victoire des armes romaines doit aboutir à la sujétion politique des vaincus. La vieille notion latine de la *fides* assura l'unité morale de situations concrètes très diverses et empiriquement définies au gré des circonstances [8]. Tandis qu'au cours du 5e siècle, les campagnes indéfiniment répétées contre les Volsques ou les Fidénates n'avaient rien changé à la carte politique de l'Italie ni au statut des cités belligérantes, les guerres de Rome aux 3e et 2e siècles ont abouti à remodeler complètement l'Italie d'abord, le monde méditerranéen tout entier ensuite. Le terme de *prouincia*, qui désignait primitivement la mission confiée à un chef d'armée, le théâtre d'opération qui lui était assigné, finit par s'appliquer aux territoires conquis et directement administrés par Rome : la guerre était devenue le moyen privilégié de conférer à la petite cité latine du début du 4e siècle le statut de *caput rerum* que ses augures avaient su déchiffrer pour elle dans les signes mystérieux de la volonté divine. Et si, au cours de ces siècles où se constitue territorialement et politiquement l'Empire romain, il est arrivé à Rome de guerroyer à maintes reprises contre un même adversaire, comme les Samnites, Carthage, la Macédoine ou les peuples de l'Espagne, ce fut pour abattre définitivement sa résistance et le soumettre sans retour à sa loi.

Une nouvelle période s'ouvre avec l'institution du principat et de la *pax Romana*. La guerre encore une fois change de sens pour devenir une activité périphérique propre à maintenir l'intégrité territoriale de l'Empire. Par degrés, l'expansion conquérante fait place à une conception purement défensive : il s'agit d'assurer la stabilité de frontières à l'intérieur desquelles les populations de l'Empire peuvent jouir en toute sécurité

7. Cf. Tite-Live, IX, 8-9. On trouverait peut-être une trace de cette différence de conception entre Samnites et Romains dès avant les Fourches Caudines : cf. Tite-Live, VIII, 23, 8-10.

8. Sur ce rôle de la *fides*, cf. *inf*., p. 23, l'étude de J. Heurgon et la bibliographie des travaux de P. Boyancé sur cette question.

de la paix et de la prospérité [9]. Le rôle de la guerre est désormais de permettre la conservation et le développement des fruits qu'elle avait portés dans les siècles précédents. Autrefois type de relation parmi d'autres avec les cités voisines, puis moyen d'une politique impérialiste progressivement affirmée, elle est devenue, avec le régime impérial, l'instrument de différenciation du monde romain et du monde barbare. La guerre est ce qui permet maintenant à un certain mode de civilisation de s'affirmer comme spécifique et d'être protégé contre les infiltrations et les pressions d'un monde extérieur mal connu et inquiétant. Plus rapidement acquise que la précédente, cette nouvelle mutation n'en est pas moins importante et cette troisième phase de la guerre romaine fut aussi décisive que les deux autres pour l'histoire de Rome.

Même tracé à grands traits, ce tableau — dont nous n'ignorons pas ce qu'il a de contestable dans sa généralité — appelle quelques observations complémentaires. La première est que cette évolution historique de la guerre romaine révèle, presque toujours, une sorte de décalage entre la pratique guerrière et la réflexion politique. Si Rome a perfectionné l'équipement et la tactique de ses armées, si elle a affronté l'univers si peu familier pour elle de la mer, si elle a entrepris des guerres de plus en plus longues et lointaines au point de faire d'une activité primitivement limitée dans l'espace et dans le temps une activité constamment et universellement présente, ce ne fut pas par l'effet d'une délibération consciente, mais sous la pression des circonstances. Les dirigeants de Rome n'ont jamais décidé que l'affaire de leur cité fût de conquérir l'Italie et tout le bassin méditerranéen ; ils ont fait la guerre, parce que c'était une des formes ordinaires de rapport avec les autres cités : mais, dociles à l'expérience, ils se sont aperçus par degrés qu'il y avait d'autres fruits à attendre de la guerre qu'un butin précaire ou la réparation d'une razzia, qu'il était absurde de s'avouer vaincu quand on avait les moyens de continuer la lutte et, par-dessus tout, que la guerre constituait pour Rome une forme originale d'expression. Rome s'est découverte conquérante parce qu'une série de circonstances heureuses l'avait amenée à conquérir et, sans qu'elle l'ait prémédité, la guerre s'est transformée entre ses mains par sa seule pratique. C'est après coup seulement que l'annalistique a gratifié Rome d'une vocation guerrière exceptionnelle, parce qu'il fallait justifier une situation acquise par la simple force des choses.

Une autre observation est qu'il y a sans doute à tenir compte d'une disposition psychologique propre à Rome : une certaine susceptibilité de l'aristocratie militaire. Il semble que cette aristocratie ait eu très tôt des ambitions politiques qu'elle fonda tout naturellement sur ses aptitudes militaires : il lui fallait le prestige de victoires sans cesse renouvelées pour se maintenir au pouvoir. La tradition annalistique a eu grand soin de

9. Cf. *inf.*, p. 85, l'étude de H.-G. PFLAUM.

noter que le patriciat s'ingénia à ne pas confier de mission guerrière au premier consul de la plèbe [10] (et au niveau de la seconde guerre punique, un Tite-Live n'hésite pas à imputer les déboires d'un Sempronius, d'un Flaminius et d'un Varron à leur origine plébéienne), ou que, lorsque la plèbe avait la possibilité de choisir dans son sein des tribuns à pouvoir consulaire, elle n'usa que très rarement de cette prérogative ; comme si l'aptitude à manier les armes appartenait héréditairement au patriciat. Il est curieux d'observer par exemple la part relative que la tradition réserve aux deux consuls dans les victoires également si importantes du Véséris et de Sentinum. Le schéma y est le même : le consul plébéien contribue à la victoire par un acte religieux de réparation, propre à apaiser la colère des dieux, en dévouant sa personne aux divinités infernales ; le consul patricien au contraire, assuré dès le départ de la faveur divine, emporte le succès par ses seules aptitudes techniques à faire la guerre. Cette prétention de l'aristocratie militaire à défendre ses privilèges guerriers, son impatience à supporter la moindre défaite ont dû peser d'un grand poids dans les mutations de la guerre romaine.

Il est notable que Rome prenne un essor, que rien ne laissait prévoir, à dater du jour où elle se dégage de la confédération latine. Autant qu'on puisse en juger à travers les déformations calculées de l'annalistique, il est probable que, pendant plusieurs siècles, Rome s'est trouvée en état de sujétion, sous la domination étrusque d'abord, puis dans le cadre de la Ligue latine. Or, si l'éviction des Étrusques a peut-être été le fait de l'ensemble des cités latines, profitant de l'affaiblissement général de l'Étrurie, il y a lieu de croire que la dissolution de la Ligue latine a été le fait de la seule Rome et qu'il faut y voir une manifestation de la fierté ombrageuse de son aristocratie militaire. Le rôle dévolu par la tradition au consul Manlius dans le déclenchement des hostilités, dans le maintien impitoyable de la discipline militaire et dans la bataille décisive de 340 paraît assez significatif de ce point de vue. Mais du jour où l'aristocratie guerrière de Rome eut ainsi secoué le joug latin et eut renversé la situation à son profit dans le Latium, sa morgue et le besoin qu'elle avait du prestige des armes ne pouvaient plus tolérer qu'une défaite vînt remettre en question les avantages acquis. Aussi, tout en continuant apparemment à faire la guerre comme par le passé, fut-elle amenée, pour ne pas déroger, à refuser les règles du jeu et à les modifier à son profit. La première cause de la vocation conquérante de Rome et des mutations des formes de la guerre qui s'ensuivirent fut qu'à un certain moment de son histoire, cette cité ne pouvait accepter d'être battue sans remettre en question sa raison d'être. C'est assez dire que pour analyser correctement le phénomène de la guerre à Rome, il ne suffit pas de décrire, aussi minutieusement qu'on voudra, l'évolution historique des techniques, des buts et des

10. Cf. Tite-Live, VII, 1, 4.

conceptions de ce genre d'activité, mais qu'il faut encore s'interroger sur la place qu'elle a occupée dans la cité et sur l'attitude de Rome vis-à-vis de la guerre.

Cette attitude offre en vérité des traits assez contradictoires. Bien entendu, il faut tenir le plus grand compte de la tendance romaine à conserver pieusement les traces du passé le plus archaïque et à superposer les apports nouveaux à des couches plus anciennes. Bien des rites ou des coutumes subsistaient ainsi dans la pratique religieuse ou sociale à titre de vestiges dépourvus de toute signification actuelle. Dans l'attitude de la cité romaine vis-à-vis de la guerre, il convient certainement de faire leur place à de tels vestiges et donc de distinguer des strates historiques. Il semble pourtant qu'il y ait aussi autre chose et que cette cité à vocation belliqueuse ne se soit jamais mise tout à fait au clair à l'égard de cette « vocation ». Si cette hypothèse devait se vérifier, elle rejoindrait ce que nous disions plus haut du décalage entre la pratique spontanée et la réflexion consciente dans l'évolution de la guerre romaine. Il se pourrait bien que, pour Rome, la guerre ait été souvent autre chose et plus que prévu.

Nous n'insisterons pas longuement sur une première série de traits relatifs aux aspects fonctionnels de la guerre à Rome. Il est impossible d'affirmer que, dans la Rome primitive des obscurs temps royaux, il ait existé un groupe socialement différencié de guerriers fonctionnels[11]; de toute façon, l'histoire de cette haute époque nous échappe si complètement que la chose importe assez peu. Aussi loin que remontent nos renseignements historiques, l'armée romaine apparaît comme une armée de citoyens et ne cessera jamais de l'être. Pourtant, aux différentes étapes de son histoire, cette armée civique n'est pas exempte de certains traits fonctionnels. La *classis* des premiers temps de la république, cette sorte d'aristocratie des citoyens aptes à faire la guerre dont le recrutement ne se fondait certainement pas alors sur un cens monétaire, ressemble encore à un groupe fonctionnel socialement différencié. De même le patriciat, dans sa lutte contre la plèbe, en se réservant jalousement la direction religieuse, politique et technique des affaires militaires, a tout l'air de défendre des attributions fonctionnelles. On dirait même que certaines *gentes* aient été plus ou moins spécialisées dans tel ou tel aspect de la guerre : les Horatii ont fourni les deux personnages mythiques de l'adversaire des Curiaces et du défenseur borgne du pont du Tibre qui illustraient des pratiques d'initiation et de magie guerrières bien caractérisées; et cette famille gardait encore, à l'époque historique, le privilège de célébrer

11. Dans sa *Religion romaine archaïque*, p. 169, G. Dumézil est revenu, avec beaucoup de prudence, sur ce qu'il avait proposé dans *Jupiter Mars Quirinus* IV, p. 113 sqq. sur le caractère fonctionnel des trois tribus primitives et l'organisation de la société royale à Rome.

le rite du *tigillum sororium* par lequel, le 1er octobre, était expié le sang versé à la guerre. Dans le même ordre d'idées, l'anecdote des trois cent six Fabius pourrait bien être le souvenir déformé d'une certaine aptitude guerrière de cette famille. Le développement d'un cens monétaire vint estomper ces aspects archaïques; mais il faut observer que le caractère fonctionnel de la guerre reparaît, modifié, avec l'armée impériale, lorsque le service militaire cessa d'être une obligation pour tout citoyen et devint un véritable métier. L'armée constitue dès lors, dans la société romaine, un groupe nettement distinct par sa fonction même et qui prit assez conscience de sa différenciation pour peser d'un poids très lourd sur l'histoire de l'Empire. Ajoutons enfin qu'à toutes les étapes de cette évolution, l'*ordo* des *equites Romani* ne perdit jamais tout à fait son caractère fonctionnel, dans la mesure où sa définition essentielle était de fournir ses cadres à l'armée.

Assurément, tous ces traits se retrouveraient aisément dans d'autres cités antiques, mais ils se conjuguent à Rome avec un autre trait bien plus spécifique. Si les cités grecques ont, en général, opposé dans leur terminologie l'état de soldat à celui de citoyen, la Rome républicaine a articulé un ensemble de trois termes. A l'intérieur du statut général définissant les droits et devoirs du citoyen, le *civis*, le *miles* s'oppose au quirite qui ne désigne pas le citoyen en général, mais le citoyen dans ses activités purement civiles. L'opposition était si accusée qu'à l'époque de César encore, c'était une injure notoire que de traiter un soldat de « quirite ». Bien sûr, les deux termes pouvaient s'appliquer successivement au même personnage, selon qu'il accomplissait ou non son service armé; mais l'état de *miles* et celui de quirite, même vécu par une même personne, ne pouvaient coexister dans le temps ni même dans l'espace, comme nous le verrons. Cette rigoureuse distinction — qui paraît propre à Rome — des deux états possibles d'un même citoyen recouvre sans doute une ancienne distinction fonctionnelle, mais elle est bien autre chose qu'un simple vestige. Elle trahit une tension profonde dans l'attitude de la cité vis-à-vis de la guerre, activité tout à la fois extérieure, rigoureusement circonscrite dans un temps et un espace propres, et nécessairement intégrée à la vie même de la cité.

La volonté de faire de la guerre une activité extérieure à la cité se marque avec évidence dans ce que J. Bayet a appelé le « rythme sacral de la guerre ». Les célèbres fêtes guerrières des mois de mars et d'octobre n'avaient pas seulement pour fin de délimiter, par des rites d'ouverture et de clôture, la saison des guerres, mais aussi — surtout peut-être — de séparer de l'ensemble du corps social et de ses activités le guerrier et sa fonction propre. Pour donner et affronter la mort sans scrupule ni hésitation, le combattant a besoin de se trouver dans une sorte d'état second, de délire que le latin qualifiait par les termes de *furor* et de *ferox*; mais il est trop évident que cette sorte de transe nécessaire au combat pouvait entraîner des effets désastreux, si elle subsistait à l'intérieur de la cité. En mars, les chants et les danses des Saliens, la procession des talismans guerriers, les *ancilia*, cherchaient à faire naître au cœur des soldats, qui partaient à la rencontre de l'ennemi, ce *furor* nécessaire au succès de leur entreprise ; mais en octobre, quand la saison guerrière était close et que les combattants regagnaient leurs foyers, il fallait les dépouiller religieusement des forces surhumaines qu'on leur avait religieusement inspirées six mois plus tôt ; il fallait les réintégrer dans la vie normale de la cité, les rendre à l'état de quirites, d'hommes de la masse pacifiques et inoffensifs.

On ne manquera pas de souligner le très haut archaïsme de ce rituel guerrier et d'en dénoncer la totale inactualité à l'époque du grand essor militaire de Rome. Dès le milieu du 3e siècle au moins, il fut de moins en moins question de ramener en octobre dans leurs foyers les armées levées en mars, en raison même de la longueur et de l'éloignement de plus en plus accentués des guerres entreprises ; et à partir de la seconde guerre punique au plus tard, les légions romaines passèrent ordinairement un minimum de trois à quatre années non seulement loin de Rome, mais hors de l'Italie. Que pouvaient signifier des rites annuels de sacralisation et de désacralisation pour ces *milites* qui ne retrouvaient leur statut quiritaire qu'au bout de plusieurs années de campagne pratiquement ininterrompues. D'autant que la transe guerrière, le *furor* du combattant des temps archaïques avait depuis longtemps fait place à une rigoureuse discipline collective et qu'aux exploits individuels du héros épique s'était substitué le combat au coude à coude de la phalange. Tout cela est vrai ; il ne faudrait pourtant pas en tirer des conclusions trop hâtives. Certes, dans la Rome des grandes conquêtes, il ne pouvait plus être question de limiter le temps des activités militaires aux six mois qui s'écoulaient du printemps à l'automne. Mais, pendant longtemps. on a continué à lever chaque année, au début du printemps, les nouvelles armées consulaires ; et les soldats, qui, chaque année, se voyaient enfin licenciés, regagnaient sans doute leurs foyers en automne ou au début de l'hiver. Jusqu'à une date assez basse, le lien a dû rester nettement perçu entre « le rythme sacral de la guerre » et le passage, pour un certain nombre de citoyens, de l'état de quirite à celui de *miles*, et inversement. Aussi bien convient-il d'observer que, tout archaïques qu'ils fussent, les rituels guerriers de mars et d'octobre demeuraient parfaitement clairs pour l'ensemble des Romains à la fin de la république et même sous l'empire. Alors qu'une fête comme celle de la déesse Furrina — pourtant dotée d'un flamine — n'avait plus guère de sens même pour un antiquaire aussi averti que Varron ou que le rite des Matralia n'était plus compris de celles qui le pratiquaient scrupuleusement, les fêtes guerrières de mars et d'octobre gardaient à la même date leur véritable signification. Devenues progressivement inactuelles dans leur rôle de définition d'une saison de la guerre, elles conservaient pleinement leur valeur essentielle de séparer religieusement les activités guerrières du reste des activités sociales.

Cette observation tirée de la vie religieuse de Rome se trouve confirmée par un certain nombre de pratiques sociales et politiques qui ne se sont jamais tout à fait périmées. Admettons à la rigueur que l'habitude de réunir les *comices centuriates*, c'est à-dire le peuple en armes, en dehors de l'espace urbain, sur le Champ de Mars, ne soit qu'un vestige ; bien qu'après tout, les comices centuriates n'aient jamais eu de véritable compétence en matière proprement civile. Quoi qu'il en soit, l'enceinte urbaine de Rome le *pomœrium*, marque toujours une rigoureuse frontière qui maintenait les activités guerrières en dehors de l'*Urbs*. Nul citoyen ne pouvait de quirite devenir *miles* qu'à l'extérieur de cette enceinte. Les armées levées par les consuls se réunissaient, pour le départ en campagne, à l'extérieur de ce mur sacré et un général, on le sait, n'était autorisé à le franchir à la tête de ses troupes que pour la cérémonie du triomphe. Cette pratique était si peu tombée en désuétude qu'avec le développement des conquêtes, l'interdit fut étendu, pour les promagistrats, à la frontière de leur territoire provincial. On connaît l'épisode fameux du passage du Rubicon par César, et les développements littéraires auxquels il a donné lieu sont riches d'enseignements. La décision du proconsul des Gaules de sortir de sa province pour pénétrer en Italie à la tête de son armée constituait un acte si monstrueux d'insubordination, bafouait si profondement les lois les plus sacrées de sa cité, que cet esprit fort, qui ne se souciait guère à l'ordinaire de tenir compte de la volonté des dieux, s'est cru obligé, pour justifier son acte, d'imaginer un dramatique débat de conscience que put seule résoudre une intervention divine. Sans cette merveilleuse justification, César n'aurait peut-être pas pu même compter sur le dévouement de ses soldats. Au milieu du Ier siècle avant notre ère, Rome persistait à vouloir que la guerre restât un phénomène extérieur à la cité.

Extérieur certes, mais non pas indépendant. Une série d'autres traits révèle que, tout en tenant la guerre à distance respectueuse par un ensemble de pratiques religieuses et sociales, Rome s'est souciée très tôt de l'intégrer dans sa vie. Malgré les obscurités qui subsistent, le rite de l'ouverture du temple de Janus en temps de guerre paraît assez clair : il fallait maintenir religieusement ouvert le chemin du retour pour les citoyens en armes. De même, la prise des auspices par les chefs d'armées en campagne et les vœux qu'ils prononcent sur le champ de bataille n'intéressent pas seulement les divinités techniciennes de la guerre, mais l'ensemble des dieux de la cité. La même religion qui avait soin de séparer du reste du corps social le combattant dans sa spécialisation fonctionnelle avait soin aussi de créer un lien puissant entre lui et la cité en lui ménageant un retour aisé et en lui apportant, jusque dans l'espace propre à son activité, l'appui de la collectivité tout entière. Tout en maintenant la guerre en dehors d'elle, Rome entendait y engager la totalité de ses forces sociales et religieuses.

Là encore, les pratiques politiques et sociales viennent s'accorder aux données religieuses. Si le *pomœrium* est toujours resté infranchissable aux armées romaines, la guerre elle-même n'a jamais cessé d'être l'affaire de la cité tout entière. Sans compter qu'une guerre ne pouvait être entreprise que *iussu populi* et qu'à mesure qu'on avance dans l'histoire de Rome, le Sénat a eu de plus en plus la haute main sur la direction des opérations militaires, il faut attendre une date très tardive pour voir se dessiner à Rome une distinction entre pouvoirs civils et militaires. Quand il ébauche la théorie d'une telle distinction, Cicéron fait figure d'homme d'avant-garde un peu isolé parmi ses contemporains. Le gouvernement de cette cité, si soucieuse de maintenir la guerre à l'extérieur de ses murs, a toujours été en fait aux mains des militaires. Ses principaux magistrats étaient élus par le peuple en armes et militairement distribué ; et l'*imperium*, en vertu duquel ils administraient les affaires intérieures aussi bien que guerrières de la cité, était avant tout un pouvoir d'ordre militaire. Quant au Sénat, de qui relevait en fait la gestion des affaires civiles, il était composé pour l'essentiel d'anciens officiers supérieurs. En réalité, la distinction moderne entre le pouvoir civil et le commandement militaire n'a aucun sens à Rome au plan politique ; on y distingue les activités du *miles* et du quirite, mais non les personnes à qui il incombe de les exercer.

Aussi bien la société romaine était-elle une société fondamentalement militaire. Tout un aspect de ses structures s'inspire de l'organisation de l'armée : la hiérarchie des classes, avec leur division en centuries et la distinction des mobilisables (*iuniores*) et des réservistes (*seniores*), est avant tout un classement des citoyens en fonction de leur aptitude à servir. Jusqu'à la fin de la république, c'est sur la base de cette organisation centuriate que se sont toujours opérées les levées d'hommes. Mais, en outre, les aptitudes militaires et les services rendus à l'armée constituaient le principe essentiel de mobilité sociale. Dans la Rome républicaine, les capacités guerrières d'un citoyen offraient le principal critère pour son accession aux magistratures et, plus généralement, aux divers degrés de la *dignitas*. On sait par exemple que les comices centuriates votaient par centuries dans l'ordre décroissant des classes, le suffrage des « plus dignes » ayant évidemment plus de poids. On peut tenir pour acquis aujourd'hui que le recrutement de l'ordre équestre se fondait en premier lieu sur une carrière effectivement accomplie d'officier [12]. L'organisation militaire de la société romaine n'est pas une survivance d'un passé révolu ni une marque de conservatisme ; elle reste un principe vivant que le

12. Cf. *inf.*, l'étude de C. Nicolet, p. 117.

développement de l'Empire n'a pas remis en question. Comment se fait-il dès lors que cette cité, consciemment militaire dans l'organisation et la vie de sa société, ait pris tant de soin à tracer entre elle et sa guerre des frontières religieuses et sociales aussi marquées ?

C'est qu'en fait, vivant de la guerre et pour la guerre, Rome n'a jamais été vraiment à l'aise à l'égard de cette forme d'activité et n'a jamais cessé d'en avoir peur de quelque façon. Peur d'abord de ce que le guerrier a d'exceptionnel et d'inquiétant dans l'exercice de sa fonction propre. Quelques-uns des mythes intégrés à la tradition annalistique sont significatifs de cette peur. Sans parler de la faute du roi Tullus châtiant de façon excessive l'albin Mettius pour sa félonie, il suffit d'évoquer Horace tuant sa sœur au sortir d'une éclatante victoire, ou Coriolan, faisant la guerre à sa ville par refus d'abandonner le moindre des privilèges de sa caste. On perçoit, dans les récits d'un Tite-Live, le mélange d'admiration et d'horreur qu'inspirent ces personnages : l'éclat des services rendus sur les champs de bataille ne parvient pas à faire oublier ce que leur comportement a d'autre part de criminel. Ce sont des héros nécessaires, mais dangereux. A la limite de la légende et de l'histoire, un Camille n'a-t-il pas été exilé parce que, couvert de la gloire d'avoir pris Véies, il avait fait montre d'un excès insolent dans la célébration de son triomphe ? En exaltant les guerriers de la légende, la tradition romaine ne les a pas lavés de leurs fautes, tout en les déplorant. Marque certaine de cette inquiétude que la cité éprouve quand elle voit revenir dans son sein le vainqueur qu'elle admire.

Mais cette inquiétude n'a pas été seulement traduite au plan du mythe ; elle a été historiquement éprouvée par Rome. Nombreux sont les exemples du soin pris par le pouvoir politique de maintenir strictement dans les limites de leur rôle les chefs de guerre, tout en rendant grâces à leurs mérites. Le plus frappant est sans doute celui de Cicéron plaidant, à dix ans d'intervalle, pour l'envoi de Pompée en Asie et pour le maintien de César comme proconsul des Gaules. Objectivité impartiale ? incapacité à choisir entre les deux rivaux ? Plus simplement, volonté d'éloigner de Rome des généraux ambitieux en leur donnant l'occasion d'exercer leurs talents militaires sans mettre en péril leur cité. Car cette peur devant les outrances toujours possibles de l'homme de guerre tourna à la panique à l'époque des guerres civiles. On sut alors que la conduite d'un Coriolan n'était pas seulement une histoire édifiante, quand des chefs d'armée, qui avaient rendu d'aussi éclatants services à leur patrie que Sylla ou César, n'hésitèrent pas à se retourner contre elle. Rome vécut alors ce qu'elle n'avait jamais cessé de redouter sourdement et qu'elle s'était efforcée d'empêcher par ses rites et ses interdits sociaux : le refus de l'homme de guerre de déposer les armes avant de réintégrer sa cité pour ne garder dans son sein que le prestige de ses victoires. On pourrait presque dire que la République romaine a succombé à un danger dont elle avait conscience depuis ses origines et contre lequel elle n'était pas totalement arrivée à se prémunir.

Tout aussi évidente est la peur de la souillure du sang versé. Elle explique les rites minutieux de la déclaration de guerre par les féciaux et le souci constant de ne faire qu'un *pium et iustum bellum.* Rome a toujours su que la guerre avait quelque chose de sacrilège et qu'un usage immodéré de la violence risquait de provoquer la colère des dieux, c'est-à-dire que l'effusion de sang laisse toujours plus ou moins mauvaise conscience. Fidèles à leur tournure d'esprit juridique, les Romains se sont employés à apaiser ce malaise par un ritualisme et une casuistique compliqués qui devaient permettre de distinguer les guerres qu'on pouvait légitimement ou non entreprendre. Et cela, non seulement au niveau des spécialistes juridico-religieux qu'étaient les féciaux, mais au niveau aussi de la réflexion théorique qui se développa sous l'influence de la philosophie grecque [13]. On ne pouvait oublier d'ailleurs que la fondation même de la ville avait été entachée par le sang de Remus et beaucoup d'excellents esprits crurent reconnaître dans les guerres civiles l'expiation de cette souillure originelle [14]. L'image de la Rome guerrière, on le voit, demanderait à être nuancée : la guerre a, certes, tenu une place essentielle dans sa vie et son histoire, mais non sans que la cité ait cherché à prendre un certain recul vis-à-vis de cette activité fondamentale pour elle et se soit efforcée de la contenir dans des limites temporelles, spatiales, religieuses et sociales bien définies.

S'il était possible de débrouiller quelque jour la difficile question de la théologie de Quirinus, peut-être apercevrait-on plus nettement les réactions complexes de la conscience romaine vis-à-vis de la guerre. Cette très archaïque divinité, rendue plus ou moins vacante par l'évolution de la religion romaine, pourrait avoir servi à traduire, dans des stades successifs, l'aspiration de la cité à intégrer la guerre dans son sein tout en la maintenant distincte. Faut-il préciser que nous ne songeons pas à étudier ici un problème qui reste totalement ouvert ? Nous posons seulement la question : l'« histoire » de Quirinus, telle qu'elle apparaît dans l'éclairage de la méthode comparatiste, ne nous apprendrait-elle pas quelque chose sur l'histoire de Rome en face de la guerre. Dans la très ancienne triade fonctionnelle, implantée au Latium par les envahisseurs indo-européens, Quirinus est tout à fait étranger à la guerre à laquelle préside le seul Mars ; comme le suggèrent les offices de son flamine, il s'intéresse à la subsistance du groupe social [15] et, plus largement sans doute, à son organisation en curies. Or, à l'époque républicaine,

13. Cf. *inf.*, l'étude de A. Michel, p. 171.
14. Cf. Horace, *Ep.*, VII, 15 ; et Virgile, *Buc.*, IV, 13 et *Georg.*, I, 501.
15. Cf. G. Dumézil, *La Religion romaine archaïque*, p. 161 sqq.

le dieu de même nom est senti comme une sorte de parallèle de Mars et défini comme *Mars tranquillus* ou *qui praeest paci.* Rien ne laissait apparemment prévoir ce rapprochement, sinon que, par son étymologie même[16], Quirinus était le dieu des quirites. Le quirite et le *miles* se présentant dès lors comme deux aspects différenciés du statut de *civis*, on a cherché à traduire théologiquement cette expérience sociale : le dieu fonctionnel des quirites a été assimilé au dieu fonctionnel des *milites* pour affirmer l'unité du statut civique, mais il en a été en même temps distingué par une épiclèse spécifique pour bien rappeler que la guerre était une activité à part. Ainsi, le dieu guerrier par excellence devenait l'unique patron de la cité dans son développement mais dans deux attitudes opposées : *Mars gradivus*, le dieu qui se plaît dans la tourmente des batailles et dont le temple restera toujours hors les murs ; *Mars tranquillus*, qui patronne les soldats démobilisés — et, pour beaucoup, éventuellement mobilisables — dans leurs activités pacifiques. Cette nouvelle théologie de Quirinus faisait de la guerre, pour chaque citoyen, une activité constamment présente, jusque dans ses occupations les plus paisibles, mais nettement différenciée. Un nouveau pas devait être franchi à la fin de la république, quand Quirinus devint le nom de Romulus divinisé : le violent fondateur de la ville, le fils du dieu de la guerre qui avait incité ses descendants à la guerre, recevait dans son apothéose le nom d'un dieu qui n'avait jamais eu affaire avec la guerre que pour en souligner l'extériorité par opposition au reste de la vie sociale. La *pax Romana* ne serait-elle pas la forme prise, au Haut-Empire, par l'effort séculaire de la cité romaine pour se distinguer de son activité guerrière tout en l'assumant ?

On voudra bien ne voir dans tout cela que des suggestions et des hypothèses. Nous n'avons pas prétendu à proposer une synthèse de cet énorme ensemble de problèmes que pose le phénomène de la guerre à Rome ; nous avons essayé seulement de préciser dans quel esprit avait été menée cette série incomplète de recherches et de dégager les principaux thèmes qui l'ont inspirée. Le champ des investigations reste vaste et ouvert et l'heure des synthèses n'a pas encore sonné. Nous souhaitons seulement que ce volume puisse inciter quelques savants à faire progresser l'étude d'une question que notre seule intention a été de chercher à poser correctement.

Nous adressons ici l'expression de nos très sincères et chaleureux remerciements à tous ceux qui ont accepté d'apporter la contribution de

16. Quirinus issu de co-uiri-no. On sait d'ailleurs que, dans les archaïques *conprecationes ritu romano* conservées par Aulu-Gelle XIII, 23, on rencontre des *Uirites Quirini.* On se rappellera enfin que le latin *uir* — que l'on retrouve dans Quirinus, quirītes —, désignait primitivement l'homme de la masse (cf. le dérivé *uicus*), tandis que le nom du guerrier était tiré d'une racine **ner*, complètement disparue à l'époque classique. Cf. G. Dumézil, « *Ner* et *Uiro* dans les langues italiques » (*REL*, XXXI, 1953, p. 171-190).

leur temps et de leur savoir aux travaux de notre Centre. A tous ceux d'abord qui ont pris la peine de rédiger et de signer les études réunies ici ; mais à tous ceux aussi qui, avec une remarquable fidélité ou à l'occasion de débats auxquels leurs recherches antérieures les intéressaient directement, nous ont prêté leur concours en prenant part à des discussions qui ont permis de préciser bien des points de détail et dont le fruit a été recueilli par les auteurs du présent volume. Ouvrage collectif, il l'est bien sûr par la multiplicité de ses signataires, mais par la part aussi de ceux qui n'ont pas écrit et dont l'apport n'a pas été moins précieux.

PREMIÈRE PARTIE

DES FORMES ARCHAIQUES DE LA GUERRE A LA STRUCTURE DE L'ARMÉE IMPÉRIALE

JACQUES HEURGON

LA GUERRE ROMAINE AUX 4e-3e SIÈCLES ET LA *FIDES ROMANA*

L'époque où je me placerai — deuxième moitié du 4e siècle, début du 3e siècle — est celle où l'État romain commence à s'affirmer comme une puissance indépendante et conquérante. Jusque-là, sa politique extérieure était presque entièrement dominée par les luttes qui l'opposaient, en tant que membre de la Confédération latine, aux voisins immédiats du Latium, Èques, Herniques, Volsques ou Sabins, et surtout par l'effort qu'il poursuivait au sein de la ligue pour s'émanciper et imposer sa souveraineté aux autres confédérés. M. Alföldi a montré récemment, plus clairement qu'on ne l'avait encore fait, dans son beau livre, *Early Rome and the Latins*[1], que cette souveraineté, que l'annalistique faisait remonter à la fin de l'époque royale, n'avait jamais cessé d'être contestée par les Latins, que les débuts de la conquête romaine et de la colonisation romaine n'avaient longtemps été qu'une conquête latine et une colonisation latine, que les prétendues révoltes des Latins n'avaient été que les révoltes impatientes et récalcitrantes de Rome contre les gênes du régime confédéral, et n'avaient pris fin qu'avec la guerre latine de 340 et la dissolution de la Confédération latine en 338. Dès lors, Rome, maîtresse de sa politique, combat en son nom propre sur un plus vaste théâtre. L'époque dont j'ai à m'occuper est celle des guerres samnites, des trois guerres samnites de 343, 326-304, 298-290. Lutte sans cesse renaissante, au cours de trois générations, contre un ennemi nouveau, ces montagnards sabelliens qui, depuis la fin du 5e siècle, avaient mis en mouvement sur toute la dorsale italienne leurs forces renouvelées, et faisaient peser sur toutes les plaines de l'Italie une menace irrésistible. Lutte à la fois défensive et offensive, qui, pour atteindre un adversaire multiple et singulièrement mobile, entraînait Rome toujours plus loin de ses bases. Quand elle en sortit, elle avait conquis non seulement toute l'Italie centrale, la Campanie — qui dès l'abord avait remis son sort entre ses mains dans un État en principe bicéphale, l'État romano-campanien — et l'Étrurie alliée des Samnites,

1. A. Alföldi, *Early Rome and the Latins*, The University of Michigan, Ann Arbor, 1965.

mais elle avait pris pied aussi en Grande-Grèce. La guerre contre Pyrrhus, qu'a racontée M. Pierre Lévêque [2], ne se terminerait qu'avec l'occupation de Tarente en 272. Au terme de cette conquête, assez fulgurante, de la péninsule, Rome, de la petite cité du Latium qu'elle était encore en 340 — ou qu'elle était redevenue, diront certains qu'exalte le souvenir de ce qu'elle avait pu être au temps des Tarquins — s'était, en soixante-dix ans, haussée au rang de puissance méditerranéenne. Et l'ascension de cet astre nouveau dans le ciel de l'Occident n'avait pas échappé, vers 300, à la perspicacité du sicilien Timée, dont A. Momigliano a montré dans un brillant essai [3] qu'il se tourna dès lors vers Rome comme vers l'une des forces neuves qui pourraient aider la Sicile dans sa lutte séculaire contre les Carthaginois.

De cette rapide croissance politique, quels ont été les instruments ? Mon époque est aussi celle où non seulement Rome sort de ce que l'on a appelé son Moyen Age, mais où l'histoire romaine sort de l'obscurité des controverses sans issue et des discussions sans fin. On sait que, succédant à une période d'hypercriticisme qui ramenait à des dates assez basses beaucoup des données que la tradition faisait remonter à l'époque des rois ou aux premières années de la république, une réaction encouragée par certaines découvertes archéologiques tend de nos jours à une réhabilitation parfois « hypocritique » de la dite tradition. La constitution par Servius Tullius de l'armée et du système centuriate est affirmée comme du 6ᵉ siècle en effet par de nombreux historiens, tandis que d'autres, et non des moindres, l'abaissent à la fin du 5ᵉ siècle ou au début du 4ᵉ siècle. Entre ces deux thèses, il y a une sorte de fossé infranchissable, en sorte que, à voir l'activité créatrice qui pour certains se serait déployée au 6ᵉ siècle, et celle qui selon d'autres se serait manifestée à partir de 400, on en vient à se demander ce qu'on a bien pu faire au 5ᵉ siècle, et même à douter que le 5ᵉ siècle ait eu lieu. Mais enfin, vers 340, le problème ne se pose plus, du moins dans des termes si obscurs. Il y avait longtemps de toute façon que Rome avait introduit dans son armée, ou au moins dans une partie de celle-ci, l'armement lourd des hoplites, longtemps qu'en Italie comme en Grèce, la guerre à la mode homérique, avec les prouesses individuelles du noble combattant en char entouré de ses gens à pied, avait fait place à des combats d'ensemble, en bataillons serrés, où s'affrontaient une cavalerie et surtout une infanterie dotée d'armes spécifiques. M. Franz Altheim [4] a d'ailleurs fait justement remarquer que cette modernisation de l'armée

2. P. Lévêque, *Pyrrhos*, Bibliothèque des Écoles françaises d'Athènes et de Rome, 1957.

3. A. Momigliano, « Atene nel III° secolo A.C. e la scoperta di Roma nella storia di Timeo di Tauromenio », *Riv. stor. ital.*, LXXI 1959, p. 529 sqq. = *Terzo contributo alla storia degli studi classici e del mondo antico*, Rome (1966), I, p. 23 sq.

4. F. Altheim, *Römische Geschichte*, II, Francfort, 1953, p. 153 sqq., notamment p. 165.

romaine n'avait été que partielle, selon les ressources des combattants. Seule ce qu'on appelait la première classe, ou plutôt la *classis*, était pourvue du casque, du bouclier, de la cuirasse et des jambières. Les autres classes, ceux qui étaient *infra classem*, en étaient démunis. Bref, faute d'argent, on s'était contenté de placer sur le front de l'armée une première ligne d'hoplites.

Tout cela d'ailleurs, depuis la fin du 6e siècle ou la fin du 5e siècle avait rapidement évolué, et l'évolution ne cesse de se poursuivre, pour faire face à des besoins sans cesse nouveaux, au cours des trois quarts de siècle qui nous occupent. Je rappellerai seulement que l'armée romaine, à la fin du 4e siècle, compte en général quatre légions de 4 200 fantassins et 300 cavaliers ; mais, à la bataille des Fourches Caudines (321), la capitulation fut signée par deux consuls et douze tribuns militaires, qui ne correspondent qu'au commandement de deux légions. Cette armée a d'ailleurs dans une certaine mesure unifié son équipement, et l'institution de la solde depuis Camille a permis aux citoyens pauvres de compléter leur armement. Des armes nouvelles ont fait leur apparition, empruntées non plus seulement aux Étrusques et aux Grecs, mais à l'ennemi du moment, les Samnites, tels qu'on les voit représentés sur des peintures de Capoue et de Paestum étudiées par M. Claude Nicolet [5] : pour lutter contre les Samnites, les Romains ont renoncé au *clipeus* rond pour adopter le *scutum* long, en même temps que leurs javelots dont ils ont fait le *pilum*. De même, ayant dû reculer, à Héraclée, devant les éléphants chargés de tours et d'archers de Pyrrhus, ils mirent en ligne à Ausculum, l'année suivante, des chars armés capables de soutenir le choc.

Cette armée, nous dit Tite-Live, était maintenant formée en trois lignes de bataille, dont les noms sont trompeurs : les *hastati*, qui ne portent plus de lances, les *principes*, qui n'étaient plus qu'en seconde ligne, les *triarii*, seuls armés de toutes pièces, comme la première classe primitive, et qui, note M. Piganiol [6], étaient couverts par les soldats les plus pauvres. En fait ces gros bataillons, héritiers de la phalange servienne, ont pu conserver leur formation serrée dans des batailles en rase campagne, comme celles de la guerre contre Pyrrhus. La guerre de montagne contre les Samnites imposa l'usage d'unités plus diluées et la généralisation de la tactique manipulaire, le manipule étant composé de deux centuries de soixante hommes chacune. A quoi il faut ajouter la mobilité de ces corps francs que constituaient les cohortes et les ailes des alliés, d'environ 400 ou 800 hommes : ce sont eux, les Campaniens entre autres, qui sont chargés, par exemple dans l'affaire de Rhegium en 280, de risquer des coups de main

5. Cl. Nicolet, « Les « Equites Campani » et leurs représentations figurées », *MEFR*, LXXIV, 1962, p. 463 sqq.

6. A. Piganiol, *La Conquête romaine*, 5e éd., Paris, 1967, p. 174.

que Rome réprimera pour les couvrir ensuite [7]. Car l'armée romaine, comme d'ailleurs la politique romaine, semble parfois une machine en son centre assez lourde qu'animent latéralement des éléments plus actifs.

L'armée romaine, comme la politique romaine. Et en effet la conquête, au fur et à mesure qu'elle se développait, associait à ses progrès les cités récemment soumises. Fr. Münzer [8] a bien montré que la marche des légions allait de pair avec le ralliement des noblesses italiques qui, loin de s'obstiner dans une résistance hargneuse, s'intégraient très vite à la noblesse romaine. Les fastes consulaires comprennent dès lors des Tusculans, des Prénestins, des Étrusques, avant tout des Campaniens. Et la présence entraînante d'un important élément osque au Sénat fut certainement ce qui contribua à accélérer et élargir la conquête. J'ai eu l'occasion autrefois de souligner le fait que l'un des problèmes les plus difficiles qui se fussent posés au gouvernement de Capoue avait été de canaliser et de dériver au dehors l'afflux des populations samnites. Rome, ayant assumé les responsabilités campaniennes, dut à son tour faire place dans ses calculs au dynamisme turbulent des mercenaires, samnites ou campaniens : « Ces bandes, disais-je [9], à la fois inquiétantes et profitables, secrètement encouragées et publiquement désavouées, valurent à Rome, sans qu'elle eût toujours besoin de mettre en jeu ses armées régulières, quelques-uns de ses succès les plus substantiels. » Par eux un incendie sans cesse rallumé se propagea tout le long du Bruttium et finit par gagner la Sicile. Rome reprendrait un jour à son compte, contre Carthage, la politique des tyrans de Syracuse. Elle porterait aussi la guerre en Afrique. Ce sont les Campaniens qui lui ont ouvert des perspectives nouvelles. Entre Agathocle et Scipion, il y a Regulus ; il y a les consuls de la première guerre punique, les Atilii de Cales, de Caiatia et de Nuceria en Campanie.

Ainsi Rome en s'affranchissant de la Confédération latine avait bien affirmé son indépendance. Mais par la conquête elle-même, elle s'était soumise à des influences hétérogènes qui exerçaient sur elle, du dedans, une forte pression, modifiaient ses traditions propres, et en particulier risquaient d'adultérer l'idée qu'elle s'était faite antérieurement de la guerre, de la légitimité de la guerre, et de ce que nous appellerions le droit des gens. Il est possible que les Étrusques dont s'entourait Appius Claudius le Censeur à la fin du 4e siècle aient enrichi la conscience politique romaine de certains traits nouveaux; mais nous ignorons trop ce que pouvait être le droit international chez les Étrusques pour entrevoir les formes de cette influence. En revanche, il ne me paraît pas douteux qu'une mystique du *ver sacrum* [10], au nom duquel les populations sabelliennes, et

7. J. Heurgon, *Capoue préromaine*, Paris, 1942, p. 203 sqq.

8. Fr. Münzer, *Römische Adelsparteien und Adelsfamilien*, Stuttgart, 1920, (réimpr. 1963), p. 46 sqq.

9. J. Heurgon, *op. cit.*, p. 284 ; cf. p. 291 sqq.

10. J. Heurgon, *Trois études sur le « ver sacrum »*, Bruxelles, 1956.

osques en particulier, justifiaient traditionnellement leurs migrations et leurs violences — comme si c'était une offrande religieuse de leur jeunesse au dieu Mars — soit venue alors s'ajouter, peut-être se heurter, aux principes par lesquels le peuple romain s'était gouverné jusque-là, en vertu d'une prudence de paysan conservateur et rebelle aux aventures, en vertu aussi de ce respect scrupuleux des traités qui, on l'a montré récemment et je vais y revenir, était l'une de ses plus profondes originalités. Je voudrais noter tout de suite que si Rome avait pu céder, dans sa politique, à l'entraînement du *ver sacrum* campanien, elle n'en devait pas moins maintenir à ses traditions propres leur primauté, et même rallier les Romains de fraîche date à ses principes de morale internationale, car lorsque, pendant la première guerre punique, le campanien A. Atilius Caiatinus voulut honorer la divinité qui donnait son sens aux opérations qu'il menait en Sicile, il dédia un temple non à Mars, mais à *Fides, Fides populi Romani, Fides publica.*

La notion de *fides* est une de celles qui, parmi les notions-clés de la civilisation romaine, se sont le plus enrichies et précisées depuis une vingtaine d'années. Elle a retenu l'attention, de différents côtés, de plusieurs historiens, historiens des religions et romanistes, M. Piganiol, M. Dumézil, M. Imbert [11]. Surtout M. Boyancé, dans une série d'articles récents, a fortement souligné le caractère religieux de cette notion [12]. *Fides*, ce n'est pas seulement la Bonne foi, notion toute laïque, mais la Foi religieusement engagée par le serment. *Fides* est une divinité dont le culte, traditionnellement attribué à Numa, est en effet très anciennement attesté par l'archaïsme de ses rites. Elle exprime, dit M. Boyancé, « ces qualités, ou cette force, ou cette vertu qui dans la divinité garantit le serment prêté par les hommes », et les *foedera* conclus de peuple à peuple. « Les Romains se sont considérés par excellence comme le peuple de la *Fides*, le peuple qui savait la valeur du serment et qui le respectait [13]. »

Sans doute, le rôle que *Fides* a joué dans l'histoire de Rome apparaît surtout magnifié dans des textes relativement tardifs du *De Officiis* et de l'*Ab urbe condita*. Cicéron et Tite-Live ont nourri leur notion de *fides* de tout ce que l'influence de la pensée grecque et les développements de la morale stoïcienne avaient apporté. Mais les Grecs eux-mêmes, avant eux, avaient porté témoignage. On sait que Polybe avait souligné le respect

11. A. Piganiol, « Venire in fidem », *Mélanges F. de Visscher*, Bruxelles, 1950, IV, p. 344 sqq., A. Dumézil, *L'héritage indo-européen à Rome*, Paris, 1949, p. 52 sqq., J. Imbert, « Fides et Nexum », *Studi in onore di V. Arangio-Ruiz*, Naples, 1952, I, p. 344 sqq.

12. P. Boyancé, *Fides et le serment*, Hommages à Albert Grenier, Bruxelles, 1962, p. 329 sqq. *Fides Romana et la vie internationale*, séance publique annuelle des cinq académies, 1962, extrait avec notes, 16 p.; *La main de Fides*, Hommages à Jean Bayet, Bruxelles, 1964, p. 101 sqq.

13. P. Boyancé, *Fides Romana et la vie internationale*, p. 2 sqq.

religieux que le serment inspirait aux Romains, et la façon loyale qu'ils avaient de mener la guerre. Surtout, ce qui rentre plus exactement dans le cadre chronologique de cet exposé, un très précieux statère d'argent frappé à Locres vers 274 après le départ de Pyrrhus, montre Rome assise, ROMA, couronnée par ΠΙΣΤΙΣ, *Fides*. La cité grecque avait capitulé, avait conclu alliance avec Rome, in *fidem uenerat*. Il se peut qu'il y eût dans cet hommage de Locres à la *Fides Romana* quelque flatterie intéressée. Mais l'important, comme le remarque M. Boyancé, c'est qu'elle eût choisi, pour glorifier Rome, non pas la Valeur militaire ou la Victoire ou la Fortune de Rome, mais la force morale qui lui en paraissait l'âme [14].

Mais l'ancienneté de *Fides* est confirmée par l'archaïsme du *ius fetiale* auquel elle présidait, et dont les rites, la présence par exemple, dans la conclusion du *fœdus*, des *sagmina* du *pater patratus*, conservent le caractère sacré du droit le plus ancien.

Il est établi que dès les temps primitifs Rome avait élaboré un code diplomatique très précis, auquel la religion assurait une force véritablement contraignante, un système de règles inviolables qui garantissaient la *fides publica inter populos*, c'est-à-dire les engagements de l'État en matière de politique extérieure, et qui devaient être appliquées à deux moments critiques de la vie internationale, avant une guerre, *ut iustum conciperetur bellum*, pour que la guerre entreprise fût une guerre juste, et après une guerre, pour que les engagements en vue de maintenir des relations pacifiques fussent sanctionnés par un traité.

La conception de la guerre juste et pieuse, car *pium* est souvent ajouté à *iustum*, n'avait naturellement pas, à l'époque où Rome conquit l'Italie, acquis la perfection que nous lui voyons dans le *De Officiis*. La guerre juste, selon Cicéron, ne se concevra que lorsqu'il y a eu d'abord une injustice, une violation du droit dont la réparation ne peut être obtenue autrement qu'après recours à la *disceptatio* et à l'arbitrage. La guerre juste primitive est celle qui est déclarée selon les formes, trente ou trente-trois jours après la sommation solennelle de la *clarigatio* et de la *repetitio rerum*. M. Magdelain [15] après Giffard a d'ailleurs montré que ce délai se ramenait à la *condictio* du droit civil, par laquelle le demandeur convoquait son adversaire à reparaître au bout de trente jours devant le magistrat. La sommation du fécial est une véritable *condictio* — et le verbe *condixit* se trouve dans Tite-Live [16], — une *condictio* internationale créée, peut-être au 5e siècle, entre les diverses villes du *fœdus latinum*, et étendue ensuite aux relations de Rome avec tous les autres peuples, avec cette différence que

14. P. Boyancé, *ibid.*, p. 5.
15. A. Magdelain, *Essai sur les origines de la « sponsio »*, Paris, 1943, p. 196 sqq., qui cite A. E. Giffard, RHD, 1936, p. 771, n. 2 et *Actio ciuilis incerti*, 1941, p. 34 sqq.
16. Liv., I, 32, 11.

le délai était de trente-trois jours lorsqu'il y avait un traité antérieur, de trente jours seulement à défaut d'un traité préexistant.

De ces obligations du *ius fetiale*, il ne subsistait plus, au temps de Polybe, que de faibles traces, βραχύ τι ἴχνος [17]. Mais qu'elles fussent encore vivantes à l'époque qui nous occupe aujourd'hui, j'en vois la preuve dans le fait que c'est seulement à l'époque de la guerre contre Tarente, en 272, qu'il fut admis que le geste rituel de la déclaration de guerre, le jet de la lance par le fécial, en territoire ennemi, s'accomplirait désormais à Rome même devant le temple de Bellone. Pour la *clarigatio* elle-même, et pour toutes les négociations avec l'étranger, des *legati* sénatoriaux, moins soumis aux scrupules religieux, furent de plus en plus substitués aux féciaux [18]. Alors seulement se produisit une relative laïcisation de la guerre romaine.

Le récit que Tite-Live nous fait de la conquête permet encore de se rendre compte de l'autorité de la *Fides Romana*, et des prescriptions du *ius fetiale*, à la fin du 4e et au début du 3e siècle. Naturellement Tite-Live a souvent embelli les faits. A se replonger dans le souvenir des vertus ancestrales, il éprouvait un bienheureux réconfort. Mais dans la tradition annalistique, à l'origine de certaines grandes fortunes, il y avait des choses qui souvent le faisaient frissonner. Il ne tardait pas en général à se reprendre et à se persuader qu'à y regarder de plus près Rome, dans aucun cas, n'avait manqué à sa proverbiale *fides*. Son histoire se présente comme une suite sans cesse renouvelée de conflits de devoirs, dans lesquels, lorsqu'elle succombe, Rome est durement châtiée, mais dans lesquels, la plupart du temps, elle triomphe.

Je ne reviendrai pas sur la pieuse fiction de la *deditio* de Capoue en 343 [19] : Rome était alliée aux Samnites : elle prit parti cependant pour leurs ennemis campaniens. Comment dans ces conditions la guerre qu'elle soutint contre ses alliés samnites pouvait-elle être une guerre juste ? C'est que Capoue s'était solennellement remise entre les mains du peuple romain, était devenue chose romaine. Si dorénavant les Samnites l'attaquaient, c'est sur eux que retomberait la violation du traité. Invention d'une casuistique rétrospective, suggérée peut-être par le discours des Corcyréens chez Thucydide, imité de près par Tite-Live, et où se trouvent les petits mots : διδοῦσα ἑαυτήν [20]. La formation de l'État romano-campanien a dû se faire dans des conditions toutes différentes.

Mais il y a un autre fait très important où Tite-Live et l'annalistique semblent nous avoir conservé un cas de conscience dans lequel les Romains s'étaient sincèrement débattus. Permettez-moi, pour terminer, de m'ar-

17. Pol., XIII, 3, 7.
18. J. Bayet, « Le rite du fécial et le cornouiller magique », *MEFR*, LII, 1935, p. 29 sqq., notamment p. 37.
19. J. Heurgon, *Capoue préromaine*, p. 171 sqq.
20. Thuc, I, 33, 2.

rêter quelques instants aux études consacrées par M. Magdelain [21] et le regretté F. de Visscher à l'affaire des Fourches Caudines [22].

En 321, au cours de la seconde guerre samnite, les deux légions des consuls T. Veturius Calvinus et Sp. Postumius s'étant imprudemment engagées dans un défilé boisé qui conduisait de Campanie à Bénévent par Caudium, les *Furculae Caudinae*, tombèrent dans un piège et se laissèrent encercler. Les consuls durent conclure un accord infamant et toute l'armée romaine passer sous le joug. Mais l'année suivante, selon la tradition, les Romains auraient désavoué le traité, livré à l'ennemi les consuls qui l'avaient signé, et recommencé la guerre, pour remporter cette fois la victoire.

Que cette victoire ait été inventée par l'imagination complaisante des annalistes désireux de laver la honte des Fourches Caudines, c'est là un point sur lequel il n'y a plus de discussion. Quoi qu'il en coutât au Sénat, l'accord avait été exécuté point par point. Mais si, comme Tite-Live n'hésite pas à le faire, on admettait la version traditionnelle des événements, la guerre de revanche de 320 succédant au traité de 321 posait une assez grave difficulté juridique. Le peuple romain avait signé solennellement la paix, et quelques mois plus tard, renié sa signature et repris les armes. Dans ces conditions, la guerre de 320 méritait-elle l'appellation de *iustum bellum* ? Nous savons qu'à l'époque du *De Inuentione* [23] c'était devenu un thème de controverse, débattu dans les écoles de rhétorique : fallait-il remettre aussi à l'ennemi le jeune homme qui, au moment du sacrifice accompagnant le traité, avait tenu, sur l'ordre de son général, la truie qu'on allait immoler ?

En cherchant bien, Tite-Live découvrit dans une autre source, et vraisemblablement chez l'un de ces érudits avec lesquels, très attentivement, il pesait et contrôlait la portée des données annalistiques, un document qui faisait la lumière sur cette question ; celle-ci prouvait en effet que le traité conclu en 321 par les consuls n'était pas un traité véritable, un *foedus* au sens strict, qui eût engagé le peuple romain s'il avait été conclu sur son ordre et par les féciaux, mais une *sponsio* qui n'obligeait, à titre personnel, que les *sponsores*, c'est-à-dire les consuls qui en avaient pris l'initiative. Et il semble bien que, malgré le soulagement qu'il éprouve à faire cette découverte, et la passion qu'il met à défendre sa thèse, Tite-Live se soit rapproché ce jour-là de la vérité historique.

Écoutez-le [24] : « Les consuls s'étant rendus auprès de Pontius (c'est le chef samnite) pour conférer avec lui, déclarèrent au vainqueur, qui parlait d'un *fœdus*, qu'un traité ne pouvait être conclu sans l'ordre du

21. A. Magdelain, *ibid.*, p. 71 sqq.

22. F. de Visscher, *La deditio internationale et l'affaire des Fourches Caudines* *CRAI*, 1946, p. 82 sqq.

23. Cic., *De Inu.*, II, 91.

24. Liv., IX, 5, 1-4.

peuple, sans féciaux, et sans l'accomplissement de rites solennels. Aussi ce n'est pas par un traité mais par le moyen d'une *sponsio* que la paix de Caudium a été signée. Pourquoi, en effet, y aurait-il eu besoin de *sponsores* et d'otages dans un traité, là où l'opération se fait par une prière, *precatio* : que le peuple par qui une infraction sera faite aux conditions fixées, que ce peuple Jupiter le frappe, de même que le porc est frappé par les féciaux. Or ont prononcé cette *sponsio* les consuls, les légats, les questeurs, les tribuns militaires ; et les noms de tous ceux qui l'ont prononcée subsistent, *exstant*, tandis que s'il s'était agi d'un traité ne figureraient que les noms des deux féciaux. »

Malgré le témoignage de Tite-Live, établi comme il l'assure sur des documents authentiques, le scepticisme a longtemps régné sur l'historicité de cette *sponsio*. Il était surtout fondé sur un rapprochement séduisant avec la *pax Numantina* : en 137 av. J.-C., le consul C. Hostilius Mancinus fut cerné devant Numance et dut capituler. Le Sénat désavoua la *sponsio*, livra Mancinus à l'ennemi.

La ressemblance entre les deux affaires est à première vue troublante, mais n'implique pas que la *sponsio* de 321 soit le reflet artificiel de celle de 137. Il y a aussi des différences irréductibles, sur lesquelles F. de Visscher a insisté, mais surtout M. Magdelain a montré de façon convaincante les origines anciennes de la *sponsio*.

La *sponsio* n'est pas, comme on a longtemps été porté à le croire, une institution du droit privé dont l'usage se serait exceptionnellement étendu au droit international. Elle fait dès l'origine, au même titre que le *fœdus*, partie du droit des gens, mais elle diffère du *fœdus* par des traits essentiels ; elle ne requiert pas, elle exclut même l'intervention des féciaux, et elle n'implique pas le *iussus populi*. Mais elle comporte, comme le *fœdus*, une consécration religieuse, un sacrifice accompagné d'un serment personnel, qui en révèle la très haute origine.

Ainsi donc, pour cette affaire, Tite-Live nous restitue, non une interprétation édifiante, élaborée longtemps après, des événements, mais la mise en forme littéraire d'un fait réel, un débat qui a très bien pu et même dû avoir lieu au Sénat en 320. Il illustre la rigueur juridique avec laquelle Rome, au plus fort de sa conquête, était dominée et retenue par sa conception de la guerre juste. Que cette contrainte religieuse et morale cédât parfois et souvent à une incontestable et croissante volonté de puissance, on ne saurait le nier. Ce que je crois utile de marquer, après d'autres, en particulier après M. Boyancé, c'est l'existence, dans la conscience des Romains, d'exigences qui ne faisaient pas de leur impérialisme une chose simple et brutale. M. Piganiol, a propos des événements de 343, écrit : « La politique tortueuse que Rome paraît avoir suivie dans l'affaire campanienne devait révolter les Latins »[25]. Tortueuse en effet, parce

25. A. Piganiol, *ibid.*, p. 183.

qu'essayant de concilier tant bien que mal des intérêts contradictoires, mais aussi l'intérêt et la morale. Il y a des impérialismes cyniques, et des impérialismes qui ont besoin d'avoir une bonne conscience. L'Angleterre victorienne a suscité de nos jours la critique amusée de ceux qui ont décelé l'effort, parfois naïf, pour composer la volonté de conquête et l'esprit de mission. De même la politique romaine n'a jamais été cynique: elle était hypocrite, dans le sens où l'hypocrisie était un hommage que la volonté de puissance rendait à la *Fides Romana.* Aux vertus de la *Fides*, Rome croyait profondément, et c'est parce qu'elle proclamait et croyait profondément que ce qu'elle offrait aux autres peuples était une protection sûre, garantie par les dieux, que les peuples se sont soumis si vite à sa loi, comme autant de clientèles — pour reprendre le mot de M. Badian [26] — dans un patronat international. L'action de ces forces morales donne à la conquête romaine son sens, et explique la rapidité avec laquelle elle s'est faite.

26. E. Badian, *Foreign Clientelae*, Oxford, 1958.

JEAN-PAUL BRISSON

LES MUTATIONS DE LA SECONDE GUERRE PUNIQUE

A ne considérer que la succession des épisodes militaires de la seconde guerre punique, la victoire finale de Rome apparaît comme un événement surprenant et difficilement explicable. Certes, depuis la bataille du Métaure en 207 et l'élimination définitive de la puissance carthaginoise en Espagne en 206, Rome avait nettement repris l'avantage ; mais enfin, à la date où s'amorce ce renversement des forces en présence, huit années s'étaient écoulées depuis le jour où Rome avait atteint le point le plus bas de la crise ouverte par l'invasion d'Hannibal : la défection de Capoue en 215 avait privé les armées romaines d'environ 50 000 citoyens — un peu plus du sixième sans doute de la population apte à porter les armes. Cette défection massive, qui venait s'ajouter aux quelque 70 000 hommes tombés pendant les trois années précédentes, devait constituer pour Rome un coup d'autant plus mortel que les citoyens, qui lui faisaient ainsi défaut en des circonstances déjà fort critiques, contribuaient à accroître les forces d'Hannibal. Comment pendant les huit années qui suivirent, alors qu'Hannibal manœuvrait librement en Italie, que ses bases d'Espagne restaient solides, que Syracuse se ralliait au camp punique et que Philippe V de Macédoine soutenait ouvertement la cause carthaginoise, Rome a-t-elle pu réparer les pertes initiales de la guerre tout en contenant un ennemi dont elle n'avait pu supporter le choc quand les chances étaient apparemment égales de part et d'autre ? Sans compter qu'à l'opposé, Hannibal n'avait alors subi dans les combats que des pertes assez légères et que sa position se trouvait renforcée non seulement par l'éclatante démonstration de sa supériorité militaire, mais aussi par l'adhésion à sa cause de Capoue et des villes grecques de l'Italie du Sud.

Pour apprécier toute l'importance des causes profondes d'un redressement aussi spectaculaire — qu'il ne saurait être question bien entendu d'attribuer à la Fortune — il convient de mesurer l'ampleur des désastres subis par Rome pendant les trois premières années de la guerre. Les trois batailles de la Trébie (218), de Trasimène (217) et de Cannes (216) avaient suffi à détruire entre le cinquième et le quart des effectifs mobilisables dont disposait l'armée romaine. Les chiffres du cens viennent ici confirmer le nombre des pertes indiqué par Tite-Live pour ces trois défaites. En 233, on avait recensé 270 713 citoyens en âge de porter les armes ; en 208, on n'en recensait plus que 137 108. Pour expliquer cet écart énorme, il faut bien sûr tenir compte du fait qu'en 208, les soldats des légions faisant campagne hors d'Italie (entre vingt et trente mille hommes, sans doute) ont été laissés en dehors du recensement et tenir compte plus encore de la défection massive des 50 000 citoyens de Capoue [1] ; il n'en reste pas moins que l'avance foudroyante d'Hannibal en Italie coûta inutilement à Rome entre 60 000 et 70 000 soldats [2]. La saignée était si grave qu'au lendemain de Cannes, on eut recours à des mesures désespérées : Rome, qui n'admettait pas dans ses armées les citoyens des plus basses classes du cens, les jugeant impropres à la guerre [3], décida d'enrôler des esclaves en leur promettant l'affranchissement [4]. On ne saurait imaginer aveu plus éclatant de l'épuisement des forces romaines après trois batailles rangées contre Hannibal. A ce rythme, on était en droit de craindre que l'essentiel de la population active de Rome ne succombât aux armes puniques.

Déjà alarmant par lui-même, cet affaiblissement du potentiel militaire était encore aggravé par les conséquences politiques des victoires d'Hannibal. La défection de Capoue, bientôt suivie par celles d'autres colonies — surtout parmi les villes grecques de l'Italie du sud — ne venait pas seulement priver Rome de sources importantes de recrutement ; elle disloquait la confédération que Rome avait peu à peu constituée autour d'elle dans le centre et le sud de l'Italie, en un peu plus d'un siècle d'activité militaire et diplomatique. Hannibal n'avait pas seulement bousculé et affaibli les armées romaines ; il avait plus encore remis en question la position politique de Rome en Italie. Les alliés d'hier s'étaient rangés aux côtés d'un ennemi qui leur promettait sans doute de renverser la situation en leur faveur et de leur assurer en Italie la suprématie que Rome revendiquait pour elle-même. Dans ces conditions, les alliés restés fidèles étaient aussi épuisés que Rome elle-même et se trouvaient le plus souvent dans l'impossibilité de fournir les contingents militaires exigés d'eux ; aussi soupçonnait-on volontiers à Rome leur fidélité même [5]. C'était dans un relatif isolement politique que cette cité devait combattre pour sa survie. Et naturellement, les conséquences économiques de cet affaiblissement militaire et politique ne tardèrent pas à se faire sentir. En 210,

1. Cf. B. Combet-Farnoux, *Les Guerres Puniques*, Que sais-je ? 1962, 888, p. 103-104.

2. Tite-Live retient les pertes suivantes : à Trasimène, 15 000 hommes (cf. XXII, 7, 2) et à Cannes 45 000 fantassins + 2 700 cavaliers (cf. XXII, 49, 15).

3. Par ex. Liv. (VIII, 20, 4), à propos d'une levée en masse en prévision d'une invasion gauloise : *quin opificum quoque vulgus et sellularii, minime militiae idoneum genus, exciti dicuntur.*

4. Cf. Liv., XXII, 57, 11-12.

5. Cf. Liv., XXVII, 9 ; Voir A. J. Toynbee, *Hannibal's Legacy*, II, p. 90-92 et 112

le cours du blé avait triplé à Rome et il fallut bientôt faire appel à la bonne volonté des citoyens pour faire face aux dépenses de la guerre : les contributions volontaires [6], puis les emprunts régulièrement contractés [7] permirent pour l'essentiel d'équiper et d'entretenir les armées, sans parler de la dévaluation de l'as de près d'un tiers de sa valeur [8] dès le début de la guerre.

Cet ensemble de circonstances contraires était encore aggravé par le désarroi psychologique qu'elles engendrèrent certainement dans la population. Il est évidemment fort difficile d'apprécier exactement, de ce point de vue, les effets des défaites initiales de la guerre. Il serait pourtant assez étonnant qu'elles n'aient pas troublé quelque peu les esprits, d'autant qu'après chaque bataille perdue, la ville même de Rome se trouvait plus directement menacée. Tite-Live nous a décrit en termes dramatiques la panique que provoqua dans la population urbaine de Rome, la nouvelle du désastre de Trasimène [9]. Bien sûr, on peut légitimement soupçonner que la part de la mise en œuvre littéraire est grande dans ce récit ; n'oublions pas cependant que le même Tite-Live, précisément à propos de l'évaluation des pertes subies à Trasimène, considère comme sa source la plus assurée l'historien Fabius Pictor, en sa qualité de témoin direct des événements [10]. Il y a tout lieu de croire que, si la composition dramatique de la scène appartient au seul Tite-Live, les informations qu'il utilise lui viennent d'observateurs contemporains des événements. La population civile, d'ailleurs, pleurant qui un fils, qui un mari, affolée par l'éventualité d'une attaque de la ville elle-même, n'était pas seule à éprouver les conséquences psychologiques de ces campagnes désastreuses. Le moral des troupes, qui se faisaient massacrer en pure perte sur chaque nouveau champ de bataille, ne devait pas être très brillant ; on peut là encore faire confiance aux sources où puise Tite-Live lorsque, nous exposant la tactique de Fabius Maximus, il nous le montre engageant ses soldats dans de brèves escarmouches pour leur rendre confiance en eux-mêmes et les délivrer de la peur inspirée par un ennemi constamment vainqueur [11]. En 215, au moment où la défection de Capoue menaçait de ruiner l'œuvre politique de Rome en Italie, les dirigeants de la cité romaine n'avaient pas seulement à combler les vides énormes ouverts dans les rangs de leurs armées, à se procurer l'argent nécessaire à la pour-

6. Cf. par ex. Liv., XXIV, 11.

7. Cf. Liv., XXXI, 13 ; Voir G. Bloch-J. Carcopino, *Histoire Romaine*, II, p. 171.

8. que l'on déduit ordinairement du chiffre indiqué par Tite-Live (XXII, 10, 7) de l'offrande faite à Jupiter après Trasimène et qui semble suggérer qu'on ne voulait pas faire subir au dieu la perte de valeur de la monnaie.

9. Liv., XXII, 7, 6-14.

10. Liv., XXII, VII, 4 : *ego ... Fabium, aequalem temporibus huiusce belli, potissimum auctorem habui.*

11. Cf. Liv., XXII, 12, 10 ; Polybe, III, 106.

suite de la guerre et à tenter de retenir à leurs côtés des alliés de plus en plus hésitants ; il leur fallait encore — tâche autrement plus ardue — apaiser les inquiétudes trop justifiées d'une population civile et de combattants affolés et désorientés.

Situation d'autant plus critique que la supériorité militaire de l'ennemi était manifeste. Hannibal ne s'était pas lancé à la légère dans son expédition d'Italie. Il avait étudié très attentivement les campagnes d'Alexandre le Grand et avait nourri son génie naturel de toutes les expériences de la guerre hellénistique. Il avait patiemment et méthodiquement formé en Espagne une armée de métier dont il connaissait à fond les capacités et les réactions, et qui avait en son chef une totale confiance. Avant de quitter l'Espagne, il avait sélectionné les unités de cette armée les mieux adaptées à ses projets, laissant sur place les éléments insuffisamment aguerris ou dont la docilité lui semblait suspecte. C'est en technicien de la guerre, avec une armée rompue à tous les modes de combat, qu'Hannibal envahit l'Italie. Il trouvait en face de lui une armée de type civique dont les chefs étaient bien loin d'avoir, ne disons pas même son génie, mais simplement ses compétences techniques. Certes, lorsqu'un Flaminius, un Paul Émile ou un Varron accédait au consulat, il n'en était pas à ses premières armes : il avait servi comme officier dans une légion pendant plusieurs campagnes et avait acquis ainsi une certaine expérience militaire. Mais enfin, le consul exerçait souvent pour la première fois un commandement en chef et, en tout cas, disposait d'une armée fraîchement recrutée, qu'il ne connaissait pas, perdant plusieurs semaines, plusieurs mois peut-être, à prendre en main ses troupes [12]. Cette infériorité technique de l'armée romaine s'était déjà manifestée avec évidence au début du 3e siècle lorsqu'elle s'était mesurée à l'armée hellénistique de Pyrrhus ; elle tourna au désastre quand les soldats-citoyens de Rome et de ses alliés se mesurèrent aux soldats de métier aux ordres d'un chef en qui s'alliaient le génie et la technicité. Quelles que fussent les qualités de courage et de discipline de l'armée romaine, la guerre comportait pour elle une part d'improvisation qui lui interdisait de barrer efficacement la route à un adversaire qui avait méthodiquement préparé de longue date son entreprise. Pourquoi, dans ces conditions, Rome n'a-t-elle pas succombé aux coups formidables d'Hannibal ? Sans doute parce que certains de ses dirigeants surent apercevoir les causes profondes du désastre et y remédier en modifiant leurs techniques de la guerre, mais plus encore la représentation qu'ils s'en faisaient. A la bataille décisive de Zama (202), l'armée d'Hannibal restait presque aussi redoutable qu'à la Trébie, seize ans plus tôt, et peu s'en fallut qu'elle n'emportât la victoire ; mais, dans l'intervalle, la conception de la guerre avait profondément changé à Rome et c'est cette évolution psychologique qui fut une des causes essentielles de la victoire finale.

12. Cf. par ex. les propos que Tite-Live prête à Fabius Maximus (XXIV, 8, 7-8).

Aussi bien ne saurait-on expliquer l'impuissance des armées romaines à arrêter l'avance d'Hannibal en Italie par un effet de surprise ou une quelconque infériorité numérique. Les sept mois qu'avait exigés le siège de Sagonte et les cinq mois occupés par la marche d'Hannibal depuis l'Espagne jusqu'au pied du versant italien des Alpes avaient représenté un délai plus que suffisant pour qu'on sût à Rome ce qui se préparait. On le savait en effet. Dès la nouvelle du siège de Sagonte, Rome avait entrepris auprès de Carthage une démarche diplomatique tout à fait officielle pour faire retomber sur sa rivale la responsabilité de la reprise des hostilités [13]. Et quand Hannibal se fut ébranlé en direction de l'Italie, le consul Cornelius Scipion (père du futur Africain) tenta de lui barrer la route dans la vallée du Rhône, mais sans arriver à trouver le contact avec l'ennemi. L'invasion punique n'a pas pris Rome au dépourvu.

Tout le monde savait fort bien d'ailleurs que la paix conclue en 241 n'était en fait qu'une trève. Les vainqueurs eux-mêmes l'avaient cyniquement prouvé en profitant des difficultés de Carthage avec ses mercenaires pour occuper la Sardaigne et la Corse (238) que le récent traité incluait pourtant dans la zone d'influence punique. De part et d'autre, on n'avait pas cessé, depuis vingt ans, de songer à la poursuite de la guerre. L'année même où Hannibal se mit en marche pour franchir les Alpes, Rome avait décidé de passer à l'action en préparant un plan offensif très calculé : un des consuls devait aller attaquer les bases puniques d'Espagne, tandis que l'autre mènerait depuis la Sicile une expédition en Afrique même. Evidemment, l'arrivée d'Hannibal fit perdre à Rome le bénéfice de l'initiative ; mais le temps lui fut laissé de convertir ses intentions agressives en opérations de défense, puisque les deux armées consulaires, dont l'une était en route par mer pour l'Espagne et l'autre concentrée en Sicile, purent être regroupées en Gaule transpadane au moment où Hannibal débouchait des Alpes. Avec leurs quatre légions, dont l'effectif était à peu près doublé par les contingents alliés, ces armées consulaires, lors de la bataille de la Trébie, représentaient des forces numériquement égales, légèrement supérieures peut-être [14], à l'armée d'Hannibal, qui ne devait guère compter plus de 30 000 hommes. Quelles étaient donc alors les faiblesses de la puissance militaire romaine, faiblesses auxquelles elle sut si bien remédier par la suite que le génie militaire de son adversaire perdit toute efficacité ? Certes, on peut invoquer le manque d'entraînement d'une armée civique en face du métier de l'armée carthaginoise ; il ne faudrait pourtant pas exagérer. Les citoyens de Rome servaient pendant un grand nombre de campagnes et les légionnaires de la Trébie n'en étaient pas tous à leurs premières armes. Il est beaucoup plus probable qu'il faut

13. Cf. Liv., XXI, 18.

14. Tite-Live (XXI, 55, 4) dénombre 18 000 Romains, 20 000 alliés de nom latin et des auxiliaires Cénomans.

chercher l'explication des défaites initiales de la guerre dans des motifs psychologiques, puisqu'après tout c'est avec le même type d'armée civique que Rome triompha en fin de compte des armées de type hellénistique de Carthage.

Tel est bien le point de vue que nous invite à adopter Tite-Live quand il met en cause la responsabilité des trois grands vaincus des débuts de la seconde guerre punique : Sempronius à la Trébie, Flaminius à Trasimène, Varron à Cannes. Si on néglige, comme il se doit, l'accusation de mauvaise foi que l'écrivain voudrait faire peser sur ces hommes en raison de leur origine plébéienne, la critique de leur conduite se résume en deux points essentiels : ils ont agi avec trop de hâte et ont voulu s'acquérir la gloire personnelle d'avoir vaincu Hannibal. Relisons par exemple les réflexions que Tite-Live prête au consul Sempronius, à la veille de la Trébie, tandis que son collègue Cornelius, immobilisé par une blessure reçue au cours d'une récente escarmouche, l'exhorte à éviter toute précipitation : « Son collègue était seul à vouloir différer la rencontre ; plus atteint moralement que physiquement à la pensée de sa blessure, il redoutait la bataille et les coups. Mais il ne fallait pas se laisser gagner par le vieillissement d'un malade. A quoi bon remettre plus longtemps et user le temps ? Quel troisième consul, quelle autre armée attendait-on ? »[15]. Et Tite-Live ajoute : « La date désormais proche des élections consulaires le stimulait — car il craignait de voir la guerre revenir aux consuls de l'année suivante — ainsi que l'occasion de faire retomber la gloire sur sa seule personne, en profitant de la maladie de son collègue »[16].

Des motifs analogues viennent expliquer l'imprudence coupable de Flaminius : s'il s'est laissé attirer dans le piège de Trasimène, c'est par hâte de se mesurer à l'ennemi ; et lorsque les officiers de son état-major, inquiets de présages de mauvais augure, lui conseillent d'attendre pour engager le combat, il répond fièrement que la passivité n'est pas de mise quand l'ennemi ravage les territoires des cités alliées et menace Rome même[17]. Il n'est sans doute pas sans intérêt d'observer le ton qu'emploie Tite-Live pour décrire la mort d'un général qu'il s'est acharné à disqualifier dans les pages précédentes ; Flaminius, qui a péché par imprudence, ne pèche en aucun cas par lâcheté ; il se dépense sans compter au milieu de ses troupes en difficulté, payant de sa personne partout où il le faut ; mais s'il tombe sur le champ de bataille, ce n'est pas pour avoir courageusement essayé de réparer son erreur, c'est par l'effet d'une vengeance

15. Liv., XXI, 53, 2-3 : ... *nec quemquam esse, praeter collegam, qui dilatam dimicationem vellet ; eum, animo magis quam corpore aegrum, memoria vulneris aciem ac tela horrere. Sed non esse cum aegro senescendum. Quid enim ultra differri aut teri tempus ? Quem tertium consulem, quem alium exercitum exspectari ?*

16. *Ibid.*, 6 : ... *Stimulabat et tempus propinquum comitiorum, ne in novos consules bellum differretur, et occasio in se unum vertendae gloriae, dum aeger collega erat.*

17. Cf. Liv., XXII, 3, 10.

personnelle [18]. Racontée par Tite-Live, la mort de Flaminius est celle d'un héros d'épopée, se battant et mourant pour son seul compte, non celle d'un *imperator* représentant suprême de la cité en guerre. Cet artifice littéraire laisse supposer que toute une tradition annalistique reprochait au vaincu de Trasimène d'avoir voulu faire à Hannibal un type de guerre qui n'était plus adapté aux circonstances. Une dernière fois, Varron commit à Cannes la même erreur, lui dont l'élection au consulat fut assurée grâce à un mouvement d'opinion souhaitant un consul « capable de préférer une victoire rapide à un exercice prolongé du commandement » [19]. Par-delà la mise en œuvre littéraire des récits de Tite-Live, Polybe nous est garant [20] que la tactique dilatoire de Fabius Maximus, tout à l'opposé de la malheureuse activité d'un Sempronius, d'un Flaminius ou d'un Varron, était profondément impopulaire.

Ces indices permettent de déceler chez les généraux, que Rome opposa à Hannibal à son arrivée en Italie — ainsi sans doute que chez une fraction importante des citoyens les plus influents — une conception encore fort archaïque de la guerre. La guerre leur apparaissait comme une activité limitée, ayant son temps propre que déterminaient les fêtes de sacralisation et de désacralisation du guerrier en mars et en octobre. La guerre se confondait avec les quelques mois d'été où l'activité militaire était possible, et se réduisait le plus souvent à une seule rencontre en terrain découvert. La victoire y était affaire de *fama* [21], d'aveu d'infériorité du camp adverse ; et le général vainqueur rentrait à Rome couvert d'une gloire qui lui donnait le droit de parler haut dans le Sénat et les assemblées du peuple, laissant la place, pour la prochaine guerre, à l'un de ses émules. Toute idée d'une stratégie tenant compte du temps, d'un véritable plan de guerre avec ses objectifs précis et ses positions de repli, modifié en fonction des circonstances, était absente d'une telle façon de concevoir la guerre. Ce ne fut ni le nombre, ni l'armement, ni le courage qui manquèrent aux premières armées romaines qui se mesurèrent à Hannibal, mais une juste appréciation de la guerre où elles étaient engagées. Hannibal au contraire savait user de la valeur linéaire du temps pour mener ses opérations militaires. Sauf hasard malheureux, chaque nouvelle année devait le retrouver à la tête de la même armée et il se sentait ainsi libre de l'obligation d'emporter coûte que coûte la décision dans un espace de temps religieusement circonscrit. Il avait le loisir de choisir les occasions et les terrains de rencontre en les imposant à des adversaires pressés d'en finir pour ne pas laisser échapper une victoire nécessaire à l'accroissement

18. Cf. Liv., XXII, 6, 1-4.
19. Liv., XXII, 34, 11 : ... *qui mature vincere quam diu imperare malit.*
20. Cf. Polybe, III, 89.
21. Cf. par ex. Liv (XXV, 34, 12) : *Ea pervagata passim vox ut et hostes haud dubie pro victoribus, et Romani pro victis essent fecit.*

de leur prestige au sein de la cité. Les défaites que Rome essuya dans les premières années de la seconde guerre punique prouvent qu'elle ne savait pas encore ce qu'était la forme moderne de la guerre à cette époque, la guerre hellénistique.

Peut-être Rome dut-elle paradoxalement son salut à cette méconnaissance même de la guerre hellénistique ; car elle refusa de respecter les règles du jeu que supposait cette guerre et qu'Hannibal prétendait imposer à son adversaire. Poussée par une sorte d'instinct de conservation, qu'avivait encore le coup très rude porté à son orgueil militaire, Rome n'accepta pas de s'avouer vaincue malgré les écrasantes défaites qu'elle venait de subir et bien que la route fût libre devant Hannibal pour frapper la cité elle-même. Au lendemain de Trasimène, elle sut trouver dans son sein un chef de guerre qui eut assez de force d'âme pour passer outre à toutes les plus prestigieuses traditions militaires de sa cité et de sa caste, pour comprendre qu'une victoire en rase campagne était impossible et que le salut de la collectivité valait de courir le risque de l'impopularité. Le surnom de « Temporisateur », sous lequel Fabius Maximus est passé à l'histoire, est pleinement significatif : il chercha méthodiquement à mettre le temps à profit pour permettre à Rome de reprendre souffle, tout en ralentissant Hannibal dans ses entreprises. Tout en faisant sentir sa présence à l'ennemi, qu'il ne perdait jamais de vue, et gênant autant que possible ses mouvements et son ravitaillement, Fabius refusait systématiquement la bataille rangée en terrain découvert qu'Hannibal lui proposait en toute occasion. Les troupes carthaginoises pouvaient se déployer en bon ordre sur les positions choisies par leur chef ; elles attendaient en vain un adversaire qui restait enfermé derrière les retranchements de son camp et, au bout de quelques heures d'une attente décevante, elles n'avaient plus qu'à se replier, intactes mais inutiles [22]. Même quand l'ennemi ravagea sous ses yeux les plaines fertiles de la Campanie, Fabius se garda d'intervenir. Jamais il n'aventura son armée hors de positions un peu escarpées qui rendaient périlleuse toute attaque carthaginoise. C'est que, comme le dit Polybe, « il ne pouvait risquer le tout pour le tout, tant son infériorité était évidente » [23].

Les contemporains ne comprirent pas d'abord l'importance décisive de cette tactique inhabituelle ni que, selon les propos que Tite-Live prête à Fabius lui-même : « ce n'était pas une mince affaire que d'avoir cessé d'être vaincus par un ennemi tant de fois vainqueur [24] ». Cette apparente inactivité militaire, cette façon de faire la guerre sans accepter le combat

22. Cf. Polybe, III, 89.

23. Polybe, III, 89, 8 : ... διόπερ εἰς μὲν τὸν ὑπὲρ τῶν ὅλων κίνδυνον, οὐχ οἷός τ' ἦν συγκαταβαίνειν, πρὸ δήλου τῆς ἐλαττώσεως ὑπαρχούσης.

24. Liv., XXII, 18, 10 : *haud parvam rem esse a totiens victore hoste vinci desisse.*

avec l'ennemi faisaient scandale à Rome où l'on murmurait que Fabius voulait traîner les choses en longueur pour exercer plus longtemps ses pouvoirs de dictateur [25]. Même l'associé le plus direct de Fabius, son maître de la cavalerie, semble n'avoir pas saisi les intentions de son chef et avoir voulu profiter d'une absence de ce dernier pour livrer enfin la bataille si souvent refusée. Cette ardeur mal venue manqua de renouveler les désastres si récents encore de la Trébie et de Trasimène. Cette leçon pourtant ne fut pas entendue : pour l'année 216, les élections portèrent au consulat le troisième grand vaincu d'Hannibal, Terentius Varro. Malgré les conseils de Fabius à l'autre consul, Paul Émile [26], Varron renouvela à Cannes les hâtes imprudentes de Sempronius et de Flaminius en acceptant la bataille dans des conditions très défavorables aux troupes romaines. Cette nouvelle et sanglante défaite, qui coûta à Rome près de 45 000 hommes, démontra du moins la justesse des vues de Fabius et les *fabianae artes*, — la nouvelle façon de faire la guerre qu'il avait inaugurée au prix de l'impopularité, — devinrent la règle maîtresse des généraux romains. Il faudra attendre la bataille de Zama en 202 pour qu'une nouvelle fois une armée romaine se mesure en terrain découvert avec Hannibal. Pour que Rome pût y vaincre, il avait fallu mettre le temps à profit pour modifier radicalement sa conception et ses méthodes de guerre ; tant que cette modification ne fut pas acquise, tout commandant romain qui céda aux habitudes ancestrales en acceptant d'engager ses troupes contre Hannibal eut à s'en repentir, et la cité tout entière avec lui.

Quel que soit l'éclat du génie militaire d'Hannibal, il faut pourtant nous garder de l'erreur qui le ferait assimiler, par anticipation, à quelqu'un de nos modernes stratèges. Il n'a pas été l'équivalent, dans le monde antique, d'un Bonaparte ni d'un Klausewitz et la guerre n'a jamais été pour lui « la continuation de la politique par d'autres moyens ». Il n'est entré en Italie ni pour poursuivre contre Rome une guerre d'extermination, ni pour conquérir à Carthage de nouveaux territoires, ni même pour lui ouvrir de nouveaux marchés. Il voulait tout simplement prendre sa revanche d'une partie perdue par ses ancêtres. Cette attitude psychologique était très claire pour les anciens et, si Tite-Live prête à Hannibal, après sa victoire de Cannes. des propos qu'il n'a sans doute pas tenus dans la réalité historique, il n'en exprime pas moins avec netteté les sentiments qui devaient animer le général carthaginois en lui faisant dire aux prisonniers romains : « qu'il ne faisait pas à Rome une guerre d'extermination, mais qu'il s'était engagé dans une compétition dont le prestige et le pouvoir suprême étaient l'enjeu. Ses ancêtres s'étaient inclinés devant le courage des Romains ; de même, tous ses efforts tendaient à ce qu'on s'inclinât en

25. Cf. Liv., XXII, 25, 3-4.
26. Cf. Liv., XXII, 39, 8.

retour à la fois devant sa chance et son courage »[27]. Ce qu'Hannibal attendait de la démonstration de sa supériorité militaire dans une bataille rangée, c'était la consolidation des établissements puniques d'Espagne, la récupération peut-être de la Sardaigne et de la Sicile, mais surtout une forte rançon, ou si l'on veut une indemnité de guerre qui aurait payé les dépenses de son expédition et enrichi Carthage, ses soldats et lui-même. Il se comportait plutôt à la façon d'un condottiere que d'un commandant en chef d'une armée nationale, chargé par son gouvernement de créer par les armes les conditions politiques d'une paix favorable à l'expansion de sa cité. Pour parvenir à ses fins, il avait absolument besoin de ce type de bataille rangée, conçue comme une véritable compétition, que le latin qualifie de *certamen*[28] aussi bien qu'un concours d'athlétisme ou de poésie. En acceptant ce point de vue, Sempronius, Flaminius ou Varron, dont les capacités militaires ne pouvaient souffrir la comparaison avec celles de leur adversaire, faisaient son jeu à merveille. La sagesse de Fabius fut de comprendre qu'en refusant le combat, il faisait manquer son but à Hannibal presque aussi sûrement qu'en lui infligeant une franche défaite : il fallait déjouer le plan de l'ennemi par un autre plan qu'il ne pouvait prévoir. « Déçu dans son attente d'une bataille qu'il recherchait à tout prix »[29], Hannibal cessait de représenter un danger imminent pour Rome pour qui dès lors le temps allait travailler.

Tite-Live — et avant lui sans doute les annalistes dont il dépend — avait clairement conscience que ç'avait été le ressort décisif de la victoire de Rome. Il nous a fait un récit bien instructif, de ce point de vue, de la séance du Sénat de Carthage où Magon apporta la nouvelle de la victoire de Cannes et où le chef de la faction traditionnellement ennemie des Barcides, Hannon, dénonça l'inutilité de cette victoire. Quelle que soit ici la part de la mise en œuvre littéraire et le manque d'exactitude historique des propos prêtés aux personnages de cette scène, la lucidité de l'analyse psychologique est remarquable. Relisons par exemple cette altercation entre Hannon et Magon : « Je voudrais bien savoir quels sont les sentiments et les espérances de la foule des Romains. » Et comme Magon répondait qu'il n'en savait rien, Hannon poursuivit : « Rien n'est plus facile à savoir. Quels parlementaires les Romains ont-ils envoyés à Hannibal pour discuter

27. LIV., XXII, 58, 2-3 : ... *Romanos quoque ... alloquitur : non internecium sibi esse cum Romanis bellum ; de dignitate atque imperio certare. Et patres virtuti romanae cessisse, et se id adniti ut suae in vicem simul felicitati et virtuti cedatur.*

28. Le terme revient volontiers sous la plume de Tite-Live dans son récit des débuts de la seconde guerre punique. Citons, entre autres exemples : XXI, 50, 2 ; 52, 3 ; 52, 10 ; 53, 7 ; 60, 6. Rappelons quelques définitions des grammairiens. Voir en particulier ISIDORE, *Origines*, XVIII, 25 : *Quae Latini certamina Graeci* ἀγῶνας *vocant* ; et *Diff.*, p. 41, 1-3 : *certamen virtutis loco ponitur, acies instructio exercitus*, et p. 45, l. 20 : *Certamen virtutis aemulatio, contentio altercantium est.*

29. LIV., XXII, 15, 2 : *Destitutus a spe summa ope petiti certaminis.*

de la paix ? Avez-vous entendu dire qu'à Rome on ait fait allusion à la paix ? » Magon ayant répondu que non, Hannon s'écria : « Alors, la guerre en est pour nous à son commencement, tout autant qu'à l'époque où Hannibal est passé en Italie [30]. » De fait, la règle du jeu supposait qu'après Cannes au plus tard, Rome s'avouât vaincue en sollicitant la paix ; en refusant de faire siennes les conventions au nom desquelles Hannibal avait entrepris la guerre, elle ruinait ses efforts et rendait ses victoires stériles. Il restait à tirer les conséquences de ce refus pour obtenir la défaite d'un ennemi qui avait su gagner des batailles, mais pas la guerre.

Sur le plan proprement militaire, l'effet le plus immédiat de la nouvelle tactique romaine fut de priver Hannibal d'une partie importante des ressources qui lui étaient nécessaires pour la poursuite de la guerre. Il comptait évidemment sur la rançon, que devaient normalement lui valoir ses victoires, pour payer la solde de ses troupes et lever des renforts. Le refus par Rome de cette règle du jeu [31] le contraignit à demander à Carthage les subsides dont il avait besoin en hommes, en vivres et en argent. Si elle nous paraît aujourd'hui légitime, cette attitude l'était beaucoup moins dans l'antiquité et, tout en agissant en accord avec les autorités politiques de la cité, Hannibal agissait aussi pour son propre compte et celui de sa famille, en bon chef de guerre hellénistique. C'est avec un grand réalisme psychologique qu'au cours de la séance du Sénat de Carthage, qui eut à entendre le rapport de Magon sur la victoire de Cannes, Tite-Live met dans la bouche d'Hannon des formules d'une ironie acerbe pour critiquer les requêtes du vainqueur : « — J'ai massacré l'armée ennemie, dis-tu, envoyez-moi des soldats. — Que demanderais-tu d'autre si tu avais été vaincu ! — J'ai pris les deux camps ennemis (qui regorgeaient évidemment de butin et d'approvisionnements) ; donnez-moi des vivres et de l'argent. — Que voudrais-tu d'autre si tu avais été dépouillé, si tu avais été dépossédé de ton camp ! » [32]. Il y a toute chance pour que les dirigeants de Carthage aient éprouvé avec quelque surprise la contradiction d'entendre un chef d'armée, dont les victoires étaient éclatantes et répétées, réclamer leur aide parce qu'il n'obtenait pas de l'ennemi le prix attendu de ces mêmes victoires.

30. Liv., XXIII, 12, 17-13, 2 : *Sed multitudo ea quid animorum quidve spei habeat, scire velim. Cum id nescire Mago diceret : 'Nihil facilius scitu est, inquit. Ecquos legatos ad Hannibalem Romani miserunt de pace ? Ecquam denique mentionem pacis Romae factam esse adlatum ad vos est ? 'Cum id quoque negasset : 'Bellum igitur, inquit, tam integrum habemus quam habuimus quo die Hannibal in Italiam est transgressus'.*

31. Voir par ex. cette remarque de Liv. (XXII, 57, 11-12) au lendemain de Cannes : *Octo milia juvenum validorum ex servitiis ... empta publice armaverunt. Hic miles magis placuit, cum pretio minore redimendi captivos copia fieret.*

32. Liv., XXIII, 12, 13 : *Occidi exercitus hostium ; mittite milites mihi ! — Quid aliud rogares, si esses uictus ? ‚Hostium cepi bina castra' — praedae plena uidelicet et commeatum — ‚Frumentum et pecuniam date !' — Quid aliud si spoliatus, si exutus castris esses, peteres ?*

Sans compter que cette nécessité où se trouva Hannibal d'avoir recours aux ressources de sa cité modifiait le sens politique de la guerre en engageant la collectivité carthaginoise tout entière dans une entreprise belliqueuse, qu'elle approuvait certainement, mais qui devait initialement se développer en dehors d'elle, elle permit aussi à Rome de profiter d'un avantage que les succès puniques en Italie avaient rendu inutile. Depuis le traité de 241, Carthage avait perdu la maîtrise de la mer au profit de ses vainqueurs. En 218, la flotte de guerre romaine comptait 220 bateaux, tandis que la flotte carthaginoise n'en alignait que 50 [33]. Dans le plan romain, cette flotte devait permettre le transport, la protection et le ravitaillement des troupes nécessaires aux expéditions d'Espagne et d'Afrique qui étaient déjà en cours d'exécution au moment où Hannibal franchit les Alpes. Cet appareil militaire prévu pour attaquer l'ennemi sur ses positions outre-mer perdait toute efficacité pour arrêter son avance foudroyante en Italie ; mais du jour où les généraux de Rome eurent compris que le plus sûr moyen de salut était de refuser à Hannibal l'occasion de vaincre, il se révéla comme un élément décisif dans la préparation lointaine du succès final. Grâce à une flotte qui lui assurait la maîtrise de la mer, Rome put rester présente en Sicile et en Espagne, se montrer en Macédoine, assurer ses approvisionnements en blé et gêner les relations d'Hannibal avec ses bases espagnoles ou Carthage. Cet instrument militaire, qui n'avait pu servir aux fins prévues, restait du moins intact après la grande débâcle des premières années de la guerre ; Hannibal ne s'étant préoccupé, pour sa part, que d'équiper une armée de terre. En outre, la date toute récente de sa constitution ainsi que le mode de recrutement des équipages, formés de certains alliés et surtout d'esclaves à l'exclusion de tout citoyen, soustrayait tout naturellement la flotte romaine aux traditions dépassées et aux insuffisances techniques de l'armée civique. Sans que la chose ait été initialement calculée, elle se trouva constituer, tout à fait à point, un outil très précieux pour les nouvelles formes de la guerre vers quoi Rome s'orientait et, au moment de ce tournant psychologiquement capital, au moment où les armées romaines, face à un ennemi sûr de sa force, avaient besoin de plus de patience que de fougue et de plus d'entraînement technique que de bravoure, sa flotte assura à Rome le type de supériorité militaire le plus propre à lui laisser le temps de réparer ses pertes et de mettre en œuvre les nouvelles techniques de guerre qui lui donneraient la victoire finale.

Couvert d'une gloire inutile et ne pouvant trouver dans la guerre les subsides dont il avait besoin, que pouvait faire Hannibal en Italie en face d'un adversaire qui avait su déjouer ses plans malgré les défaites subies ? Son armée était trop peu nombreuse pour qu'il pût occuper militairement tout ou partie des territoires italiens ; il ne l'avait sans doute jamais envisagé et son armée n'était pas faite pour cette tâche. En dehors des

33. Cf. Combet-Farnoux, *op. cit.*, p. 78.

batailles rangées, il pouvait ravager le pays dans un périmètre assez restreint autour de ses cantonnements ; mais lorsqu'il se déplaçait, il ne pouvait laisser derrière lui de garnison qui aurait assuré la présence de ses armes. Il semait les ruines sur son passage, mais après son départ, on avait toute liberté de les relever. Pour occuper systématiquement le pays, il lui aurait fallu des renforts considérables que Carthage même n'était pas en mesure de lui fournir et dont la supériorité maritime de Rome et les campagnes des Scipions (oncle, père et fils) en Espagne rendaient l'envoi difficile depuis les bases espagnoles. Neuf années s'écouleront depuis la victoire de Cannes avant que son frère Hasdrubal puisse, par la même route que lui, conduire en Italie une nouvelle armée capable de renouveler les forces d'Hannibal. Mais précisément parce que, enfermé dans l'extrémité sud de la péninsule italienne, il n'avait pu ni su organiser ses arrières, il ne put empêcher l'armée romaine d'arrêter victorieusement sur le Métaure le renfort pourtant si nécessaire de ces troupes fraîches. L'attitude imprévue de Rome, en refusant à Hannibal l'occasion de nouvelles victoires en rase campagne, mettait en lumière deux des faiblesses les plus surprenantes de ce prodigieux chef militaire : il ne sut ni pratiquer une guerre de siège — qui lui eût permis entre autres choses d'investir Rome elle-même — ni parer par une action politique auprès des cités italiennes au redressement qui s'opérait chez ses adversaires.

Pour expliquer la première de ces apparentes anomalies, il faut certainement tenir compte des usages généraux de la guerre à cette époque et des objectifs particuliers d'Hannibal. Un esprit moderne a quelque peine à concevoir que, quand Fabius refusait obstinément de sortir de son camp pour répondre aux avances combatives de son adversaire, Hannibal, qui connaissait par expérience le rapport des forces, n'ait pas purement et simplement attaqué le camp romain. Il ne suffit sans doute pas d'observer que, solidement fortifié, le camp romain était installé autant que possible sur une position naturellement défendue et que Fabius, en particulier, avait soin de se tenir toujours sur une hauteur qui aurait rendu des assaillants très vulnérables ; non, il faut admettre que « ça ne se faisait pas », que l'attaque d'un camp — sauf dans le cas d'une défaite en bataille rangée et dans le cadre de la poursuite des fuyards — ne répondait pas alors aux lois de la guerre. Dans la Méditerranée hellénistique, la guerre gardait un aspect de compétition sportive qui nous échappe aujourd'hui : on n'attaquait pas plus dans son camp un ennemi qui refusait le combat, qu'un champion de boxe n'irait attaquer en dehors du round un adversaire qui refuserait d'y monter. Il faudra attendre que Rome ait à affronter des peuples non méditerranéens, qui avaient une autre conception de la guerre, pour que cette loi ordinaire des combats soit, à sa grande surprise d'ailleurs, violée et que, par exemple, le camp d'un légat de César, Quintus Cicéron, fasse l'objet d'un siège en règle de la part des populations de la Gaule Belgique [34]. Mais s'il est explicable que, dans la mentalité du temps,

34. Cf. César, *Bell. Gall.*, V, 38 sq.

Hannibal n'ait pas attaqué le camp des généraux romains qui refusaient le combat, la question se pose avec beaucoup plus d'acuité de savoir pourquoi il n'a pas mis le siège devant certaines places fortes d'Italie et en particulier devant Rome ?

La guerre de siège n'était pas inconnue à l'époque. Alexandre le Grand dont Hannibal avait fait son maître en art militaire, avait assiégé avec succès la place forte de Tyr, réputée pourtant imprenable. Pendant la seconde guerre punique même, les armées romaines surent bien faire le siège de places aussi importantes que Capoue, Syracuse et Carthagène. Les techniques de la poliorcétique étaient alors assez développées, et certainement assez bien connues d'Hannibal — qui avait moralement ouvert les hostilités contre Rome en assiégeant la place de Sagonte — pour qu'il ait pu y recourir s'il l'avait voulu. Pour justifier de son abstention dans ce domaine, il serait sans doute erroné de dire qu'il n'était pas équipé pour cela : lorsqu'il jugea utile de bloquer dans la citadelle de Tarente une garnison romaine qui refusait de se rendre, il sut parfaitement faire exécuter par ses soldats, en un temps record, les travaux de circonvallation nécessaires, sans que les assiégés puissent sérieusement s'y opposer [35]. Mais la guerre de siège représentait une forme de guerre longue, hasardeuse, le plus souvent coûteuse en vies humaines et en matériel, et dont l'issue restait fort incertaine. Que l'on songe par exemple aux énormes difficultés et au temps que coûta aux Romains le siège de Syracuse qui n'aboutit finalement que grâce à une trahison. Qu'on veuille bien se souvenir aussi qu'un homme aussi expérimenté en poliorcétique que César, dont le génie militaire valait bien celui d'Hannibal, dut renoncer à s'emparer de Gergovie et que, s'il put pénétrer dans Alésia, c'est que les assiégés perdirent trop tôt l'espoir de voir arriver une armée de secours [36].

Pour accepter les risques d'une telle forme de guerre, il fallait préférer les objectifs d'un plan stratégique de longue haleine à une décision rapide sur le champ de bataille. Si les Romains ont consacré autant de leurs forces et de leur temps à assiéger Capoue, Syracuse ou Carthagène, c'est qu'ils avaient conscience d'affaiblir ainsi plus sûrement l'ennemi en le privant de bases importantes d'opération et de ravitaillement qu'en lui infligeant une défaite spectaculaire en rase campagne. Ce n'était pas là l'idée qu'Hannibal se faisait de la guerre quand il entra en Italie. Dans sa progression au-delà de Trasimène, il tenta bien de mettre le siège devant Spolète [37] ; mais la résistance de la place aurait exigé des opérations de longue durée : ses éclatants succès des deux précédentes batailles le poussaient à poursuivre dans la même voie et il était trop pressé de gagner sur l'armée romaine une nouvelle bataille pour s'attarder au siège d'une ville dont il avait moins à espérer que d'une victoire en terrain découvert. Et si après Cannes,

35. Cf. Liv., XXV, 11.
36. Cf. César, *op. cit.*, VII, 53 et 89.
37. Cf. Liv., XXII, 9, 1.

comme après Trasimène, il ne vint pas assiéger Rome, c'est qu'il attendait que l'ennemi s'avouât vaincu et vînt se faire dicter les conditions de la paix. Quand il comprit que son attente était vaine, il ne sut pas convertir ses méthodes de guerre. D'ailleurs, son armée privée de renforts, fatiguée malgré tout par les combats et les marches des premières années de la guerre, n'aurait sans doute pas suffi à investir une place comme Rome et à tenir le pays sur une assez vaste étendue pour couper les assiégés de tout secours extérieur. Sa démonstration aux portes mêmes de Rome en 211 fut une bravade plus qu'une menace sérieuse [38]. Si Hasdrubal avait pu lui amener plus tôt les renforts dont il avait besoin ou s'il n'avait pas été mis en déroute sur le Métaure, peut-être Hannibal aurait-il songé à entreprendre, avec des forces plus importantes et fraîches, une guerre de siège. Mais les conditions ne se trouvèrent pas réalisées et, en fait, il laissa passer, par impatience de vaincre, les deux ou trois occasions qu'il aurait eues d'abattre Rome en acceptant les hasards d'un siège.

Mais alors, s'il ne voulait pas s'exposer aux incertitudes et aux lenteurs d'une guerre de siège pour abattre Rome quand elle se dérobait à la décision des armes en bataille rangée, pourquoi Hannibal n'a-t-il pas doublé son action militaire d'une action diplomatique ? Certes, la position dominante acquise par Rome en Italie était solide et beaucoup de ses alliés se montrèrent fidèles malgré la charge écrasante que la guerre faisait peser sur eux. Pourtant, la prompte défection de Capoue ou la trahison des Tarentins prouvent qu'il n'eût sans doute pas été impossible de disloquer la fédération dont Rome avait pris la tête. Les exigences romaines n'étaient certainement pas acceptées de gaieté de cœur par l'ensemble de ses alliés et il existait sans doute, dans plus d'une cité italienne, une faction antiromaine qui pouvait trouver une excellente occasion de prendre l'avantage dans les victoires d'Hannibal. Il s'agissait d'ailleurs moins de secouer le joug d'une puissance extérieure que de disputer le pouvoir aux groupes sociaux qui devaient leur position dirigeante à l'alliance romaine. Car, si les cités alliées gardaient une large autonomie interne, elles étaient tout naturellement gouvernées par les « amis » de Rome ; leurs adversaires politiques sur le plan intérieur étaient amenés de ce fait à se poser en ennemis de Rome. Ces conflits internes éclatent en pleine lumière à Capoue et à Tarente à l'occasion de l'invasion punique [39]. Le ralliement à Hannibal faisait miroiter, pour des groupes sociaux écartés du pouvoir par l'alliance romaine, l'espoir de trouver l'appui extérieur et les motivations politiques qui leur étaient nécessaires pour satisfaire leurs ambitions. En outre, certaines cités de quelque importance pouvaient espérer de la faveur du vainqueur carthaginois de supplanter Rome dans sa situation de capitale italienne. Ce fut très probablement le cas de Capoue : on s'explique mal que cette alliée de vieille date, qui n'avait pas à se plaindre

38. Cf. Liv., XXVI, 7-11.
39. Cf. en particulier Liv., XXV, 8.

d'une quelconque inégalité politique et qui avait partagé avec Rome pendant longtemps la direction de la confédération italienne, ait si tôt fait défection, alors que d'autres cités, plus durement traitées par Rome, sont restées fidèles. Il faut croire qu'elle avait obtenu, ou pensait avoir obtenu d'Hannibal la promesse de devenir la maîtresse de l'Italie à la place de Rome vaincue, sinon détruite.

En exploitant systématiquement ces conflits et ces aspirations, Hannibal pouvait saper en profondeur la situation militaire et politique de Rome. Non seulement les effectifs de l'armée romaine étaient au moins doublés par les contingents alliés, mais la population mobilisable de la confédération représentait une réserve deux fois supérieure au moins aux citoyens mobilisables de Rome même [40]. Privée de ce réservoir d'hommes, Rome n'aurait sans doute pas pu combler les vides creusés par les premières défaites et se serait peut-être avouée vaincue ; elle eût en tout cas été incapable de résister à un siège éventuel. Politiquement, la désertion des alliés lui eût enlevé ses principales raisons officielles de poursuivre la guerre : Rome affirmait bien haut sa volonté de défendre les cités italiennes contre les déprédations puniques et d'assurer le salut de ceux qui lui avaient depuis longtemps fait confiance. Ce sentiment du devoir de protection envers les alliés poussa même un Flaminius à l'erreur de Trasimène et un Minucius, le maître de la cavalerie de Fabius, à s'insurger contre son dictateur [41]. Hannibal avait là le moyen d'abattre bien plus complètement son adversaire que sur le champ de bataille de Cannes, tout en assurant à Carthage, sur l'autre rive de la Méditerranée, des possibilités plus fécondes que celles de l'Espagne. Imagine-t-on le destin de l'Italie sous l'égide d'une Capoue alliée de Carthage ? Le développement ultérieur du bassin méditerranéen, et sans doute d'une grande partie de l'Europe aurait connu de tout autres inflexions. Mais Hannibal ne semble pas avoir su poursuivre assez méthodiquement une action politique qui aurait permis aux victoires de ses armes de porter tous leurs fruits. Il sut bien profiter, dans la plaine du Pô, de l'hostilité des populations gauloises depuis la campagne de 225 ; il essaya, après Trasimène, de gagner les sympathies des populations alliées en réservant à leurs prisonniers un traitement de faveur [42] ; il accepta avec empressement la défection de Capoue et fit bon accueil à ceux qui promettaient de lui ouvrir les portes de Tarente [43]. En un mot, il sut profiter des occasions qui s'offraient d'ébranler la confédération italienne organisée autour de Rome ; mais il ne sut ni en provoquer d'autres, ni même exploiter celles qu'il avait saisies.

Admirateur attentif d'Alexandre le Grand, Hannibal ne retint en fait

40. Voir la discussion des chiffres donnés par Polybe à l'occasion de l'insurrection gauloise de 225 dans Combet-Farnoux, *op. cit.*, p. 75 sq.

41. Cf. Liv., XXII, 14, 1-5.

42. Cf. Liv., XXII, 7, 5.

43. Cf. Liv., XXV, 8.

de son modèle de prédilection qu'un aspect très limité : celui du prestigieux stratège qui, par le choix du terrain et l'entraînement de ses troupes, avait été capable de battre la formidable armée du roi de Perse avec des forces très inférieures en nombre. Mais Hannibal paraît avoir méconnu un autre aspect bien plus original : celui du prince philosophe qui, mettant en pratique les leçons de son maître Aristote, travailla à faire surgir de ses conquêtes une forme neuve de culture où se fondraient Grecs et Barbares ; et cela, non pas en imposant aux pays conquis la culture grecque, mais en faisant adopter aux Grecs eux-mêmes toute une partie des mœurs barbares [44]. Bien sûr, le résultat obtenu par Alexandre n'a pas répondu à l'ampleur de son ambition ; malgré tout, les royaumes hellénistiques, auxquels Hannibal empruntait le modèle de son armée et son idée de la guerre, devaient autant leur originalité à la culture de l'Égypte ou des peuples sémites qu'à la Grèce. Pour réussir, il fallait qu'Hannibal tentât en Italie une aventure du même ordre : s'il avait adopté le mode de vie des Italiens, s'il s'était mis à parler le latin ou l'osque, il eût sans aucun doute gagné la partie et changé la face de toute une fraction du monde occidental, comme Alexandre l'avait fait en Orient. Mais il ne sut pas offrir ce visage novateur aux alliés de Rome, même quand ils se rendaient spontanément à lui. Il ne les traita jamais qu'en chef de guerre, brûlant leurs récoltes et leurs villages quand les convenances militaires l'exigeaient, et leur imposant la loi du vainqueur sans chercher à se rapprocher d'eux. Le type de rapports que Carthage entretenait avec ses propres alliés ne lui permettait d'ailleurs pas de comprendre la nature des liens contractuels très particuliers que Rome avait su nouer avec les cités fédérées ; vis-à-vis des populations italiennes, Hannibal eut tendance à se comporter comme envers celles de l'Espagne où il avait fait son éducation militaire et politique. Et puis, quand les Romains, qu'on croyait mis hors de jeu par les armes puniques, se montrèrent capables de châtier avec une extrême dureté les Campaniens infidèles, on s'aperçut vite qu'il n'y avait pas grand secours à attendre du maître punique, malgré les promesses qu'il pouvait faire miroiter. Tout cela n'encouragea guère les alliés de Rome à se ranger sous la bannière d'Hannibal et ils préférèrent, pour la plupart, contribuer à la défense commune quoi qu'il pût leur en coûter, que de se rallier à un nouveau protecteur pour lequel ils ne se sentaient aucune affinité. Dans une très large mesure, Hannibal a échoué pour avoir oublié que la force des armes ne suffit pas à abattre un ennemi résolu à survivre. En ce sens, on peut souscrire à la fameuse exclamation que Tite-Live prête à Maharbal au lendemain de Cannes : « Tu sais vaincre, Hannibal, mais tu ne sais pas exploiter la victoire [45] ».

44. A. Bonnard, *Civilisation grecque*, III, p. 159 sq.
45. Liv., XXII, 51, 4 : ... *uincere scis, Hannibal, uictoria uti nescis.*

Or, tandis qu'Hannibal s'adaptait difficilement à l'attitude d'un ennemi qui refusait le combat, ne se décidant ni à accepter les risques d'une guerre de siège ni à entreprendre une action politique qui lui aurait permis de jeter les bases en Italie d'une civilisation gréco-punique de type hellénistique, Rome sut opérer les conversions que lui imposait sa situation critique. La relative inactivité, à laquelle l'armée cathaginoise se trouva contrainte au lendemain de victoires éclatantes mais infructueuses, émoussa son mordant, d'autant plus que l'apport de forces fraîches, dont elle aurait eu besoin, fut lent à lui parvenir, et insuffisant en nombre. Pendant ce temps, on ne se bornait pas, à Rome, à prendre les mesures d'urgence dont Fabius Maximus avait donné l'exemple et qui devaient permettre, en évitant la défaite en rase campagne, de colmater les brèches et de reprendre haleine après les désastres des premiers combats ; on organisait la poursuite de la guerre militairement et politiquement, en substituant par degrés à une activité occasionnelle, définie par son temps propre, une entreprise de longue durée dont les amples proportions étaient calculées en fonction de l'espace et du temps.

Militairement, on se rendit compte assez vite que la conception traditionnelle de l'armée consulaire devait être abandonnée, si l'on voulait résister efficacement à la pression d'Hannibal. Pendant les dix ou douze dernières années de la guerre — celles qui précisément furent décisives pour elle — Rome eut en permanence entre vingt et vingt-cinq légions mobilisées, au lieu des quatre légions ordinaires à raison de deux par consul. Avec l'apport des contingents alliés et des corps auxiliaires (espagnols en particulier et, vers la fin, cavaliers numides de Massinissa), cela pouvait représenter des effectifs d'environ 200 000 hommes ; chiffre énorme, compte tenu des ressources démographiques vraisemblables de la confédération romaine. Mais la nouveauté essentielle n'est pas là : Rome avait déjà fourni des efforts numériquement comparables, quand elle se sentait — ou se croyait — directement menacée. Lors de la guerre gauloise de 225, elle avait mobilisé un peu plus de 200 000 hommes [46] et lorsque, pour la dernière fois, elle crut pouvoir porter à Hannibal un coup décisif en bataille rangée et jouer avec succès le jeu de son adversaire, elle leva une armée d'au moins 80 000 hommes dont plus de la moitié fut massacrée à Cannes [47]. Mais ces efforts exceptionnels restaient limités dans l'espace et dans le temps : en 225 comme en 216, on avait procédé à une mobilisation anormalement importante pour parer à un danger immédiat et frapper un grand coup qui, en faisant converger sur un seul point — comme à Cannes — la masse principale des effectifs, permettrait de terminer rapidement la guerre. Le même type d'effort allait prendre, dans les années suivantes, un sens tout différent. Sans parler de la mesure disciplinaire qui retint sous les armes, jusqu'à la fin de la guerre, les

46. Cf. Combet-Farnoux, *op. cit.*, p. 76.
47. *Ibid.*, p. 86 ; Cf. Liv., XXII, 36, 1-5.

survivants de Cannes [48], les citoyens mobilisés restèrent sous les drapeaux plusieurs années de suite, passant l'hiver au front dans des cantonnements, au lieu de regagner leurs foyers comme c'était antérieurement l'usage. En outre, l'essentiel de ces effectifs considérables n'était plus concentré sur un seul champ de bataille ; ils étaient répartis entre des théâtres d'opération bien distincts et souvent fort éloignés les uns des autres. En quelques années, Rome disposa ainsi d'une armée pratiquement permanente qui pouvait assumer les tâches, disjointes dans l'espace, d'une même guerre.

Cet effort qui, déjà exceptionnel par l'ampleur des effectifs mobilisés, l'était plus encore par la durée des campagnes et la dispersion géographique des fronts, exigeait pour être efficace, une conception nouvelle du commandement. Face au technicien qu'était Hannibal, les insuffisances du recrutement des généraux de Rome éclataient avec une désastreuse évidence. Issus d'élections où le prestige social et la pression de quelques grandes familles risquaient de jouer un plus grand rôle que les véritables capacités militaires, ils n'exerçaient le commandement que pour une année. Pour vaincre Hannibal, il fallait lui opposer un commandement dont la technicité, la continuité et l'unité pussent contrebalancer celles du chef de guerre punique. Les mécomptes des premières campagnes durent en faire prendre conscience aux citoyens de Rome. Tite-Live a sans doute traduit quelque chose de cette prise de conscience dans une scène dramatique, qui, si l'on ne peut en garantir l'authenticité historique semble refléter assez fidèlement la mutation psychologique requise par les événements. A l'assemblée des comices qui devaient élire les consuls pour l'année 214, la première centurie appelée à voter — et dont le vote indicatif était ordinairement suivi par les autres centuries — avait accordé ses suffrages à M. Aemilius Regillus et T. Otacilius [49]. Or, le premier, en sa qualité de flamine de Quirinus, n'avait pas le droit de quitter Rome ; quant à l'autre, antérieurement chargé comme préteur du commandement d'une flotte sur les côtes de Sicile, il avait donné de tristes preuves de son incompétence. Autrement dit, à un moment où les victoires d'Hannibal étaient encore toutes fraîches et où la défection de Capoue en aggravait les effets, le commandement des armées romaines allait être confié à deux hommes, dont le prestige social impressionnait peut-être leurs concitoyens, mais qui, pour des raisons différentes, ne répondaient pas aux exigences de la situation militaire. Le vieux Fabius Maximus — qui savait par expérience à quel genre d'ennemi on avait affaire — intervint et, tout en s'excusant de cette atteinte à la liberté civique, fit recommencer le vote en invoquant la nécessité de confier le commandement à des gens techniquement éprouvés, en dehors de toute autre considération [50]. L'assem-

48. Cf. Liv., XXIII, 25, 7 et XXV, 5, 10.
49. Cf. Liv., XXIV, 7, 12.
50. Cf. Liv., XXIV, 8-9, 1-3.

blée se rendit à ses raisons et renonça aux candidats qu'elle semblait vouloir élire.

Ce souci de rendre à l'élection des préteurs et des consuls son caractère fondamentalement militaire trouva son prolongement naturel dans un recours systématique aux prorogations. Les consuls et les préteurs qui avaient commandé contre les Carthaginois sur un front quelconque, étaient ordinairement maintenus pendant plusieurs années dans le même commandement. Les deux frères Scipion restèrent à la tête des troupes romaines d'Espagne pendant près de huit ans, de 218 à 211, et ne furent relevés de leur mandat que par leur mort sur le champ de bataille. Leur fils et neveu, qui allait devenir l'Africain, commanda sans interruption en Espagne de 210 à 206 ; et lorsque l'expédition d'Afrique, qui devait terminer la guerre. eut été décidée, il ne fut jamais question de lui retirer cette mission jusqu'à son complet accomplissement. Sans oublier les longues années de commandement de Marcellus, le vainqueur de Syracuse, on pourrait multiplier les exemples de ce genre. Ce fut d'ailleurs le Sénat qui assura l'unité de ce commandement. Les membres les plus éminents de cette assemblée avaient, pour la plupart une solide expérience militaire ; aussi était-ce en connaissance de cause que le Sénat prenait les décisions en matière de levées de troupes, d'affectation des armées aux divers fronts, de prorogation des généraux, et, en général, édictait les mesures propres à assurer la cohésion d'opérations de guerre techniquement et géographiquement distinctes. Deux ou trois ans à peine après le désastre de Cannes, Rome pouvait ainsi disposer d'une armée dont les capacités techniques et manœuvrières se rapprochaient de celles d'Hannibal — tout en gardant sur lui l'avantage d'une armée civique sur des troupes mercenaires — de généraux capables et stables, enfin et surtout d'un véritable plan de guerre dont l'unité de conception commandait l'exécution de détail.

A mesure que la guerre se prolonge, on voit se manifester le souci d'un entraînement méthodique des combattants, souci qui devait être assez neuf dans l'armée romaine, pour qu'un historien aussi bien informé que Polybe ait cru bon d'en parler avec quelque détail. Il ne s'agissait plus, comme en 217 sous le commandement de Fabius Maximus, de limiter les engagements à de brèves escarmouches pour aguerrir les nouvelles recrues et redonner confiance aux vétérans ; il s'agissait de véritables exercices où l'athlétisme avait autant de part que le maniement des armes. L'exemple qui paraît avoir le plus frappé les contemporains fut donné par le jeune Scipion après la prise de Carthagène, dans la préparation de ses troupes pour les campagnes suivantes. L'entraînement comportait une série d'exercices qui se répartissaient sur cinq jours consécutifs : le premier jour était consacré à des épreuves de course ; le second à l'entretien des armes ; le troisième au repos ; le quatrième à des exercices d'escrime avec armes mouchetées, le cinquième à de nouvelles épreuves de course[51].

51. Cf. Polybe X, 20 et T.L., XXVI, 51.

En même temps, la flotte se livrait, au large, à de véritables manœuvres navales, au sens moderne du mot, avec combats simulés. A considérer des informations de cet ordre, on mesure à quel point Rome sut mettre le temps à profit pour remédier aux faiblesses antérieures de ses techniques et de ses conceptions de la guerre ; il devient moins surprenant, dans ces conditions, qu'elle ait eu finalement l'avantage sur un ennemi auquel elle refusa l'affrontement direct aussi longtemps qu'elle ne se jugea pas en mesure de le faire avec le maximum de chances.

Tout naturellement, les progrès réalisés dans l'organisation du commandement aussi bien que dans la formation technique des combattants permirent de développer à un très haut point la tactique et la stratégie. Les expériences malheureuses des premières années de la guerre avaient appris aux généraux de Rome qu'on ne livre pas bataille n'importe où ni avec n'importe quelles troupes. En plus d'une occasion mémorable, ils donnèrent la preuve qu'ils avaient médité cette leçon. Dès le siège de Capoue, les Romains comprirent qu'il leur fallait accorder plus d'importance à la cavalerie pour rétablir un relatif équilibre avec l'ennemi [52] ; et lors de la bataille du Métaure, les consuls opérèrent contre Hasdrubal de la même façon qu'Hannibal l'avait fait contre leurs prédécesseurs dix ans plus tôt [53] : avant de déclencher le combat, ils s'arrangèrent pour amener l'ennemi sur des positions très défavorables d'où l'armée la plus courageuse ne pouvait se tirer sans dommage. Mais, bien entendu, c'est sur les innovations tactiques du futur Africain que nous sommes le mieux renseignés, grâce à l'historiographe officieux de sa famille que fut Polybe. On lui doit en particulier, semble-t-il, un assouplissement de la tactique manipulaire par la disposition en quinconce qui, en ménageant des intervalles suffisants entre les unités combattantes, leur assurait une beaucoup plus grande mobilité et accroissait leur capacité de manœuvre. Il savait en outre faire preuve d'une véritable imagination créatrice en s'inspirant des conditions du terrain où il était amené à combattre. S'il réussit par exemple à s'emparer de vive force de la place pratiquement imprenable de Carthagène, ce fut pour avoir observé qu'un léger mouvement de reflux dans les lagunes, qui baignaient une partie des remparts de la ville, rendait accessibles, à certaines heures nocturnes, des ouvrages de défense que les assiégés, confiants dans la disposition naturelle des lieux, négligeaient de surveiller [54]. Quelques années plus tard, à la bataille de Bailen, en disposant au centre contrairement à toutes les habitudes, ses troupes les moins entraînées et les moins sûres, pour rejeter aux ailes ses meilleures unités, il opéra aisément le débordement sur les deux flancs d'un ennemi qui était tombé dans le piège [55].

52. Cf. Pol., IX, 3.
53. Cf. Liv., XXVII, 48.
54. Cf. Liv., XXVI, 45, 7-9.
55. Cf. Pol., XI, 20-23.

Stratégiquement, Rome comprit très tôt que, pour abattre Hannibal, il ne suffirait pas de l'affronter victorieusement sur le champ de bataille, mais qu'il fallait le frapper dans ses bases et dans ses alliés. Si Rome a dépensé, dans des sièges difficiles ou des campagnes lointaines, des énergies qui, concentrées sur le seul Hannibal auraient pu lui faire perdre l'avantage sur le terrain, ce fut en fonction d'un plan consciemment élaboré. Dès le début de la guerre, malgré les désastres de la Trébie et de Trasimène, elle ne renonça pas à l'expédition d'Espagne, quelles qu'en soient les difficultés ; elle eut la sagesse de toujours maintenir sur ce front, malgré l'invasion de l'Italie, des troupes et des généraux de valeur, sachant bien que les possessions espagnoles de Carthage représentaient les seuls arrières d'Hannibal. De même lorsqu'après la mort de son fidèle allié, le tyran de Syracuse, Hiéron, la Sicile parut se rapprocher de Carthage, Rome n'hésita pas à intervenir, quoi qu'il pût lui en coûter ; et elle n'attendit pas qu'un traité d'alliance fût conclu entre Carthage et Philippe V de Macédoine pour faire acte de présence aux frontières de ce royaume, coupant court ainsi à bien des projets de Philippe. L'écrasement final d'Hannibal restait le but unique qui assurait la cohésion de cet immense effort militaire sous ses formes les plus diverses, tant au niveau des décisions sénatoriales sur l'affectation des troupes et des généraux qu'au niveau des exécutions locales. La prudence et les calculs du jeune Scipion, se rendant compte à son arrivée en Espagne en 210 qu'il n'était pas de taille à se mesurer d'emblée aux armées puniques du pays et préférant faire porter tous ses efforts sur la prise de Carthagène, pour priver l'ennemi de son port et de ses arsenaux [56], relève de la même intention stratégique que la hardiesse de Claudius Nero en 207, abandonnant son camp face à Hannibal pour rejoindre son collègue et barrer avec lui la route aux renforts qu'amenait Hasdrubal [57]. Pendant tout ce temps, bien sûr, Hannibal parcourait assez librement le sud de l'Italie, mais en pure perte : ne pouvant plus provoquer l'adversaire à des batailles rangées où il aurait retrouvé sans doute sa supériorité initiale, il ne sut pas empêcher la patiente application d'un plan qui, concerté dans l'espace et dans le temps, devait l'obliger à quitter l'Italie sans jamais y avoir été vaincu par les armes.

En même temps que Rome perfectionnait l'instrument militaire qui, au bout de plus de douze ans d'efforts, allait lui permettre de se mesurer à armes égales avec son adversaire, elle savait, à l'inverse d'Hannibal, apporter à la guerre les prolongements politiques qu'elle impliquait. La concentration de toutes les affaires publiques aux mains du Sénat lui assurait là un avantage certain. Tandis qu'Hannibal, tout en faisant la guerre au nom de Carthage, agissait en son nom personnel sans avoir qua-

56. Cf. Pol., X, 7 et T.L. XXVI, 43.
57. Cf. Liv., XXVII, 43.

lité pour engager politiquement sa cité, une même autorité décidait à Rome de l'organisation des fronts aussi bien que des alliances à confirmer ou acquérir. Cette unité de direction du Sénat contribua à donner à la guerre ses véritables dimensions. C'est ainsi qu'en face des tentatives hésitantes et un peu incoordonnées d'Hannibal pour ébranler la confédération italienne groupée autour de Rome, le Sénat se préoccupa très méthodiquement de maintenir les alliés italiens dans la voie de la fidélité, recourant parfois aux mesures les plus opposées dans sa poursuite d'un but unique. Si par exemple, à une date où Rome venait de subir des pertes énormes sur le plan militaire et où Hannibal avait toute liberté d'action en Italie, on décida de consacrer au siège de Capoue des forces qui auraient pu être opposées à l'armée punique, ce ne fut pas seulement pour priver Hannibal d'un concours de grand poids et l'affaiblir sans l'affronter directement; la décision avait une portée bien plus large : il s'agissait de faire un exemple et de montrer aux alliés, dont la fidélité pouvait chanceler, ce qu'il en coûtait de rompre le pacte. Si Rome avait négligé d'attaquer Capoue après sa défection ou s'était lassée devant les difficultés de l'entreprise, elle aurait autorisé bien d'autres revirements. C'est parce qu'elle le savait qu'elle n'a pas hésité à donner à l'affaire sa véritable importance malgré le prix très lourd de l'opération. De même, elle eut soin de couper court aux rapprochements entre Carthage et le monde hellénistique, soit par un effort militaire accru, pour soutenir les ligues hellènes contre Philippe V de Macédoine et créer à ses frontières des difficultés qui gêneraient l'efficacité de son alliance avec Hannibal, soit en nouant des liens amicaux avec le royaume de Pergame. Et si un Scipion n'a pas répugné à solliciter l'amitié d'un chef barbare tel que Massinissa, c'est qu'il préparait politiquement, et de longue date, l'expédition d'Afrique.

Mais pour apprécier l'action politique de Rome dans sa lutte contre Hannibal, il serait insuffisant de s'en tenir au plan immédiat des interventions diplomatiques, aussi judicieuses et efficaces qu'elles aient été. Il faut considérer les innovations religieuses et intellectuelles, dont cette cité fut alors le théâtre, pour apercevoir quelque chose de la profondeur de ses intuitions politiques. La seconde guerre punique a représenté un tournant décisif dans l'hellénisation de Rome; le fait est certain, mais convient-il encore d'en rendre compte. Quand on aura invoqué la puissance d'assimilation du génie romain ou le désir des soldats-citoyens de retrouver à Rome les spectacles qu'ils avaient pu voir sur les théâtres de Tarente et de Syracuse, on n'aura rien expliqué. Car cet effort d'hellénisation coûtait cher. L'organisation des jeux institués pendant la seconde guerre punique représentait, avec les spectacles très divers qu'ils comportaient, des dépenses de pur prestige d'autant plus lourdes que quelque faute rituelle obligeait presque toujours à recommencer les jeux. Pourquoi une cité, dont toutes les énergies étaient absorbées par la guerre et qui, pour payer la solde et l'équipement de ses troupes, devait recourir aux expédients de la dévaluation ou de l'emprunt, a-t-elle accepté ce surcroît de dépense qui ne correspondait même pas à une tradition ? C'est que, pour répliquer aux velléités d'Hannibal de gagner à sa cause tout ou partie du monde grec, Rome s'est délibérément ouverte aux influences helléniques, par une démarche psychologique comparable à celle d'Alexandre adoptant en Perse les mœurs orientales.

La chose est évidente sur le plan religieux [58]. Les actes cultuels, auxquels Rome eut recours en 217 pour conjurer les prodiges annonciateurs de Trasimène et apaiser, après le désastre, l'hostilité des dieux, ne marquent pas d'innovation notable : les aspects les plus archaïques de la religion romaine s'y révèlent par les traces encore sensibles de la vieille triade fonctionnelle [59] et surtout par le vœu d'un *ver sacrum* [60] ; les instruments de consultation de la volonté divine restent les livres sibyllins [61], hérités depuis assez longtemps déjà de l'haruspicine étrusque ; quant aux rites grecs, tels que la célébration d'un lectisterne, il y avait près de deux siècles qu'ils étaient pratiqués à Rome. A l'arrivée d'Hannibal en Italie, les conceptions religieuses de Rome sont aussi traditionnelles que ses conceptions militaires et, serait-on tenté de dire, aussi inopérantes. Il n'en va plus de même avec l'institution des *ludi apollinares* — d'abord occasionnels, puis très vite annuels — ou avec l'introduction du culte de Cibèle accompagné de ses rites et de son clergé. Le doute n'est pas possible : ces innovations religieuses vont de pair avec les innovations militaires et répondent au même dessein. L'éclatant développement donné au culte d'Apollon se lie au soutien des ligues hellènes contre la Macédoine ; et la solennelle installation à Rome de la Grande Mère est inséparable de l'alliance avec le royaume de Pergame. Mais ce serait une erreur de ne voir là que des gages donnés par Rome à des alliés utiles. En adoptant les rites ou les dieux de la Grèce et de l'Orient hellénistique, Rome s'affirmait comme ferment d'unité du monde méditerranéen. Elle signifiait publiquement, et au niveau d'expression le plus élevé pour l'époque, qu'elle n'entendait pas imposer à d'autres par la violence sa propre vision de l'homme et de l'univers, mais qu'en faisant siennes des cultures étrangères, elle transformait sa propre lutte pour survivre en un combat de l'hellénisme tout entier dont elle devenait l'instrument de synthèse et de diffusion.

Bien que la relation de cause à effet soit moins immédiatement perceptible, c'est pourtant au même ordre de préoccupations qu'il faut attribuer la constitution d'une littérature latine d'inspiration grecque dans la seconde moitié du 3e siècle et tout particulièrement à l'époque de la seconde guerre punique. Si les Romains ont cru bon de faire traduire dans leur langue les poèmes homériques ou de faire adapter sur leur théâtre les

58. Cf. G. DUMÉZIL, *Religion romaine arch.*, p. 443 sq.
59. Cf. LIV., XXII, 10, 9-10.
60. Cf. LIV., XXII, 10.
61. Cf. LIV., XXII, 1, 16 et 9, 8.

comédies de Ménandre et les tragédies d'Euripide, ce ne fut pas par une sorte d'impuissance congénitale à la création littéraire. Dès 280, les discours du vieil Appius Claudius avaient un retentissement suffisant pour que la postérité en garde le souvenir [62]; et avant que Livius Andronicus fasse figure d'écrivain latin, Rome avait constitué sa propre tradition annalistique avec des éléments entièrement originaux et selon des modes propres qui ne devaient à la Grèce que des détails de mise en œuvre [63]. Si la Rome du 3e siècle a préféré au développement d'une littérature autochtone, dont les éléments étaient tout prêts à s'organiser, une littérature d'inspiration grecque, ce fut par un effet de la même volonté de s'intégrer intimement au monde hellénique qui lui en faisait accueillir les cultes. Traduire Homère ou Ménandre en les adoptant officiellement comme ses maîtres en création littéraire, c'était, de la part de Rome, proclamer son dessein d'abolir les frontières culturelles, — qui pouvaient la distinguer des peuples de civilisation hellénistique, — et de transformer des alliances militaires de circonstance en un principe de fusion harmonieuse d'un ensemble encore disparate. Si la Carthage d'Hannibal avait su faire place à Apollon dans son panthéon ou proposer à ses citoyens quelque version punique des grandes œuvres du théâtre grec, elle eût pu prétendre à supplanter Rome dans ses visées impériales et changer pour longtemps la face du monde méditerranéen. La supériorité de Rome sur son adversaire fut de comprendre que la guerre ne se fait pas seulement avec de l'argent, des soldats et des armes.

Au terme de cette profonde mutation psychologique que déclenchèrent les désastres des années 218-216, Rome se trouva en mesure de reprendre ouvertement le jeu de son adversaire et de lui proposer, à Zama, la bataille rangée qu'il avait attendue pendant tant d'années. Elle pouvait désormais courir avec confiance le risque de cet affrontement qui, pour Hannibal, venait peut-être trop tard [64]. Mais les conséquences de cette mutation furent bien plus amples que la victoire sur Carthage. En découvrant à Rome le danger de ses conceptions archaïques de la guerre, Hannibal ne lui a pas seulement donné l'occasion de dicter à sa propre cité les conditions de paix qu'il se flattait sans doute d'imposer à ses ennemis ; il lui a permis de se préparer à la grande expansion du 2e siècle. Au sortir de la seconde guerre punique, Rome disposait de l'instrument militaire nécessaire à la conquête du bassin méditerranéen. Car elle avait compris, sous la contrainte de la menace punique, les avantages d'une combinaison subtile entre les techniques de la guerre hellénistique et l'usage d'une armée civique dont le commandement restait indissociable du gouvernement

62. Cf. Cicéron, *Brutus*, 55.
63. Cf. G. Dumézil, « La bataille de Sentinum, remarques sur la fabrication de l'histoire romaine », *A.E.S.C.*, VII, 1952, p. 145-154, et *Tarpeia*, p. 282.
64. Cf. Liv., XXX, 30, 16 sq.

même de la cité. Les guerres de Syrie ou de Macédoine auraient été inconcevables, si les généraux de Rome n'avaient appris — sous la pression d'Hannibal, quelles conditions il fallait remplir pour triompher de ce nouveau type d'ennemis. En 201, Rome n'avait pas réussi seulement à éliminer Carthage de la plus grande partie du bassin méditerranéen ; elle avait acquis aussi une expérience toute nouvelle de l'art militaire qu'elle se garda bien d'oublier dans l'euphorie de la victoire. Les progrès techniques réalisés, à tous les niveaux, par les combattants fournirent désormais les règles ordinaires de la guerre et l'effort entrepris sous la pression des circonstances se maintint, pratiquement sans relâche, tout au long du 2e siècle ; mais au lieu de trouver sa source dans un sursaut désespéré pour ne pas succomber, il s'enracinait maintenant dans un dynamisme conquérant dont, sans l'avoir voulu, Hannibal avait stimulé à Rome les ambitions.

Aussi bien fut-ce sur le plan psychologique que la mutation fut la plus décisive. C'est la moindre conséquence de l'invasion d'Hannibal d'avoir donné à Rome occasion de forger l'instrument militaire de ses conquêtes ultérieures ; la conséquence essentielle fut que le choc de la seconde guerre punique acheva à Rome une évolution sourdement amorcée depuis un siècle ou deux et lui fit prendre conscience de sa véritable originalité. Cette cité fondamentalement militaire, où les aptitudes sociales au combat présidaient au classement des citoyens, n'était pas arrivée jusqu'alors à fondre complètement l'activité guerrière dans l'ensemble des activités civiques : le domaine de Mars, non seulement par le lieu des batailles, mais aussi par son temple et le Champ où s'assemblait l'armée, était scrupuleusement séparé de l'espace urbain circonscrit par le *pomœrium* et la guerre restait une activité en quelque sorte extérieure à la cité, activité qui n'intéressait qu'une toute petite fraction de la société pour un temps très limité. Pourtant, depuis le début du 3e siècle au moins, Rome sentait confusément que la guerre ne pouvait constituer une activité autonome, mais qu'elle contribuait en quelque façon au développement de la cité tout entière. En rendant manifeste le hiatus entre une représentation encore archaïque de la guerre et son véritable rôle au sein de la cité, les victoires d'Hannibal précipitèrent cette prise de conscience. En quelques années, la guerre cessa de trouver sa fin en elle-même pour devenir l'affaire de la cité entière et le demeurer même après la défaite de Carthage. Certes, le temple et le Champ de Mars restèrent hors des murs ; mais la guerre fut désormais, politiquement, économiquement et culturellement, la raison d'être essentielle de Rome, non plus seulement dans la structure de sa société, mais dans l'idée qu'elle se faisait de ses relations avec le reste du monde. Ce n'est pas ici le lieu d'analyser les effets complexes de cette transformation : appauvrissement des 2e et 3e classes du cens par la longueur et l'éloignement des campagnes de l'infanterie légionnaire ; ambitions politiques croissantes des généraux aboutissant aux guerres civiles, etc. Bornons-nous à noter que, sans Hannibal, la légende du testament spirituel de Romulus divinisé rappelant à ses « Romains » qu'ils trouveraient dans les armes et les techniques de la guerre la justification de leur place dans l'univers, n'aurait peut-être pas eu lieu de se former et de s'imposer [65]. Ce n'est sans doute pas un hasard si certaines structures augurales se développèrent précisément à l'occasion de la seconde guerre punique : en concédant à Carthage le présage de la tête de bœuf et de la tête de cheval, mais en réservant à Rome celui de la tête d'homme [66], les augures romains tiraient à leur façon les conclusions de la mutation psychologique opérée grâce à la résistance acharnée de leur peuple à Hannibal. Projetée sur les présages de fondation de la colonie tyrienne et du temple de Jupiter Capitolin, la vieille hiérarchie des victimes sacrificielles [67], empruntée à la plus haute antiquité indo-européenne, offrait à Rome un modèle pour se repenser et repenser le monde. Mais il ne suffit pas de dire que cette habile structure reconnaissait exclusivement à Rome la souveraineté, symbolisée par la tête humaine, et rendait indirectement hommage à la valeur de son ennemi vaincu en attribuant à Carthage le symbole guerrier de la tête de cheval ; elle va bien plus loin. Les vertus guerrières qu'elle accorde à Carthage sont placées sous le signe de l'idéologie fonctionnelle tripartie, c'est-à-dire en rapport avec la guerre conçue comme une activité autonome. Pour Rome, la guerre ne se distingue plus désormais de l'exercice de la souveraineté ni d'ailleurs de la prospérité et du bien-être. Remaniant de fond en comble la matière mythique qui lui avait permis, au cours du 3e siècle, de se fabriquer une histoire, la Rome issue de la seconde guerre punique, à qui l'invention d'une tête d'homme aux fondations du temple de Jupiter Capitolin garantit la souveraineté, peut se penser comme fondée par le fils de Mars destiné à devenir Quirinus. La guerre a cessé d'être une « fonction » pour devenir le ressort même du développement et des transformations de la cité.

65. Cf. Liv., I, 16, 7.

66. Cf. L. Gerschel, « Structures augurales et tripartition fonctionnelle dans la pensée de l'ancienne Rome », *Journ. de psych.*, 1952, p. 47-77.

67. Cf. G. Dumézil, *Tarpeia*, p. 129.

JACQUES HARMAND

LE PROLÉTARIAT DANS LA LÉGION DE MARIUS A LA VEILLE DU SECOND *BELLUM CIVILE*

Dans les légions de l'ancienne et de la moyenne république, le service avait été fondé sur le devoir civique, plus exactement sur un devoir que justifiait un ensemble de privilèges, caractéristiques de la condition du citoyen. Il est intéressant, pour l'histoire de l'Occident, de constater que, de ce point de vue, il y a identité entre le *miles* légionnaire de la Rome des 5e-2e siècles avant notre ère et le *miles* chevaleresque du Moyen Age classique ; l'un et l'autre sont des combattants chez qui la fonction armée est payée par la supériorité sociale [1]. Cette dernière, toutefois, avec l'aristocratie médiévale, n'est pas en principe, liée à une prééminence économique [2]. Au contraire, durant la période qui vient d'être définie, Rome, considérant la propriété comme une base essentielle de la *uirtus* [3], fait en outre intervenir la possession des biens matériels parmi les critères du choix du combattant. Si, à date ancienne, *rorarii* et *accensi uelati* [4] sont néanmoins des pauvres [5], la description de l'armement légionnaire du 2e siècle faite par Polybe [6] est parlante : à cette époque les légions sont un agrégat de nobles, de bourgeois et de paysans aisés.

La réforme marienne du recrutement, en 107, en fera pour l'essentiel

1. Cf. les propos de M. Bloch sur le *miles* médiéval dans *La société féodale. La formation des liens de dépendance*, Paris, 1939, p. 249.

2. Cf. Id., *La société féodale. Les classes et le gouvernement des hommes*, Paris, 1940, p. 78-79.

3. Cf. par ex. Plutarque, *Marius*, IX, 1 ; J. Harmand, *L'armée et le soldat à Rome de* 107 *à* 50 *avant notre ère*, Paris, 1967 (cité *infra* Harmand, *AS*), p. 11. Les aspects proprement sociologiques de ce livre sont condensés et, à certains égards, précisés par le présent travail, qui ne reproduit toutefois que l'essentiel de l'appareil des sources et des références aux modernes. L'esprit de ces deux publications est celui de l'enseignement qui fut donné à l'École Pratique des Hautes Études par A. Aymard. On songera avant tout aux conférences de 1962-1963 sur la condition matérielle du soldat dans le monde hellénistique ; cf. l'*Annuaire de l'École Pratique des Hautes Études. Section des Sciences économiques et sociales*, 1963-1964, p. 112-113.

4. Harmand, *AS*, p. 77, n. 151.

5. Sur les *uolones* des lendemains de Cannes, cf. ID., *ibid.*, p. 258 et n. 97.

6. Polybe, VI, 23 ; Cf. Harmand, *AS*, p. 59.

des corps de prolétaires. Le caractère abrupt de cette mutation sociale a été contesté [7]. Il est pourtant assuré, en fonction du retournement total de la fortune militaire de Rome, à la fin de la guerre cimbro-teutonique ; il y a eu alors relève du rationnaire « bourgeois » — qu'avait usé, matériellement et moralement, le siècle des guerres de conquête extra-italiennes — par un personnel nouveau, plus fruste et plus combatif [8] ; les Eaux Sextiennes et Vercellae ont ici valeur de preuve historique, par l'ordalie de la bataille [9]. Du reste, Salluste (*Iug.*, LXXXVI) jette sur la mise en train de la réforme un éclairage exceptionnellement satisfaisant, alors qu'il s'agit de mesures administratives de la Rome républicaine [10].

Ainsi se trouva créée une société militaire fort nouvelle, dans le cadre du monde antique. Celui-ci n'avait connu que des armées soit d'aristocrates ou de citoyens, soit de mercenaires. Or la légion prolétarienne postmarienne n'est plus l'armée du devoir civique, mais, si elle est bien *en majorité fondée sur le volontariat* [11], elle n'est pas pour cela faite de mercenaires, car elle continue à se recruter exclusivement parmi les citoyens romains, en théorie membres du peuple-roi et maîtres du monde [12].

Pour tout ce qui va suivre, il est indispensable de rappeler que l'on étudie dans ces pages un milieu social qui ne nous a laissé pratiquement aucun témoignage personnel, en un temps où même l'épigraphie militaire est d'une extrême pauvreté [13]. On se trouve confronté à un fragment de ce que L. White Jr. a défini comme *subhistory* [14].

7. Références dans Id, *ibid.*, p. 11 et n. 5.

8. Cf. Id, *ibid.*, p. 13-14.

9. Je reprends, en un sens quelque peu différent, l'expression d'A. J. Toynbee, *Hannibal's Legacy*, London, New York, Toronto, 1965, I, p. 125.

10. Cf. l'analyse de ce chapitre sallustéen dans Harmand, *AS*, p. 15-16.

11. On doit se défier d'une situation documentaire paradoxale. Si l'ensemble des témoignages sociaux et économiques implique, pour la période 107-50, le primat du volontariat, lorsque les sources précisent le procédé de levée c'est, le plus souvent, à des faits exceptionnels de conscription qu'elles se réfèrent ; cf. Harmand, *AS*, p. 245-246, 247 où, sur cette question, je me trouve en accord avec l'ouvrage classique de W. Rüstow, *Heerwesen und Kriegführung C. Julius Cäsars*, 2e éd., Nordhausen, 1862, p. 2, comme avec l'étude récente de R. E. Smith, *Service in the post-marian Roman army*, publ. of the Faculty of Arts of the Univ. of Manchester, nº 9, nouv. éd., 1961, p. 46.

12. Cf. Harmand, *AS*, p. 416-417. L'interprétation opposée de Mommsen est un des rares points criticables de ses pages de synthèse sur les *exercitus* non césariens de la république tardive ; cf. *Histoire romaine*, trad. C. A. Alexandre, VIII, Paris, 1872, p. 92-94. Aux auteurs, ayant refusé la définition mercenaire de la légion postmarienne, recensés dans Harmand, *AS*, p. 416, n. 66, il convient de joindre J. F. Rolland dans *Histoire universelle des armées*, Paris, 1965, I, p. 112.

13. Cf. Harmand, *AS*, p. 6.

14. L. White Jr., *Medieval technology and social change*, Oxford, 1962, p. VII.

Le *tiro* — Il s'agit donc d'unités formées de pauvres. A cause de cela, toute leur existence sera conditionnée, pendant près d'un demi-siècle, par le fait que la solde reçue de la république sénatoriale est misérable. Elle se monte à 5 *asses* quotidiens, lorsque nous voyons chez Cicéron (*Pro Roscio com.*, X, 28) que le gain maximum du travailleur manuel, dans Rome, est en ce temps de 12 *asses* par jour [15]. La rémunération légionnaire se situe ainsi au plus bas niveau de l'échelle des salaires, ce qui rend certain le fait que, le volontariat jouant, seuls des individus tout à fait dépourvus pouvaient être intéressés par le service armé de l'État [16].

La plèbe de l'*Urbs* paraît avoir été, le plus souvent, à la fois réfractaire aux levées et peu appréciée des recruteurs, en raison de la baisse de son tonus militaire, de son attachement à la vie civile, de son engagement dans les grandes clientèles nobiliaires [17]. La masse des *tirones* est venue des campagnes, ce dont témoignent en particulier une *contio* du tribun Macer, de 73, dont la teneur a été conservée par un fragment des *Historiae* de Salluste [18], les expressions de Cicéron (dans *Pro Archia poeta*, X, 24), celles d'Horace (*Epist.*, II, 2, 39) dont la relative proximité des faits rend encore le propos très précieux ; ces divers textes considèrent comme des synonymes, pour l'époque post-marienne, *agrestis* ou *rusticus* et *miles* [19].

Enfin ce recrutement de pauvres et de rustres [20] a eu une troisième caractéristique générale. A partir de la fin de la guerre sociale, en 89, il a été très largement nourri par des milieux de romanité récente auxquels le droit de cité n'était échu qu'en fonction de la contrainte exercée par les événements sur le monde politique romain [21].

Le *miles* — Le résultat fatal de la combinaison entre paupérisation des légions et bas niveau des soldes fut la constitution d'*exercitus* de pillards. Cet état de fait devait entraîner une dégradation permanente

15. Cf. Harmand, *AS*, p. 263-264.

16. Id, *ibid.*, p. 265 et n. 150, 409-410.

17. Les cas les plus importants ou les mieux connus de *dilectus* effectués dans Rome sont examinés dans Id, *ibid.*, p. 251-252, 254. Sur la position de la plèbe urbaine face au service militaire, à l'époque marienne et post-marienne, cf. aussi p. 17, 256, 265, 490 et n. 25.

18. Salluste, *Hist.*, Maurenbrecher, III, 48, 27 ; éd. Ernout des *Opera*, Les Belles-Lettres, 1964, p. 298, par. 27.

19. Cf. Harmand, *AS*, p. 253, 255, n. 78. Il y a identité de mes vues et de celles de P. A. Brunt, « The Army and the land in the Roman revolution », *JRS*, LII, 1962, p. 69-86.

J'ai souligné le fait qu'il existe peut-être aussi une preuve alimentaire du caractère rural du recrutement contemporain ; cf. Harmand, *AS*, p. 188.

20. Sur les nuances à apporter à cette définition — en dehors des apports de l'*Urbs* envisagés *supra* — nuances nécessaires au point de vue méthodologique mais sans doute de faible portée à l'époque, cf. Harmand, *AS*, p. 256.

21. Id, *ibid.*, p. 246-247, 286, 427.

de la discipline [22]. Mais il a été alors évident, aux yeux des chefs eux-mêmes, que dans un tel contexte économique, rapine et pillage, bien qu'ils grevassent aussi ou plus durement le civil provincial [23] que l'ennemi, étaient seuls susceptibles d'attirer et de retenir le soldat sous les enseignes [24]. Il est tout aussi évident que les intérêts militaires de Rome ont pâti de cette fureur de la *praeda* ; l'éventail des épisodes va de la *burla* des chercheurs de trésor, dans l'armée africaine de Pompée, légat de Sulla, en 81 [25], jusqu'au mécompte de portée historique que constitua, en 72, la capture manquée de Mithridate à Cabira, où le Pontique ne dut son salut qu'à la rapacité de ses poursuivants [26].

En dehors de cet aspect fondamental de sa mentalité, le prolétariat militaire présente des traits collectifs saillants : fort esprit de corps qui rend une armée indifférente au sort de l'armée voisine, mais qui, à l'intérieur d'un même *exercitus*, lie les vivants aux morts par-delà la tombe [27] ; esprit de moindre effort, extrêmement caractéristique, en fonction duquel le combattant, dépourvu d'objectif si ce n'est le gain, met en balance avec exactitude risque et profit et stoppe son effort lorsqu'un certain équilibre lui paraît atteint [28] ; goût pour la camaraderie des officiers, camaraderie en l'absence de laquelle un homme des cadres manque de prise sur le rang [29] ; humour italique, reconnaissable sporadiquement d'un bout à l'autre de la période [30]. Tout cela se conjugue pour donner déjà le sentiment d'observer des groupes clos par rapport les uns aux autres, et clos par rapport à la société civile.

A l'égard de son général l'attitude du légionnaire prolétarien est également aisée à définir. De la paupérisation et de l'état des soldes dérive une attente permanente de la gratification [31], qui conditionne notamment

22. Id, *ibid.*, p. 283-286.

23. Ou éventuellement l'Italie ; cf. Cicéron, *Pro lege Manilia*, XIII, 37-38 ; Harmand, *AS*, p. 133.

24. Id, *ibid.*, p. 409-410.

25. Plutarque, *Pompée*, XI, 3-4 ; cf. Harmand, *AS*, p. 278.

26. Cf. Cicéron, *op. cit.*, IX, 22 ; Plutarque, *Lucullus*, XVII, 5-7 ; Harmand, *AS*, p. 285.

27. Harmand, *AS*, p. 418-419. Nous sommes particulièrement bien informés à cet égard pour l'armée orientale de Lucullus, entre 74 et 67, et ce surtout par la *Vie* plutarquienne de cet *imperator* dans VIII, 3 ; XXXIV, 4 ; XXXV, 1 ; et aussi du même auteur, *Pompée*, XXXIX, 1.

28. Harmand, *AS*, p. 420-422. L'étude de l'armée lucullienne est de nouveau d'un intérêt spécial. On retrouve le témoignage d'Horace (*Epist.*, II, 2, 26-40) qui donne leur pleine valeur à des textes de Plutarque, *Lucullus*, XXX, 4 ; XXXI, 1 ; XXXIV, 5 ; XXXV, 4-5 ; Appien, *Mithr.*, XIII, 90 ; Dion Cassius, XXXVI, 15, 3 ; 16, 3, confrontés dans Harmand, *AS*, *loc. cit.*

29. Id, *ibid.*, p. 422.

30. Id, *ibid.*, p. 422-423.

31. Id, *ibid.*, p. 442.

des salutations d'*imperatores* de plus en plus dénuées de signification, hormis le prétexte à largesses [32]. Cette mendicité militaire ne semble pas avoir empêché une sorte d'espionnage des actions du commandement [33] et, surtout, n'a mis aucun obstacle à une versatilité dont des exemples typiques ont été donnés, en 86-85, par les hommes du corps expéditionnaire marianiste, envoyé en Orient à la fois contre Sulla et Mithridate [34]. Pourtant le plus clair de l'intégration du *miles* dans la société romaine s'opère alors par le canal des clientèles de généraux [35], mais de telle sorte que l'on est tenté de parler d'un esprit de domesticité, tantôt servile et tantôt menaçant.

S'il s'agit des réactions aux problèmes sociaux, ce qui frappe dans ces légions de pauvres, mal rémunérés et, on le verra, fort peu prisés des classes dirigeantes, c'est leur apathie. J'ai vainement cherché dans les sources l'expression d'une réaction de ce monde des soldats qui soit conforme sans conteste, à son essence prolétarienne. Tout au plus peut-on faire état d'un détail conservé par Appien [36] ; en 72, de nombreux déserteurs des armées consulaires qui venaient d'être levées contre Spartacus seraient allés offrir leurs services au Thrace ; mais, étant donné le caractère récent du *dilectus* on est plutôt tenté d'envisager des réactions du prolétariat civil que des attitudes *stricto sensu* militaires [37]. On tiendra compte de la situation de *subhistory* définie plus haut à la suite de L. White Jr., et des obstacles que cette position documentaire défavorable est de nature à susciter à l'enquête. Néanmoins, je crois que l'on peut reconnaître ici le résultat normal de ce repliement sur eux-mêmes *des* groupements militaires, que l'exposé des réactions internes de la troupe avait fait percevoir ; un tel morcellement psychique ne pouvait conduire à une prise de conscience sociale de quelque ampleur. De plus, les sentiments de frustration du pauvre en armes paraissent avoir trouvé un large exutoire dans la reprise individuelle exercée sur les provinces ou en territoire ennemi [38].

La faiblesse du sentiment national n'est pas moins caractéristique et est plus explicable encore. J'ai souligné, à propos des *tirones*, l'influence des suites du *bellum sociale* sur le recrutement légionnaire. La romanité officielle d'un très grand nombre de soldats ne pouvait suffire pour que,

32. Étude chronologique dans Id, *ibid.*, p. 444-445.
33. Id, *ibid.*, p. 442.
34. Id, *ibid.*, p. 280, 443, 448.
35. Id, *ibid.*, p. 445-447, 449.
36. Appien, *Guerres civ.*, I, XIV, 117.
37. Cf. Harmand, *AS*, p. 448. J'ai donné, *ibid.*, p. 447, n. 53, un recensement d'opinions concluant soit à la politisation soit à la non-politisation de l'armée post-marienne. A l'évidence, les tenants du premier point de vue sont hors d'état de l'étayer par des faits précis.
38. Autre essai d'explication par le détachement du milieu d'origine dans Id, *ibid.*, p. 448.

dans leurs esprits, Rome, deux ou trois décennies encore après la chute de Corfinium-Italica, fût à même de prendre la relève de cette dernière [39]; d'où la fréquence et la diversité de formes des désertions, depuis les passages dans les armées d'un Mithridate jusqu'à l'égyptianisation du corps d'occupation laissé à Alexandrie par Gabinius, après l'expédition de 55 [40].

Presque tous les traits du portrait collectif qui vient d'être dessiné sont portés à leur paroxisme par le roman à la fois noir et picaresque que fut l'existence des deux légions dites fimbriennes. Issues de ce corps expéditionnaire marianiste de 86, dont j'ai noté *supra* l'aptitude à se rallier à toutes les factions, elles devaient jouer un rôle historique peut-être déterminant en brisant par leur mutinerie de 68-67 les projets orientaux de Lucullus. Aucun autre élément de l'armée romaine de l'époque n'a été sans doute aussi loin qu'elles dans la voie du soldat d'aventure, à l'intérieur au moins du cadre romain [41]. Il se pourrait que le reste des unités luculliennes ait reconnu dans ces semi-brigands comme une strate supérieure de leur *exercitus* [42].

Les centurions post-mariens, du fait de leurs origines, rentrent dans la définition prolétarienne de ce travail [43]. Sans doute tranchent-ils quelque peu sur le rang par un niveau de vie que caractérise l'attribution d'un valet individuel [44], et des conditions de solde que l'on ne peut chiffrer, mais qui furent certainement supérieures à celles du simple rationnaire, si l'on songe à ces ventes des postes du centurionat dont Cicéron s'est fait l'écho [45]. Mais leur rôle dans la légion a souvent été fort exagéré par les modernes [46]. Jusque dans la décennie 60 encore, sont-ils, en quelque *exercitus* que ce soit, autre chose qu'une catégorie de soldats un peu plus estimée que le *miles gregarius* [47] ?

Les attitudes, proprement corporative ou bien sociale et politique, qui viennent d'être recensées tendraient à faire assimiler le prolétariat militaire de la république tardive à un mercenariat, si l'on n'avait vu antérieurement quels obstacles la persistance du caractère civique du recrutement met à un tel classement.

39. Cf. Id, *ibid.*, p. 286, 418. Je rejoins R. E. Smith, *Service in the post-marian Roman Army*, p. 69, n. 2.

40. Cf. Harmand, *AS*, p. 286, 428, 430, 484.

41. On se reportera avant tout à la peinture qui est faite des fimbriens par Plutarque, *Lucullus*, VII, 1-2 ; cf. Harmand, *AS*, p. 38, n. 94, 259, 280, 282, 419, 447, n. 51, 484.

42. Id, *ibid.*, p. 419.

43. Cf. Id, *ibid.*, p. 327-328.

44. Cf. Cicéron, *ad Att.*, V, 21, 4 ; Harmand, *AS*, p. 329.

45. Cicéron, *Pro lege Manilia*, XIII, 37 ; Id, *In Pis.*, XXXVI, 88 ; cf. Harmand, *AS*, p. 329, 330-331, 335, 336, n. 103.

46. Mise au point dans Harmand, *AS*, p. 336-337.

47. Cf. *ibid.*, p. 406.

La constatation des effets de la passion pour le butin ou celle de l'esprit de moindre effort du troupier n'annonçaient point des unités de qualité exceptionnelle. Il faut, pour conclure ces pages sur le *miles* des temps post-mariens, admettre qu'en effet les forces légionnaires de Rome, durant cette période, ont été généralement d'efficacité médiocre, bien que supérieures à celles des dernières décennies de la moyenne république [48].

Après la *dimissio* — De quels moyens d'existence le soldat prolétaire a-t-il disposé normalement, après sa sortie du service [49] ? Il est très peu vraisemblable qu'une épargne à partir d'une solde dérisoire soit envisageable. Elle l'est d'autant moins si l'on songe au système de fournitures onéreuses des vivres, armes et vêtements pratiqué par la république sénatoriale, *système fort surprenant pour l'historien des armées soldées* [50]. Seul pouvait intervenir le pécule constitué avec le butin — ce qui ramène au caractère indispensable de ce dernier — et les apports d'espèces provoqués, de temps à autre, par les *donatiua* des généraux [51]. Mais, avec le genre de vie militaire, rien n'était plus exposé au gaspillage qu'une réserve monétaire. On doit s'attendre à ce qu'un important pourcentage de libérés se soit en pratique retrouvé les mains vides ou peu s'en faut. Il ne restait alors d'espérance que dans les donations de terres ; or elles ont été l'exception, non la règle. Jusqu'en 50, on n'aperçoit que très peu de grands leaders tels que Marius ou Sulla, qui soient à même d'imposer leur volonté au Sénat, en ce domaine ; Pompée, de retour d'Orient, n'y parviendra qu'après de déshonorantes péripéties, et grâce à l'aide de César consul. Pas plus que P. A. Brunt, je ne puis accepter les vues de R. E. Smith sur un caractère de généralité de la pratique, qui aurait concerné tous les chefs et toutes les troupes [52]. Quant à une aide éventuelle du général à l'ascension sociale, non pas du *miles*, mais même du *centurio*, par exemple par obtention du cens équestre, on verra bientôt combien peu l'atmosphère de classe devait s'y prêter, quelle que puisse être la marge entre les réalités et les témoignages conservés [53].

La documentation sur le sort du soldat prolétaire retraité n'est pas abondante. Nous disposons au moins de l'ensemble de textes, contem-

48. J'ai donné dans *ibid.*, p. 432-436, une étude successivement analytique et synthétique du rythme des guerres et de la valeur des troupes dans l'histoire militaire de Rome, de 100 à 50, le milieu césarien mis à part. Cette étude rend compte par le détail du jugement porté *supra* ; l'ordalie de la bataille se complète cette fois par celle de la campagne.

49. Pour le problème, obscur, de la durée de celui-ci, cf. Id, *ibid.*, p. 258-260.

50. Id, *ibid.*, p. 179-180, 264, 409.

51. Id, *ibid.*, p. 467-469.

52. Id, *ibid.*, p. 470-476 ; cf. P. A. Brunt, *op. cit.*, p. 79 ; R. E. Smith, *op. cit.*, p. 37, 53.

53. Harmand, *AS*, p. 477-478.

porains ou non, de Cicéron à Dion Cassius[54], relatifs à la situation des vétérans de Sulla, au temps de la conjuration catilinienne. Leur position économique, même pour les centurions, tournait alors au drame, si bien pourvus qu'ils aient été à l'origine[55]. En fait, la majorité des hommes devait retourner au salariat de la terre, qu'ils avaient quitté pour prendre les armes, et le retrouver avec une compréhensible aigreur, ou bien gagner Rome et s'y perdre dans une plèbe devenue le fardeau de l'État. On doutera qu'il y ait eu là, en l'un ou l'autre cas, des éléments de stabilité et de santé pour la chose publique. Considéré dans le cadre du service ou non, le recrutement prolétarien ramène à la notion du désordre.

Les classes dirigeantes face au prolétariat militaire — On en arrive à la question des responsabilités. On distinguera entre les généraux de type classique, le monde politique sous son aspect civil, le cas particulier de Sulla.

L'attitude moyenne des généraux, à l'égard du soldat prolétarien, a été le pendant assez exact de celle de ce même soldat envers les commandants en chef, telle qu'elle a été analysée *supra*. Si le général veut obtenir de son monde un rendement acceptable et un minimum de fidélité, il doit veiller à l'enrichir — c'est le point essentiel — le ménager autant que possible et se préoccuper de son bien-être, se montrer coulant sur la discipline, enfin tenter d'en imposer par ses actions personnelles ; tout cela ne saurait le dispenser de posséder des informations précises sur l'esprit aisément versatile du rationnaire[56]. Lucullus s'est perdu parce qu'il ne s'est pas plié à ces exigences de son temps, sans trouver en compensation la parade aux conditions sociales et économiques dont elles dérivaient[57].

Ces obligations, qui, en fait, mettaient les capitaines sous la dépendance de leurs hommes, n'ont été pour les premiers ni plaisantes ni honorables. Du moins découlaient-elles de contacts et de constatations donc d'un sens du réel. Au contraire, la société civile et la masse du monde politique

54. Cf. Cicéron, *In Cat.*, II, III, 5 ; IX, 20 ; Salluste, *Cat.*, XXVIII, 4 ; LIX, 3 ; Plutarque, *Cicéron*, XIV, 1-2 ; Appien, *Guerres civ.*, II, 1, 2 ; Dion Cassius, XXXVII, 30, 4-5.

55. Harmand, *AS*, p. 475-476.

56. Id, *ibid.*, p. 451-452. Il est frappant, et surprenant, que ce rang dont les caractéristiques sociales font tant penser à celles du rang de l'armée britannique à la fin du 18e et au début du 19e siècle soit traité avec une mollesse disciplinaire qui s'oppose du tout au tout à la férocité des procédés anglais en la matière. Sur la conception des châtiments militaires durant la république tardive cf. Id, *ibid.*, p. 288-289 ; sur la méthode britannique, Commandant H. Lachouque, *Le secret de Waterloo*, Paris, 1952, p. 23 ; Général E. Wanty, *La pensée militaire des origines à* 1914, Bruxelles et Paris, 1962, p. 385.

57. Cf. Harmand, *AS*, p. 280-283, 489.

se sont caractérisées par une pure et simple incompréhension des problèmes du prolétariat militaire. Il faut sans nul doute tenir compte de la démilitarisation morale des classes supérieures de Rome, à cette époque, démilitarisation dont Cicéron est un bon témoin [58]. Puis des sentiments de classe ou ethniques intervinrent : légionnaires et centurions étaient surtout des pauvres, surtout des Italiens. Du premier point de vue on songera à la ségrégation méprisante qu'attestent telles expressions de Cicéron ou de Cælius visant des sous-officiers [59] ; du second la haine nourrie pour l'Italien par Caton le Jeune, oracle des conservateurs, est instructive [60]. Il n'est pas exclu que, plus ou moins consciemment, les légions prolétariennes aient été assimilées par les dirigeants et l'opinion des *boni* à ce que le 19e siècle français regardera, selon l'expression de L. Chevalier, comme les « classes dangereuses » [61] ; les propos de Cicéron dans le *Pro lege Manilia* (XIII, 37-38), ne seraient pas loin d'appuyer une telle restitution. Sous réserve d'éventuelles découvertes épigraphiques, on doit admettre que tout se passe comme si jamais la politique marienne de l'enrôlement des prolétaires n'avait reçu de consécration légale, comme si l'on avait préféré vivre, pendant un demi-siècle, dans une situation d'équivoque, fût-elle tenue pour périlleuse [62] ; ce pourrait être là la raison de l'aberrante politique des soldes [63]. On doit sans doute, pour expliquer ce refus ou cette incapacité du peuple du droit à légiférer sur l'essentiel, revenir à la remarque faite au début de la présente étude sur le caractère anormal de l'armée prolétarienne romaine, dans le monde antique. Mommsen a rendu compte de cet aspect de la question en soulignant l'équivalence, pour les anciens, du soldat-citoyen et de la république, du soldat de métier et de la monarchie [64]. Il est permis de dire que cette impuissance à affronter les faits est l'un des aspects du pourrissement de la conscience publique et de la pensée politique de Rome [65] par les

58. Confrontation de données cicéroniennes et d'autres, conservées par des sources d'époque impériale, dans Id, *ibid.*, p. 392 ; cf. aussi p. 489-490 ce qui est dit de la hantise du séjour de Rome.

59. Cf. Cicéron, *ad Att.*, V, 20, 4 ; Caelius *apud* Quintilien, IV, 2, 124 ; Harmand, *AS*, p. 327, n. 30.

60. Cf. Plutarque, *Caton le jeune*, II, 1-4, commenté dans Harmand, *AS*, p. 491, n. 30 ; aussi p. 427.

61. Cf. L. Chevalier, *Classes laborieuses et classes dangereuses à Paris pendant la première moitié du XIXe siècle*, Paris, 1958.

62. Cf. Harmand, *AS*, p. 14, 245-246 et, pour la question du droit familial du soldat p. 427-429.

63. *Ibid.*, p. 264-265.

64. Mommsen, « Das Militärsystem Caesars », *Hist. Zeitschrift*, XXXVIII, 1877, p. 1 ; le même travail, p. 2-3, insiste sur l'incohérence militaire de la république tardive ; cf. Harmand, *AS*, p. 489, n. 22.

65. L'absence de réflexion sur la chose militaire dans le *De Re Publica* et le *De legibus* cicéroniens est *stricto sensu* effrayante.

idéaux de la πόλις grecque classique, pourrissement vieux déjà de près d'un siècle au temps de la réforme marienne du recrutement [66].

Quant à Sulla, son cas est relativement original. L'attitude courante des généraux relevait d'une sorte de tolérance lasse et inquiète. Sulla, ayant saisi les causes permanentes du désordre militaire, prit le parti de les utiliser au maximum, en surexcitant la passion légionnaire de la *praeda* [67]. Sur un autre point, il s'est mis beaucoup plus nettement encore en opposition avec sa classe ; j'avais évoqué plus haut la difficulté normale des ascensions sociales de soldats ; je crois légitime, à l'encontre de l'opinion assez largement admise depuis une génération, de prêter crédit au dire de Salluste (*Cat.*, XXXVII, 6) sur les introductions sullaniennes d'hommes du rang, ou au moins de centurions, dans le Sénat. Les difficultés de la position de Sulla, face à l'aristocratie [68], lui faisaient une loi de ne rien négliger pour étayer un pouvoir menacé [69].

César et le prolétariat militaire — Rien n'isole autant César parmi ses contemporains que la réussite de sa rénovation originale du milieu militaire, dès les années de la conquête gauloise.

D'une part, il a attaqué le problème en appliquant, à partir de la crise de Vesontio, à l'été de 58, une méthode psychologique qui faisait appel aux sentiments d'honneur du troupier, facteur tout à fait négligé par le commandement, depuis un demi-siècle [70] ; d'autre part à une date peut-être ancienne de la guerre des Gaules il a procédé à un doublement de la solde qui allait enfin mettre un terme au brigandage légionnaire [71].

Avec César, le soldat prolétarien a été traité en homme [72], en citoyen [73], exalté dans sa condition militaire [74] ; tout se passe comme si le chef des *populares* avait procédé à une analyse de l'expérience de Sulla et, plus encore, de la mésaventure de Lucullus [75].

66. De ce point de vue la définition par A. J. Toynbee (*Hannibal's Legacy*, I, p. 105-266 *passim*) de la Rome des 4e-3e siècles comme un « city-state » est sujette à discussion, et, à vrai dire, démentie en permanence par l'analyse que fait l'auteur des progrès du « Roman Commonwealth ».

67. Plutarque (*Sulla*, XII, 9) le lui a violemment reproché, sans paraître se rendre compte des transformations survenues dans le recrutement, du 2e siècle à l'époque sullanienne. Cf. Harmand, *AS*, p. 19, 276-279, 284, 488-489.

68. Éclairées par J. Carcopino dans *Sylla ou la monarchie manquée*, nouv. éd., Paris, 1950, *passim*.

69. Cf. Harmand, *AS*, p. 478-479, aussi 279, 388, 475, 476.

70. *Ibid.*, p. 292-295.

71. Cette mesure ne nous est connue que par Suétone, *Diu. Iul.*, XXVI, 5, ce qui juge le sérieux documentaire de l'histoire d'époque impériale. Analyse des conditions économiques de la réalisation dans Harmand, *AS*, p. 266-268, cf. aussi 272, n. 206.

72. Id, *ibid.*, p. 453.

73. Id, *ibid.*

74. Id, *ibid.*, p. 454.

75. Id, *ibid.* et p. 276-279, 280-283.

Les résultats ont été extrêmement nets ; il y a eu dans le rang césarien rétablissement d'une hiérarchie d'intérêt mettant la solde avant le butin et conduisant à une restauration automatique de la discipline [76]. Les légions de l'armée des Gaules ont développé un goût quasi sportif de l'exploit, en opposition totale avec la volonté de moindre effort des *exercitus* sénatoriaux, reconnue précédemment à propos des gens de Lucullus [77]. L'esprit de corps s'avère d'ailleurs plus puissant encore parmi les césariens que dans aucune autre troupe du temps [78] ; le recrutement prolétarien aboutit donc à nouveau à la constitution d'un groupe, mais il va falloir préciser dans quelle mesure il est fermé ou non sur lui-même.

Face à son général, le légionnaire de César manifeste un dévouement dont l'intensité a frappé les anciens, comme les modernes, incapables de trouver rien de comparable dans l'entourage militaire des autres *imperatores* de la république tardive [79]. Cette mutation des rapports entre le chef et les hommes s'est inscrite dans le cadre d'un renforcement des liens de clientèle [80] qui, du parasitisme courant à l'époque dans le monde romain, déboucha sur une symbiose identique à celle où s'engageaient les clients celtes contemporains ... *quibus ... nefas est etiam in extrema fortuna deserere patronos* [81].

Le renouvellement de l'attitude politique et sociale n'a pas été moindre. Dans les légions de l'*exercitus Galliarum* naît un esprit national ; lors de la prise d'Avaricum, en 52, la notion d'appartenir à une communauté plus large que l'armée s'exprime chez le soldat pour la première fois depuis la réforme marienne, dans la volonté de venger les civils romains massacrés par les Barbares à Cenabum *et de faire passer cette vengeance avant le butin* [82]. Une politisation apparaît aussi qui, à partir du dévouement à César, engage enfin le *miles* en un parti cohérent, antioligarchique et romano-italien [83]. Si l'on admettait la version des sources antonines et sévériennes sur l'emploi par César du mot *quiris*, lors de la mutinerie du Champ de Mars, en 47, on pourrait peut-être même aller jusqu'à restituer, dans le prolétariat militaire césarien, le sentiment de constituer la couche supérieure de la nation [84].

76. Id, *ibid.*, p. 413-414.
77. Id, *ibid.*, p. 424-425.
78. Id, *ibid.*, p. 425.
79. Id, *ibid.*, p. 449.
80. Id, *ibid.*, p. 450.
81. *B.G.*, VII, 40, 7 ; cf. Harmand, *AS*, p. 446-447, 450 où est envisagée une influence des années de la conquête gauloise ; aussi Id, *Une campagne césarienne. Alesia*, Paris, 1967, p. 346-347.
82. *B.G.* VII, 28, 4 ; cf. Harmand, *AS*, p. 414-415, 426.
83. Id, *ibid.*, p. 450-451.
84. Id, *ibid.*, p. 429.

Quoi qu'il en soit, un fait peut être tenu pour acquis. Avec l'action de César prit fin l'équivoque qui, depuis Marius, avait régné sur la position civique et sociale du soldat ; du même coup, le monde militaire se trouva réouvert sur l'ensemble de la société, tandis que réapparaissait dans l'armée romaine l'aptitude, perdue depuis les Eaux Sextiennes, à vaincre vite et complètement [85].

Au sujet de l'*exercitus* des Gaules, une remarque s'impose encore. Le centurionat se met à constituer une strate marquée ; il possède un style de vie guerrier qui rejoint la *berserk* des peuples du Nord (et pose, lui aussi, la question de l'influence de l'atmosphère de la conquête, en Gaule) [86], a une cohésion professionnelle confinant à la *sodalitas* [87], comprend un échelon supérieur, celui des *primi ordines* [88], à partir duquel le passage dans le tribunat devient maintenant possible pour le rationnaire prolétarien [89].

César qui, à la fois, réveilla sur le plan mental le vieux sens italique de l'honneur et du dévouement et, sur le plan matériel, rationalisa le régime de la solde, apparaît ainsi comme typiquement un Romain de la vieille roche, pragmatique et empirique, dans son aptitude à affronter le problème du soldat prolétaire [90]. La constatation de ce que je crois nécessaire de définir comme le socialisme militaire césarien [91] pourrait mener, au-delà des temps du second *bellum ciuile*, à une meilleure compréhension des plans de la monarchie césarienne ; celle-ci paraît avoir été fondée sur la volonté de reconstruire une Italie romaine de fait, non plus théorique, à partir d'une première assise constituée par des légions romano-italiennes de prolétaires-citoyens, légions aptes sans doute à accueillir encore d'autres éléments sociaux [92].

85. Id, *ibid.*, p. 437-438.
86. Id, *ibid.*, p. 338-340.
87. Id, *ibid.*, p. 341-342.
88. Id, *ibid.*, p. 332, 338, 342, n. 141.
89. Id, *ibid.*, p. 357-358.
90. Qu'il se soit ou non aidé des « papiers » de Marius, chez qui certains traits paraîtraient annoncer *la partie psychologique* de la méthode césarienne ; chose naturelle dans la mesure où César s'est appliqué à résoudre un problème italien, si l'on songe à l'attitude marienne face aux populations de la péninsule. Cf. Id, *ibid.*, p. 412, 464, 492-493 et, sur Marius et l'Italie lors de la crise du *bellum sociale*, T.F. Carney, *A Biography of C. Marius, Proc. of the African Classical Associations*, suppl. n° 1, 1961 p. 52.
91. Harmand, *AS*, p. 186-187, 268-269, 313, 453-454, 493. Il se pourrait que la création des *Alaudae* ait été un aspect de ce socialisme, visant cette fois la Gaule, cf. Id, *ibid.*, p. 258.
92. La synthèse de Mommsen fléchit quand, de la désorganisation des armées sénatoriales, il passe à l'œuvre de César en se contentant de dire que celui-ci, « ... pour remettre sur pied l'état militaire de Rome se contenta de renouer et resserrer le lien de la discipline [et] ne pensa point que l'armée eût besoin d'une réforme radicale, ni qu'elle pût la supporter... » (*Hist. rom.*, trad. Alexandre, VIII, p. 94). En revanche,

En tout cas, dans la mesure où le principat est inconcevable sans ses *exercitus*, on peut dire, songeant à cette crise de l'été de 58 d'où César fit partir la réforme légionnaire que, sur la montagne de Besançon, fut forgé l'Empire romain.

En résumé, le prolétariat rural, durant les dernières décennies de la république, n'est pas *dans* la légion, mais, mis à part les cadres supérieurs [93] et un faible pourcentage de recrues [94], *il est* la légion.

Toutefois, prise en elle-même, une telle qualification sociale n'a joué que négativement. La pauvreté du *tiro*, s'additionnant à la faiblesse de la solde du *miles*, aboutit au pillage — source de la désorganisation militaire et de la transformation en bandes des unités légionnaires — non point à la révolution.

Le soldat prolétaire paraît avoir été frappé de la même atonie politique et sociale dont souffre toute l'Italie du temps et dont la source est à la tête de l'État [95]. Il ne devient un agent positif que lorsque César le prend en main. *Mens agitat molem.*

lorsque Michelet peint César comme le « ... défenseur ... l'homme de l'humanité ... » (*Histoire de la république romaine*, éd. définitive, Paris, 1898, p. 471), il y a prescience de l'œuvre socialiste commencée à l'armée ; lorsque A. J. Toynbee dans *A Study of history*, III, Oxford and London, 1934, p. 274, montre César partant pour la Gaule comme « ... to outward appearance nothing more than a virtuoso in the regular role of the Roman politician of the day ... » et en revenant « ... the one possible Saviour of the Society ... », son point de vue se justifie — et ne se justifie que — par la reconstruction mentale, politique et sociale du rang et du sous-officier prolétariens.

93. Sur ces derniers cf. Harmand, *AS*, p. 349-407.

94. Id, *ibid.*, p. 256.

95. Id, *ibid.*, p. 489-491.

PAUL JAL

LES GUERRES CIVILES DE LA FIN DE LA RÉPUBLIQUE ET L'IMPÉRIALISME ROMAIN

Introduction.

Il importe d'abord, pour éviter toute confusion, de définir exactement ce que nous entendons par guerre civile, compte tenu de la fréquence des luttes politiques à Rome sous la république et des diverses formes que revêtent celles-ci : séditions, émeutes, soulèvements, troubles de toute sorte. Par guerre civile, nous entendrons exclusivement, conformément à l'usage traditionnel et suivant la dénomination dont se servaient déjà les anciens dans la plupart des cas, « les conflits ouverts entre généraux luttant à la tête d'armées entièrement et, sur le plan militaire (sinon juridique), normalement constituées ». C'est pourquoi, conformément au jugement d'un spécialiste en la matière, Appien (*B.C.*, I, 55, 240), c'est avec le début du conflit entre Marius et Sylla que commenceront pour nous les guerres civiles à Rome et avec la bataille d'Actium que pour la période que nous examinons aujourd'hui — nous les considérerons comme terminées.

Aussi paradoxal que cela puisse paraître, on constate que ces luttes intestines ont lieu au moment même où l'Empire romain continue à s'agrandir, et cela, dans des proportions notables : la lutte entre Marius et Sylla est concomitante de la « deuxième » guerre contre Mithridate ; les tentatives de Lépide, en 78, de Catilina, en 63, tentatives considérées par la plupart des historiens de l'Antiquité comme autant de guerres civiles avortées, précèdent ou accompagnent les campagnes victorieuses de Lucullus, puis de Pompée contre Mithridate, et par là, la conquête d'immenses territoires en Asie. La lutte qui commence, en 49, entre César et Pompée suit de quelques années (elle en est, à bien des égards, la conséquence directe) la conquête de la Gaule par César, conquête au cours de laquelle eurent lieu les expéditions de Bretagne et de Germanie et, par suite, les premières implantations romaines en ces pays. Enfin les campagnes d'Octave contre Sextus Pompée et Antoine sont accompagnées ou suivies de peu par de nombreuses expéditions contre la quasi-totalité des peuples de la périphérie de l'Empire. La victoire finale d'Octave se solde, on le sait, par l'annexion définitive de l'Égypte. Plusieurs passages des *Géorgiques* et de l'*Énéide*, plusieurs *Élégies* de Properce, plusieurs *Odes* d'Horace retentissent d'accents guerriers, alors que les luttes entre Romains se poursuivent ou viennent à peine de cesser.

L'intrication étroite entre guerres extérieures et guerres civiles à cette époque est bien soulignée par deux écrivains anciens, Florus et Orose. « Bien que toutes ces guerres soient liées et confondues (*Quae etsi iuncta inter se sunt omnia atque confusa*), écrit le premier, nous en ferons un récit séparé. » Et Orose lui fait écho en parlant des « guerres extérieures et des guerres civiles qui sont partout mélangées (*bella ciuilia externis... ubique permixta*), étant donnée l'intrication étroite qui lie les uns aux autres les événements et les maux qui s'ensuivent ». Aux yeux de certains historiens, même, quand les guerres civiles s'arrêtent, les guerres extérieures aussi (cf. Velleius Paterculus à propos de la première fermeture du Janus en 29 : *Finita bella ciuilia, sepulta externa, reuocata pax.*).

Le problème qui se pose à nous est alors le suivant : les guerres civiles de la fin de la république (guerres dont les contemporains ont l'impression qu'elles forment une chaîne continue, *concatenatio*) ont-elles en partie, par suite de leur concomitance avec les guerres extérieures, fini par épuiser l'Empire Romain au point de mettre un terme, par la force des choses, à ses visées expansionnistes : à cet égard, la décision prise par Auguste de ne pas dépasser les limites atteintes en son temps par l'Empire n'est-elle qu'une conséquence de cette situation ? Ou bien, au contraire — un peu comme les troubles intérieurs des années 1789-1800 en France donnent naissance aux guerres de conquête de la Révolution et de l'Empire — ont-elles galvanisé les énergies, utilisé les dizaines de légions alors sous les armes pour attaquer les Barbares, exacerbé le nationalisme romain à un moment où ceux-ci, à la faveur des luttes intestines, menaçaient d'envahir l'Empire, en un mot, ont-elles donné un nouvel élan à l'impérialisme romain ? La décision d'Auguste fut-elle une simple preuve d'autoritarisme, un acte à certains égards arbitraire et, en tout cas, contraire, à cette date, aux tendances profondes de l'esprit romain ?

Qu'au premier abord, tout au moins, les guerres civiles de la période considérée aient dû donner ou même, en bien des cas, aient fini par donner un coup d'arrêt — et un coup d'arrêt brutal — à l'expansion de l'Empire, c'est ce dont les anciens eux-mêmes semblent avoir eu pleine conscience. On sait combien le thème, bien analysé il y a trente ans par l'Abbé Dutoit dans un article de la *REL* (1936) — et intitulé par lui « Le thème de la force qui se détruit elle-même et ses variations chez quelques auteurs latins »), se développe rapidement, à Rome, dans les esprits depuis l'année

63. Persuadés au début que les guerres extérieures ne sont plus dangereuses pour eux, étant données la force et la grandeur de l'Empire, mais que le plus grand mal dont ils peuvent désormais souffrir est un *intestinum malum* (*Catilinaires, Pro Sestio*), les Romains le sont ensuite que cet *intestinum malum* les accable désormais avec la série de guerres civiles qui s'abattent sur eux. Horace, dès l'*Épode* XVI (*ipsa Roma uiribus ruit*) et Tite-Live dans sa Préface (§ 4), expriment l'idée suivant laquelle « Rome est destinée, par sa grandeur même, à succomber à son propre poids », idée reprise par tous les écrivains, historiens et poètes des 1er et 2e siècles de notre ère : Manilius, Sénèque, Lucain, Pétrone, Tacite, Florus.

Le pessimisme qui s'empare à cet égard des esprits est lié à l'idée que les guerres civiles annoncent la chute de l'Empire et son épuisement : c'en est donc fait apparemment de l'époque où l'on ne rêvait que guerres de prestige et de conquêtes. A l'idée aussi d'une profonde décadence morale née des guerres civiles et qui a pour effet de détruire la force combative du soldat romain : les vices de Rome se seraient développés avec la grandeur même de l'Empire. Florus, faisant visiblement écho à Tite-Live, s'en prend aux *crescentibus cum ipsa magnitudine imperii uitiis*. La cruauté dont les *imperatores* des guerres civiles ont maintes fois fait preuve à l'égard des *socii* de Rome n'allait-elle pas directement à l'encontre de la *clementia* traditionnelle de Rome, *clementia* qui, aux yeux de nombreux citoyens, avait été l'un des moyens essentiels dont Rome s'était servi pour conserver ses conquêtes (Cicéron, *De Off.*, III, 8, 36 ; Salluste, *Lettre I à César, passim*, etc.) ? D'où la conséquence inéluctable qu'on est amené à regretter l'étendue, apparemment excessive, de l'Empire et à trouver en elle la raison de l'écroulement qui le menace.

Dans le chapitre qui — cela paraît symptomatique — sert de conclusion au tableau résumé qu'il a brossé des guerres extérieures faites par Rome jusqu'à Auguste, Florus écrit : « Et je ne sais pas s'il n'eût pas mieux valu pour le peuple romain se contenter de la Sicile et de l'Afrique, ou même, sans ces provinces, limiter sa domination à son propre pays, l'Italie, plutôt que croître en étendue au point de succomber sous ses propres forces » (*quam eo magnitudinis crescere ut uiribus suis conficeretur*).

Comment d'ailleurs, dans ces conditions, Rome pourrait-elle songer à opérer d'autres conquêtes ? (Elle ne peut même pas assurer la garde de celles qu'elle a faites !) N'est-elle pas épuisée après les pertes considérables qu'elle a subies du fait des luttes intestines ? Le reproche d'avoir fait combattre entre elles des *romani exercitus* est un de ceux que l'on adressait le plus fréquemment aux généraux des guerres civiles. « Jamais ne s'étaient rencontrées jusqu'alors, écrira Eutrope à propos de Pharsale, de plus grandes forces romaines commandées par de meilleurs généraux, forces qui auraient soumis l'univers, si on les avait conduites contre des Barbares. »

D'autre part, alors que les guerres civiles durent encore, et surtout dans la période 49-31, le danger barbare apparaissait plus grand que jamais. On comprend que Rome ait, à cette date, voulu agir prudemment avec eux et qu'il n'ait plus été question pour elle de se lancer témérairement dans de grandes expéditions militaires. C'étaient plutôt les Barbares qui semblaient devoir tirer les conséquences de la faiblesse de Rome en se jetant sur l'Empire : des *Catilinaires* aux *Odes* d'Horace, c'est là un des leitmotive de la littérature politique. Sénèque écrira, lui aussi, qu'en 45 avant notre ère, « l'univers entier épiait les convulsions de l'Empire » *totus... orbis... ad occasionem concussi imperii intentus est* (*Cons. ad Helv.*, 9, 8) et Florus reprend la même idée en montrant « les nations profitant de ce que l'Empire était occupé de ses propres maux et se jetant contre nous, aux quatre points cardinaux » (*quae districto circa mala sua imperio diuersis orbis oris emicabant*).

Dans la mesure, d'ailleurs, où, dans chaque guerre civile, les belligérants romains avaient eux-mêmes sollicité chacun l'aide des Barbares dans leur lutte contre leurs compatriotes, ils ne faisaient indirectement que renforcer l'audace des premiers. L'aide apportée par Mithridate à Sertorius, et inversement celle de nombreux lieutenants marianistes à Mithridate, la façon dont Sylla met fin hâtivement, en 85, à la guerre contre le despote oriental (paix bâclée de Dardanos), certaines alliances — jugées compromettantes par les contemporains eux-mêmes — entre Pompée et les peuples orientaux, autant de faits qui prouvent qu'en cas de guerre civile, les intérêts de Rome risquaient d'être sacrifiés à ceux de telle ou telle faction.

Tout irréel que soit le contenu du dialogue qu'il imagine entre Sylla et Eucrate, Montesquieu y a fort bien montré quelle pouvait être, dans certains cas, l'influence des guerres civiles sur ce qu'il est convenu d'appeler l'« impérialisme romain ». Les paroles qu'il prête à Sylla nous paraissent bien symboliser les tendances entre lesquelles nombre de consciences romaines devaient être partagées vers la fin de la République. Sylla déclare notamment que chacune des victoires qu'il remportait sur Mithridate, dans les années 86-85, était intolérable à Marius : « Je crus détruire Marius, dit-il, à force de vaincre l'ennemi de Marius. Pendant que je laissais ce Romain jouir de son pouvoir sur la populace, je multipliais ses mortifications, et je le forçais tous les jours d'aller au Capitole rendre grâces aux dieux des succès dont je le désespérais. » La foule romaine et les marianistes eux-mêmes ne peuvent dissimuler leur satisfaction à voir l'ennemi barbare vaincu et l'Empire s'étendre, du fait de nouvelles conquêtes ; inversement, les chefs de partis (suivis en cela par une partie de l'opinion), sacrifiant à la haine des factions, auraient préféré voir l'Empire s'écrouler et Mithridate vainqueur, leur *inimicus* romain étant, lui, écrasé.

Pendant toute la durée de la lutte entre césariens et pompéiens, la menace d'une invasion barbare — que ceux-ci envahissent l'Empire d'eux-mêmes ou qu'ils soient appelés par tel ou tel chef de parti — reste latente aux yeux de nombreux Romains. En 46, Salluste craint de voir ses « concitoyens épuisés et exsangues devenir la proie de quelque roi ou peuple barbare » (*defessos et exsangues regi aut nationi praedae futuros*; *Ep. ad Caes.*, I, 5, 2). En avril 44, Marius prédit à Cicéron qu'un *tumultus Gallicus* aurait lieu dans les vingt jours (*Att.*, XIV, I, 1) et ce dernier redoute des *Gallica bella* (*ibid.*, 4, 1). En décembre 44, Plancus craint une attaque des Gaulois, profitant de l'« occasion que leur donnaient les malheurs des Romains » (*curam sustineo... ne... hae gentes nostra mala suam putent occasionem* : *Fam.*, X, 4, 4). Pendant la guerre de Pérouse, Horace appréhende dans la XVIe *Épode* (11-14) que « bientôt le Barbare ne foule, victorieux, les cendres de la ville » et dans la VIIe, écrite en 38, que Rome ne périsse *secundum uota Parthorum* (v. 9-10 ; cf. *Odes*, II, 1, 29-32). Ailleurs (*Odes*, III, 6, 13), le poète rappelle que l'invasion des Daces avait failli détruire la ville *occupatam seditionibus*.

Loin de songer à des visées expansionnistes, Rome devait donc apparemment se tenir sur la défensive. Il semble d'ailleurs qu'une des vertus éminemment romaines, un des éléments moteurs de l'impérialisme romain, pendant des siècles, la *gloria* et notamment la *gloria militaris*, que l'on acquiert surtout par la guerre offensive (*bello quæritur gloria*, dit Cicéron dans le *Pro Archia*, où il évoque les soldats romains luttant contre Mithridate *dulcedine quadam gloriae commoti*), il semble que cette « gloire » ait été, aux yeux de beaucoup de Romains, discréditée à bien des égards dans les guerres civiles. « Les jeunes gens ne savaient pas ou ne voulaient pas toujours, dit Plutarque dans sa *Vie de César*, faire la différence entre les victoires remportées par les généraux romains sur un ennemi étranger et celles qu'ils avaient obtenues sur leurs compatriotes. » Et l'auteur d'ajouter, à propos de ces deux catégories de victoires : « Ils ne se rendaient pas compte que les premières servaient à remporter les secondes... ». L'influence et la séduction que Catilina et César exercèrent sur de nombreux jeunes gens, le fils d'A. Fulvius, celui d'Hortensius, le neveu de Cicéron, Coelius, Dolabella, Curion... sont jugées particulièrement dangereuses par Salluste et Cicéron. Cette jeunesse, toujours disposée à suivre les révolutionnaires, Catilina ou César, confondait dans son admiration la *uirtus* et la *virtù*, l'*audacia* et la *uis animi*. Et, de fait, l'on devait voir surgir en son sein, à la faveur des guerres civiles, de véritables chefs de bandes qui vivent et meurent comme tels : Milon, Coelius, Curion, Dolabella, Sittius, mi-héros, mi-bandits, tous avides de gloire autant que d'argent et de butin.

Aussi, dès que cette *gloria militaris* paraît à Cicéron liée de près ou de loin à la guerre civile, devient-elle suspecte et condamnable. La gloire suprême ne consistait-elle pas, aux yeux des généraux de guerres civiles, à être le maître de Rome ? « C'était un grand honneur digne d'être recherché par l'épée, écrit Lucain dans une formule saisissante, que de pouvoir plus que sa patrie. » Cicéron s'attachera dans le *De Officiis*, dont tant de pages sont en rapport étroit avec la guerre civile qui vient de déchirer Rome, à montrer le caractère équivoque de la gloire ainsi entendue et à détruire l'admiration que lui vouait, dans son aveuglement, une partie de l'aristocratie romaine.

Sans doute distingue-t-il d'elle soigneusement ce qu'il appelle la *uera gloria*, expression sans cesse répétée dans les *Philippiques*. Il n'empêche que les critiques adressées à la *gloria militaris*, la façon dont celle-ci avait, pendant des décennies, pris, dans la pratique, la forme de spoliations et d'exactions de toute sorte aux yeux de la population de Rome et des provinces, n'avaient pas pu ne pas modifier la conception traditionnelle que les Romains se faisaient de la guerre. Le véritable dégoût du service militaire, l'« antimilitarisme » même (J. Bayet) qui s'expriment si souvent dans la poésie latine (Tibulle, Horace, Properce surtout dans les années 40 à 20 avant notre ère : « Pourquoi donner des fils aux triomphes de la patrie ? Aucun soldat ne sortira de mon sang ! » Properce II, 7, 1-2) proviennent, dans une large mesure, de ce discrédit jeté sur la *gloria* pendant les guerres civiles.

Le fait qu'en l'an 9 de notre ère, personne n'ait répondu à Rome à l'appel aux armes lancé par Auguste à la suite du désastre de Varus, le fait que Tacite explique comme suit le soulèvement des Trévires et des Éduens, sous Tibère : « Ils savaient que la population de la ville était sans ardeur pour la guerre et que les armées n'avaient comme élément solide que ce qu'elles contenaient d'étranger » (*Annales*, III, 40, 5), prouve qu'en dépit de l'exagération rhétorique et tendancieuse d'une telle affirmation, quelque chose de nouveau s'était produit dans l'armée et dans la politique extérieure de Rome depuis les guerres civiles.

En fait, si certains textes peuvent justifier le terme d'antimilitarisme, d'autres, de la même période et des mêmes écrivains, contredisent formellement les premiers. Cicéron déplore, dans le même *De Officiis*, que son fils n'ait pu acquérir, dans la guerre civile, la réputation qu'il aurait obtenue en faisant campagne à une autre époque : « Ta génération a eu à faire une guerre dont une partie a comporté trop de crimes, l'autre pas assez de chance » (*Tua autem aetas incidit in id bellum cuius altera pars sceleris nimium habuit, altera felicitatis parum*). Ailleurs, le même écrivain envisage avec sympathie et admiration, non pas, comme on pouvait s'y attendre, les guerres défensives, mais bien celles où il s'agit d'assurer le seul prestige de l'Empire (*De Off.*, I, 12, 38). Virgile qui condamne la guerre au chant I des *Géorgiques*, y voit, aux chants suivants, une occasion magnifique pour Auguste d'augmenter encore la gloire qui est la sienne (*Géorg.*, 2, 170-172 ; 3, 46-48 ; 4, 560-562) ; Horace et Properce consacrent de nombreux vers à évoquer la gloire de l'Empire et à exalter les campagnes militaires susceptibles de l'accroître, etc. Tous ces poètes ne rêvent, au fond, que d'en découdre avec les Barbares !

On constate en même temps que la vieille conception romaine suivant laquelle la guerre est une école d'énergie n'a nullement disparu. Dans le même *De Officiis*, Cicéron écrit que la jeunesse a besoin d'endurance physique pour être apte *in bellicis et in ciuilibus officiis* (I, 34, 122); Salluste développe la même argumentation dans le célèbre discours que, dans son *Jugurtha*, il prête à Marius et surtout dans le *Prologue* de sa *Conjuration de Catilina*. C'est là un lieu commun chez les vieux Romains mis en scène par Tite-Live, et Virgile ne cache pas son admiration pour les héros belliqueux de la Rome passée, les Decius, les Camille, les Scipions, *fulmina belli*, les *Scipiadas duros bello*, etc.

Une fois terminées les luttes intestines, la guerre prenait d'ailleurs un tout autre aspect : le *bellum externum*, par opposition au *bellum impium* qu'est la guerre civile, guerre honteuse s'il en est, devient un *bellum iustum* qui ne peut qu'honorer et grandir les combattants. La guerre étrangère fait figure d'expiation de la guerre civile. « Le sacrilège qui s'attachait aux javelots frappant les poitrines des Romains est suspendu », pour Lucain, « quand ces javelots atteignent des poitrines barbares » (7, 518). En même temps, on voit se développer la conviction suivant laquelle les guerres civiles ont été pour Rome autant d'occasions manquées de mener des guerres fructueuses contre l'étranger. Dans l'*Épode VII*, écrite en pleine période de luttes intestines, Horace, parlant de la quantité de sang romain alors versé, s'écrie d'un ton de regret manifeste : « Et pourquoi ? pour que le Romain brulât les citadelles orgueilleuses de la jalouse Carthage ? pour que le Breton descendît enchaîné la Voie Sacrée ? »

Inversement, la guerre étrangère est conçue comme un dérivatif à la guerre civile. Le sentiment de la nécessité d'une crainte extérieure (*metus hostilis*) sentiment qui, certes, n'est pas nouveau (c'est sur lui, on le sait, que se fondent les patriciens pour s'opposer aux menées des tribuns plébéiens), se trouve exacerbé au cours des guerres civiles. Dans une lettre adressée à Cicéron (août 50), Coelius songeant au conflit imminent entre César et Pompée, écrit : « Si l'un ou l'autre des deux adversaires n'est pas envoyé contre les Parthes, je prévois de terribles rivalités que trancheront le fer et la violence ! » (*Fam.*, VIII, 14, 4). Et Tite-Live, vingt ans après, écrit au début de son livre II la phrase célèbre : *externus timor, maximum concordiae uinculum.* A cet égard, on le sait, l'idée que la destruction de Carthage et la disparition de l'ennemi cathaginois furent la cause lointaine des séditions qui déchirèrent Rome est un leitmotiv de l'historiographie latine et grecque : Salluste, Tite-Live, Velleius Paterculus, Plutarque, Appien, Florus, Saint-Augustin, Orose l'expriment successivement.

De telles convictions, qui équivalaient à exalter la guerre extérieure, ne pouvaient, semble-t-il, que se traduire par une poussée d'impérialisme, tout au moins dans les esprits. Il n'est pas jusqu'au réflexe d'« union sacrée », normal lorsque les citoyens d'un même pays prennent conscience, en face d'un danger venu de l'extérieur, des graves conséquences de leur désaccord, qui n'ait joué avant et après Actium et contribué à entretenir dans les esprits romains des sentiments belliqueux. Comment, dès lors, concilier les deux conséquences contradictoires qui nous ont paru découler des guerres civiles de la fin de la république romaine ? Celles-ci ont-elles mis un terme à l'impérialisme romain ? L'ont-elles au contraire et en définitive favorisé ?

Qu'un coup d'arrêt, au moins théorique et provisoire, ait été apporté après Actium aux expéditions entreprises par Rome en vue de conquérir de nouveaux territoires, c'est ce qui ne saurait être contesté. La démobilisation massive à laquelle on procède alors (plus de cinquante légions), l'essoufflement compréhensible après tant d'années de luttes fratricides, l'aspiration générale à la paix expliquent et justifient la décision prise par Auguste de ne pas étendre les frontières de l'Empire. A cet égard, il ne faut pas se laisser tromper par les apparences : les guerres nombreuses que mènent Auguste et ses lieutenants pendant son règne sont des guerres de pacification et de consolidation, non de conquête. Elles ont lieu dans des régions et contre des peuples qui font déjà, plus ou moins partie de l'Empire : l'énumération qu'en fait Florus (II, 21 = IV, 12, 3) est à cet égard significative : ce sont les Noriques, les Illyriens, les Pannoniens, les Dalmates, les Mésiens, les Thraces, les Aquitains, les Cantabres, les Asturiens, « toutes nations qui, ajoute l'auteur, se cabraient sous le joug qu'on venait de leur imposer » (*ab imposito nuper iugo resiliebant*).

L'influence des guerres civiles qui, pendant des décennies, avaient, par la force des choses, mis à la première place l'élément militaire (τὸ στρατιωτικόν) aux dépens du pouvoir civil, se retrouve aussi dans la méfiance dont, pendant longtemps, les empereurs vont faire preuve vis-à-vis des généraux vainqueurs. Par voie de conséquence, ceux-ci se verront inévitablement freinés et surveillés de près dans leur désir d'aller de l'avant : le temps où, tel Manlius Volso attaquant les Galates de sa propre initiative, ou celui, beaucoup plus proche, où César faisait naître lui-même en sous-main les prétextes qu'il invoquerait pour conquérir la Gaule ou pénétrer en Germanie, ce temps est désormais terminé : Germanicus se voit rappeler de Germanie à Rome par Tibère (Tacite, *Annales*, II, 26) qui lui signifie qu'en politique étrangère la violence est moins efficace que la réflexion (*consilio*).

D'une manière générale, d'ailleurs, les haines que trente ans de luttes fratricides avaient accumulées dans la population civile à l'égard des soldats coupables d'exactions et d'atrocités de toute sorte, avaient peu à peu transformé le légionnaire, héros national, en *miles impius*, voire en *aduena*, haï de tous. De ce fait, une coupure profonde allait se creuser pour longtemps entre cette même population et les militaires qui constituaient, en fait, depuis la lutte de Marius contre Sylla, une « armée professionnelle » commandée par des « officiers professionnels » (A. Piganiol, *La Conquête romaine*, 5e éd., 1967, p. 612, où le mot « professionnel » est répété quatre fois en treize lignes). Sans doute n'en sera-t-il pas de même sous le Haut-Empire, la majeure partie des officiers étant composée, comme l'a souligné M. H. G. Pflaum [1], des membres des noblesses sénatoriale et équestre dont la future carrière est en général conditionnée par une présence souvent très longue à l'armée. Il n'en reste pas moins vrai que la désaffection pour la *militia* ne fait que grandir (les guerres civiles avaient déjà dans une proportion jamais enregistrée jusqu'alors multiplié les transfuges et les déserteurs). C'est là une des raisons de la faiblesse des effectifs sous l'Empire, une des raisons aussi de l'utilisation croissante, à cette date, de la formule du volontariat. L'opinion, quant à elle, se désintéresse de plus en plus des activités militaires qui lui apparaissent sous la forme d'opérations lointaines (*peregrina externaque bella*, dit Pline le Jeune) dont on ne comprend guère la nécessité et dont les diverses phases feront plus souvent figure d'exploits sportifs que de mesures vitales pour la défense de l'Empire (Tite-Live, après Cicéron, souligne que les guerres menées pour le seul « prestige de l'Empire » doivent être conduites modérément (*sine ira de imperio et gloria certari*, XXVIII, 19, 7).

« Depuis que le divin Auguste eut constitué le gouvernement impérial, dit Tacite, c'est au loin que le peuple romain avait fait la guerre... ». Et le même auteur explique l'apathie des classes aisées de Rome, alors que celles-ci se trouvaient pourtant dans une situation délicate (à savoir le départ d'Othon de Rome pour lutter contre Vitellius) par le fait que *oblita bellorum* (*erat*) *nobilitas, ignarus militiae eques* (*Histoires*, I, 88, 4). Quelle qu'ait été, en effet, l'importance des commandements militaires ou des « trois milices » dans le cursus des hauts fonctionnaires de l'Empire, l'ensemble de la population ne subissait plus, depuis la fin des guerres civiles, la profonde imprégnation militaire, voire militariste, qui avait été la sienne avant et pendant les longues luttes fratricides. L'on sait, du reste, que la politique extérieure des empereurs Julio-Claudiens et

1. Dans sa communication intitulée *Forces et faiblesses de l'armée romaine du Haut-Empire*. N'ayant pu entendre cette communication, nous en avons lu le texte grâce à l'amabilité de l'auteur qui a bien voulu nous le communiquer. Nous l'en remercions d'autant plus vivement que nous avons pu ainsi rectifier une affirmation inexacte de notre part sur le point qui fait l'objet de la présente note.

Flaviens se verra condamnée en bloc sous l'inculpation d'*inertia* par certains des contemporains d'Hadrien.

Ce n'est pas, certes, que les guerres civiles de 40-31 aient brusquement et définitivement mis un terme à l'« impérialisme romain » ! Les conquêtes — même si par la force même des choses, les territoires à conquérir se faisaient de moins en moins nombreux — continueront ; celle de la Bretagne ou celle de la Dacie, pour ne citer que les plus importantes. Mais ce qui frappe dans cette série d'opérations militaires, c'est, d'une manière générale, la prudence avec laquelle elles sont menées, en même temps que la volonté de limiter au maximum, faute d'effectifs suffisants, le champ des hostilités. Rome sait en effet, depuis Actium, le danger qu'il y aurait à étendre démesurément l'Empire : la notion de *limes* apparaît déjà dans des textes qui se réfèrent au règne de Tibère. Un autre élément entre enfin en ligne de compte : l'ensemble des Romains et des Italiens avaient, pendant plusieurs décennies, au 1er siècle avant notre ère, connu de près les horreurs de la guerre ; le souvenir devait s'en conserver à travers plusieurs générations : l'année terrible que fut pour l'Italie l'année 69 allait le raviver. Tous ces faits devraient servir de leçon aux bellicistes et aux fanatiques de la conquête en tant que telle. *Plus est prouinciam retinere quam facere... Sed difficilius est prouincias optinere quam facere* : ces deux formules de Florus, dont la compétence en ce qui concerne les rapports entre les guerres civiles et les guerres étrangères de Rome saurait difficilement être contestée, montrent nettement qu'après les tentatives à demi manquées de Trajan, Rome prenait une fois de plus — et cette fois définitivement — au sérieux les avertissements du vainqueur de Sextus Pompée et d'Antoine. Il est vrai qu'à cette date, l'impérialisme devait bientôt pour elle, n'être plus de mise...

H.-G. PFLAUM

FORCES ET FAIBLESSES DE L'ARMÉE ROMAINE DU HAUT-EMPIRE

Alors que dans les conférences précédentes mes devanciers se sont occupés de la guerre. de son droit et de son art, de l'armée formée de soldats citoyens à l'époque de la République romaine, l'on a bien voulu me charger, en me montrant une confiance que je ne voudrais pas décevoir, de faire revivre devant vous les traits essentiels de l'armée impériale, de vous faire connaître le mieux possible cet instrument incomparable, cette machine merveilleuse à laquelle est due la domination romaine des premiers siècles de notre ère. Forces et faiblesses, grandeur et servitude de cet immense organisme, dont l'existence a permis aux populations de l'Empire de vivre en paix à l'ombre de son bouclier, doivent être présentées, analysées, comprises. Ce n'est qu'une fois pénétrés de ces connaissances que nous saurons vraiment apprécier à sa juste valeur cet événement unique dans l'histoire du monde : la Paix sur tout le pourtour de la Méditerranée, mer intérieure de ce très grand État. Si l'on a en effet bien souvent comparé les deux grands peuples de l'Antiquité classique, les Grecs et les Romains, et que l'on a toujours tendu la palme aux compatriotes d'Homère, de Périclès, de Platon et d'Alexandre, l'on oublie à notre avis que ce sont les Romains qui ont su préserver l'Italie des dévastations des hordes gauloises et germaniques et que ce sont encore eux et non les Grecs, qui ont créé et maintenu pendant près d'un demi-millénaire un Empire dont l'administration efficace et souple, le droit adaptable à toutes les exigences des circonstances, et surtout la science militaire fondée sur un droit de la guerre rigoureux et juste, ont servi de modèles à toute la postérité jusqu'à nos jours. A leur infériorité en tant qu'hommes civilisés par rapport aux barbares sauvages et rudes à leurs frontières, les Romains ont su remédier par un faisceau d'inventions militaires de toutes sortes.

Aussi bien la structure de l'*exercitus Romanus*, sa composition, sa dislocation, son recrutement, sa hiérarchie et les règles de l'avancement à l'intérieur des différents cadres que le maniement tactique et stratégique de parties ou du tout de cet instrument si complexe et flexible démontrent un génie militaire tel qu'il a rarement été imparti à un peuple. C'est en analysant pas à pas les grandes acquisitions des chefs militaires romains que nous pourrons le mieux mettre en lumière l'originalité des Romains. Mais cet achèvement, pour étonnant qu'il fût, n'a finalement pas résisté au temps ; nous devrons dans une seconde partie, moins loquace et plus douloureuse, esquisser les raisons qui ont, dès le début du principat, limité le succès de Rome pour finalement amener, après bien des siècles, la crise d'une puissance que le monde civilisé n'a jamais plus revue, puisqu'elle avait le privilège de se confondre dans une certaine mesure avec le monde tout court.

Mais il ne sert à rien de nous borner à des généralités sur cet immense organisme, car l'on n'y comprendra que bien peu, tant que l'on n'aura pas étudié et dans le détail, son articulation, et sa structure. Elle est fort simple, parce que depuis les réformes du premier parmi les *principes*, Auguste, il faut distinguer entre les troupes stationnées à Rome même et les unités en garnison dans les provinces.

A Rome, au quartier général du seigneur suprême de la guerre, le *praetorium*, nous rencontrons naturellement sa garde, les neuf, puis dix cohortes prétoriennes. Fortes de 500 hommes chacune, elles comportent une petite troupe à cheval : sur 4 100 fantassins nous comptons 900 cavaliers, d'ailleurs tous gradés, comme il se doit. A côté de ce grand corps de troupes, le *princeps* a pris soin de faire stationner d'autres régiments qui sont les trois, puis quatre cohortes urbaines, auxquelles est confiée la tranquillité et le bon ordre dans la Ville éternelle. Enfin sept cohortes de *vigiles*, nous dirions de pompiers, combattent les incendies qui ravageaient les quatorze quartiers de Rome dont les maisons étaient presque toutes en bois. Ce n'est pas tout, puisque nous avons connaissance d'une cohorte d'*equites singulares* de l'empereur, gardes à cheval, d'une cohorte de *statores* qui sont les ordonnances et que les préfets des flottes de Misène et de Ravenne détachaient des marins chargés de manipuler les grandes voiles, sous lesquelles s'abritaient les spectateurs de l'amphithéâtre de l'intensité des rayons du soleil. Bien entendu, il ne faut pas oublier la légion II *Parthica* que l'empereur Septime Sévère avait mise en garnison à Alba, tout près de Rome. Les chiffres des effectifs des troupes de la métropole, que j'emprunte à l'œuvre de M. Marcel Durry (*Les Cohortes prétoriennes*, 1968, p. 89, n. 4), sont les suivantes :

	avant Septime Sévère		depuis Septime Sévère	
Prétoriens	5 000	hommes	10 000	hommes
Urbains	2 000	«	6 000	«
Vigiles	3 500	«	7 000	«
Equites Singulares	1 000	«	1 000	«
IIe Parthique		«	6 000	«
	11 500		30 000	

Dans les provinces, le long des frontières, est rassemblé le gros des forces de l'armée, qui se subdivisent, elles, en troupes légionnaires dont les hommes sont des citoyens romains et en troupes auxiliaires recrutées parmi les pérégrins. Le nombre des légions oscille autour de trente, chacune d'elles se compose de dix cohortes à six centuries : ces cohortes sont fortes de 480 hommes, à l'exception de la première qui a un effectif de 800 hommes. La légion dispose d'un détachement à cheval, trois turmes à quarante hommes, en tout 120 cavaliers. En évaluant l'effectif d'une légion de 5 500 à 6 000 hommes les troupes régulières de citoyens auraient un effectif d'environ 165 000 à 180 000 hommes. A côté de ces grandes unités et subordonnées à leurs chefs, nous rencontrons les troupes auxiliaires qui sont les ailes, les cohortes et les *numeri*.

Les ailes, régiments de cavalerie et les cohortes, régiments d'infanterie ont en commun qu'elles peuvent avoir un effectif de 480 ou de 1 000 hommes respectivement. Certaines cohortes dites *equitatae* se distinguent encore par le contingent de cavaliers qui font partie de la troupe. A côté des six centuries de fantassins à soixante hommes de la *cohors quingenaria*, trois turmes à quarante cavaliers formeront l'escadron monté ; pour la *cohorte milliaria*, dix centuries de quatre-vingts hommes seront soutenues et éclairées par six turmes à quarante hommes, la valeur de deux escadrons montés. Enfin les *numeri*, issus pour la plupart de corps envoyés en renfort par des princes alliés et associés de Rome constituent la partie la plus barbare de l'armée romaine. Ils ne jouent qu'un rôle insignifiant durant les siècles calmes du Haut-Empire. On ne saurait préciser le nombre total des effectifs de toutes ces unités auxiliaires, mais les meilleurs connaisseurs les évaluent à un chiffre équivalent à celui des troupes légionnaires. L'armée romaine serait donc forte d'environ 360 000 hommes. Ce chiffre apparaît naturellement très inférieur à ce que l'on attendrait normalement, et cette faiblesse est encore plus accusée dès que l'on considère la dispersion des troupes à travers les provinces.

L'ordre de bataille de l'armée romaine obéit à des considérations stratégiques. On couvre les frontières les plus menacées. Dans cet ordre d'idées, l'on peut distinguer trois principaux fronts qui sont d'ailleurs des frontières humides, puisque le gros des légions sont stationnées le long du Rhin, du Danube et de l'Euphrate, pour garder l'Empire contre les Germains, les Sarmates, les Arméniens et les Parthes. L'on peut d'ailleurs observer que l'importance des théâtres de la guerre change, au cours des siècles, et que le front du Rhin, primordial pendant le 1er siècle, devient secondaire à partir du règne de Trajan au profit des régions arrosées par le Danube où l'on occupera juste à ce moment la Dacie. La Bretagne, en dépit de sa garnison de trois légions, l'Espagne d'abord également occupée par trois légions (mais, à partir de la fin du 1er siècle, plus que par une seule, phénomène que l'on peut aussi observer en Égypte), enfin l'Afrique avec sa seule légion à Lambèse, restent à travers tout le Haut-Empire des régions moins menacées.

Ici, il est peut-être utile de dire un mot sur les flottes romaines, stationnées en Italie aussi bien que dans les provinces et qui ont assuré la sécurité sur les mers qui baignaient toutes les côtes de ce vaste État. La disparition de la piraterie durant les premiers 250 ans du Haut-Empire a été l'un des achèvements les plus appréciés par tous les contemporains.

L'ingéniosité des structures est uniquement surpassée par celle du recrutement des unités si différentes par leur statut et leur emploi. En principe, l'armée romaine, se compose de citoyens qui doivent le service militaire à l'État, mais en fait l'on a, sauf en cas d'urgence comme sous Marc Aurèle, fait appel à des volontaires. Les prétoriens s'engagent pour seize années et sont originaires d'Italie. Alors que les légionnaires servent vingt années et se recrutent d'abord en Italie et dans les anciennes provinces de l'Occident, puis de plus en plus parmi les citoyens des provinces où leur corps de troupes est stationné. Petit à petit le métier militaire devient héréditaire et l'on rencontre quantité de soldats nés dans le camp (*castris*). Les troupes auxiliaires, ailes et cohortes, tirent leurs recrues des peuples pérégrins dont elles portent le nom, mais au fur et à mesure que leurs unités sont transférées dans d'autres parties de l'Empire, l'on voit apparaître dans leurs rangs des pérégrins originaires de la région où elles sont stationnées. Leur engagement dure vingt-cinq années et leurs vétérans sont récompensés à leur libération par l'octroi de la citoyenneté romaine. Les *numeri* sont composés de mercenaires barbares venant la plupart du temps d'au-delà des frontières de l'Empire. Leur engagement est souvent imposé aux tribus récemment soumises afin de garantir l'observation des traités de paix conclus avec elles. Sous couleur de renforts, on prend des otages qui empêchent leurs compatriotes de se livrer à des agressions contre Rome.

Le système peut paraître compliqué, il assure cependant des effectifs stables de soldats professionnels. Tout en sauvegardant l'ancienne obligation du service militaire des citoyens romains, on a créé une armée de métier composée à parts à peu près égales de citoyens et de pérégrins. Mais cet abandon du vieux principe de la nation en armes ne vaut pas pour toutes les classes de la population romaine. Nous saurons le mieux apprécier cette singularité en examinant l'encadrement et le commandement des troupes romaines.

Ici, il nous faut d'abord distinguer entre les gradés et les officiers. Les gradés sont issus de la *caliga*, c'est-à-dire de l'ensemble des soldats, et ils doivent leur avancement à leur commandant supérieur. Il est cependant exclu qu'un engagé puisse devenir officier subalterne, c'est-à-dire centurion, avant d'avoir terminé son engagement primitif. Ce n'est qu'à ce moment que ces sous-officiers peuvent être promus au centurionat à condition qu'une vacance se produise justement. Le sort des prétoriens est cependant très différent de celui des légionnaires, car les premiers, par leur présence à Rome, quartier général de l'armée, bénéficient naturellement d'un avancement d'autant plus aisé, qu'il interviendra après seize années seulement de service. Maintenu dans la capitale en qualité de centurion, l'ancien prétorien parcourra successivement en tant que tel les trois corps de troupes de la garnison de Rome, qui sont les *vigiles*, les *urbaniciani* et les *praetoriani*. Il ira ensuite au front et deviendra *primus ordo* dans une légion, c'est-à-dire qu'il occupera la place de l'*hastatus* ou du *princeps prior* de la 1re cohorte avant de passer *primus pilus* dans une autre légion. Puis c'est le retour à Rome, où il poursuivra sa carrière en qualité de tribun d'abord d'une *cohors vigilum*, puis d'une *cohors urbana*, enfin d'une *cohors praetoria* avant de revenir une dernière fois dans la légion avec le rang de *primus pilus bis* qui en fait le préfet du camp de l'unité à laquelle il sera affecté. — Ces officiers supérieurs chevronnés sont alors assez souvent promus procurateurs de rang ducénaire et on leur confiera par la suite bien volontiers les postes de procurateur-gouverneur d'une des provinces laissées à l'administration d'un chef issu de l'ordre équestre. — Enfin, arrivés à cet échelon la route vers les plus hauts postes de la hiérarchie équestre leur est ouverte et l'on peut affirmer que la faveur du prince aidant, tel prétorien a des chances d'être nommé un jour préfet du prétoire.

Beaucoup moins brillantes sont les espérances du simple soldat légionnaire, qui, après les vingt années de son service primitif pourra être promu centurion. Il avancera ensuite à l'intérieur de ce corps d'officiers et toujours concurrencé par ses émules issus du prétoire, il aura bien du mal à atteindre le rang de *primus ordo*, voire de primipile. Quelques hommes particulièrement méritants et chanceux entreront cependant à partir d'Hadrien, dans les cadres de l'administration en qualité de procurateurs centenaires pour s'arrêter le plus souvent à l'échelon ducénaire, alors que la plupart de ces vieux troupiers se verront confier comme poste de fin de carrière la préfecture du camp d'une légion.

Mais l'armée accueille aussi les membres des deux noblesses sénatoriale et équestre et demeure par ce fait très différente des troupes exclusivement mercenaires de la fin de l'époque hellénistique. Le service militaire, s'il a bien cessé d'être en fait obligatoire pour le simple citoyen romain, reste dû par les classes privilégiées de l'Empire. Ainsi, le corps des officiers gardera pendant tout le Haut-Empire une haute idée de sa mission et garantira la cohérence des corps d'armée dispersés tout le long des frontières. Nous verrons d'ailleurs de suite que l'on se garde bien de limiter les commandements des chevaliers à des postes d'officiers supérieurs, puisqu'on leur donne le choix entre la carrière ordinaire des trois milices — préfet de cohorte, tribun militaire de légion ou de cohorte milliaire, préfet d'aile, c'est-à-dire d'un régiment de cavalerie, d'un effectif de 500 hommes — et l'entrée dans l'armée en tant que *centurio ex equite Romano*. Si surprenant que cela puisse être, cette voie a pu paraître préférable, comme le prouve le cas célèbre du futur empereur, P. Helvius Pertinax, tel qu'il nous est rapporté par *l'Hist. Augusta, v. Pert.* 1, 5, 6. En effet, quand le père du jeune homme se tourna vers son patron et protecteur, le consulaire L. Hedius Rufus Lollianus Avitus, consul en 144, proconsul d'Afrique en 157-158 (R. Syme, *REA*, LXI, 1959, p. 318), pour que celui-ci s'occupât de son fils, il lui demanda d'abord de lui procurer un poste de centurion, et ce n'est qu'au moment où il se vit refuser cette faveur, qu'il se résigna à postuler une commission d'officier supérieur équestre. Le principal avantage de la carrière de centurion consistait dans sa prise en charge par l'armée : le jeune officier n'aura désormais plus de soucis à se faire quant à son avenir. Il servira toute sa vie durant sans interruption. La carrière des trois milices, en revanche, bien que les postes fussent mieux rémunérés, ne lui assurait pas la même sécurité, étant donné que le jeune officier, une fois son temps de commandement échu, n'aura aucune certitude d'être maintenu ou rappelé en activité et que le nombre de ceux qui réussiront à emprunter la carrière administrative reste forcément limité. Plus rare encore, mais cependant pratiqué à des moments de crises, est le passage d'officiers ou de procurateurs équestres dans les rangs des clarissimes par la faveur impériale. Cet anoblissement fournira à l'armée des commandants de légion expérimentés ; l'existence de ce procédé est une preuve supplémentaire de cette mobilité sociale favorisée à tous les échelons de l'armée par le gouvernement impérial. Si ces cas restent exceptionnels, c'est parce qu'il est entendu, jusqu'au début du 3e siècle, que le fils de sénateur accomplira sans rechigner ses obligations militaires. Il sera évidemment nommé d'emblée tribun militaire dans une légion, et ce service sous les armes restera toujours selon le *mos maiorum* vénéré la voie la plus recommandée pour se distinguer aux yeux de l'empereur et de l'opinion publique. C'est une des conditions préalables à toute carrière brillante. Le futur empereur Trajan, fils d'un consulaire, *homo nouus*, originaire d'Espagne, n'avait pas moins de dix *militiae* à son actif. Ces *homines militares* passaient en effet de longues années sous les enseignes. Après avoir commandé une légion, ils furent promus gouverneurs d'une province avec une garnison composée d'une légion et de ses troupes auxiliaires (Pannonie Inférieure, Arabie, plus tard Rhétie et Norique) avant d'accéder à un poste de rang consulaire, où une armée forte de deux ou même trois légions était sous leurs ordres. En 193, les trois prétendants à l'Empire, L. Septimius Severus, D. Clodius Albinus et C. Pescennius Niger Iustus furent justement les chefs des trois armées de trois légions qui occupaient la Pannonie Supérieure, la Bretagne et la Syrie respectivement.

Dans l'ensemble, l'armée romaine a été particulièrement favorable à la mobilité sociale. De même que les soldats des troupes auxiliaires et des flottes bénéficient après vingt-cinq ou vingt-six années de service de l'octroi de la citoyenneté romaine, de même les prétoriens et les légionnaires peuvent caresser l'espoir d'arriver au cep de vigne du centurion ou même au primipilat, lequel implique la noblesse équestre depuis toujours, alors que ce n'est que Septime Sévère qui donna l'anneau d'or aux centurions. Enfin, la noblesse des municipes et colonies romaines a fourni à l'armée quantité d'excellents officiers équestres, parmi lesquels l'on pouvait enfin sélectionner des officiers généraux par un simple changement de statut nobiliaire. Ainsi, pour ne mentionner qu'un exemple particulièrement frappant, le fils d'un grand-prêtre du culte impérial de Pannonie Supérieure issu de la famille la plus en vue de Poetovio, M. Valerius Maximianus, deviendra à la suite d'une carrière militaire étourdissante, légat de légion et cela à cinq reprises. Nous retrouvons son nom dans l'actuelle Slovaquie sur un rocher dans la ville de Trençin, l'antique Leugaricio, où il a commandé en sa qualité de légat de la légion II *Adiutrix* un détachement romain qui y a hiverné, plus de 70 km à l'intérieur du territoire des Barbares. Chose curieuse, la pierre qui nous a révélé les détails de ses pérégrinations à travers l'Empire provient de Diana Veteranorum, non loin de Lambèse en Numidie, où il commanda sous Commode en 184-185 l'illustre légion III *Augusta*.

Ces déplacements d'officiers de tous grades d'un bout de l'*imperium* à l'autre ont été voulus par le haut commandement de l'armée romaine. Ils maintenaient l'unité de ce grand corps et brisaient l'évolution en vase clos déjà suffisamment favorisée par le maintien sur place des gradés et des simples soldats. On tenait à ce que les officiers enrichissent leurs expériences en servant sous tous les cieux. Cette tendance s'oppose alors, autant que possible, à certain phénomène qui a persisté à travers la majeure partie du Haut-Empire et que nous ne saurions négliger ici, nous voulons parler de la romanisation des provinces par l'implantation officielle ou privée des vétérans. En effet, d'une part l'expansion romaine, quoiqu'on veuille dire, ne prend pas fin sous Trajan et il est erroné de considérer l'échec de la guerre parthique comme l'arrêt définitif de l'avance romaine. Ce point de vue demeure juste tant que l'on se borne à examiner la politique étrangère des successeurs du Parthique, mais il est démenti dans bien des provinces par le développement de la colonisation romaine qui continue souvent à se recruter dans l'armée de la province en question. Pour ne parler que d'une région qui nous est familière, il ne souffre aucun doute que l'Afrique romaine est en pleine expansion jusque sous les Sévères. Les preuves ne manquent pas. C'est ainsi que Jean Marcillet-Jaubert dans sa thèse sur les inscriptions de la cité d'Altava en Maurétanie Césarienne a pu indiquer que le peuplement de cette ville ne doit pas remonter plus haut que le début du 3e siècle. C'est en 198 que l'on assiste également à la création du *castellum Dimmidi*, poste de guet en avant du *limes* de Numidie. Cette extension du pays romain amenait quantité de vieux soldats à se fixer non loin de leur ancienne garnison, et si le vétéran se rencontre fréquemment autour des garnisons des troupes romaines, nous y trouvons également des officiers comme ce centurion, de la légion III Auguste, mort sur le front en Bretagne et qui a trouvé sa dernière sépulture à Arsacal, *castellum* de la confédération cirtéenne, d'où il était sans doute originaire (*Rev. de Const.*, 69, 1955-1956, p. 142 sqq.). Ces hommes qui se retiraient après leur service dans les petites villes de la province où ils avaient servi sous les enseignes, formèrent la noblesse municipale de ces cités et leurs descendants marchant sur les traces de leurs anciens, furent souvent parmi ces jeunes chevaliers qui empruntèrent la carrière des *centuriones ex equite Romano*.

Ainsi nous constatons des influences mutuelles de cet essaimage des vétérans de toute sorte et, sans l'avoir toujours consciemment voulu, la pénétration de la façon romaine de vivre dans les provinces leur est due en très grande partie, ce qui implique que la mobilité sociale est non seulement toujours effective pendant le temps du service armé : elle continue aussi et surtout même après la mise à la retraite, la *honesta missio*.

Venons-en maintenant à la clef de voûte de ce majestueux édifice, dont la structure de l'armée et sa hiérarchie n'ont été que des piliers certes importants, mais pas aussi décisifs que l'on a bien voulu le supposer. Ils ont bien pu conférer une flexibilité admirable à cet ensemble composite qu'était l'armée romaine, mais il fallait que s'y ajoutent encore un certain nombre de qualités et valeurs proprement militaires dont l'on ne saurait surestimer l'importance. Tout cet organisme si compliqué que nous nous sommes efforcé de retracer de notre mieux serait resté en définitive inanimé et inefficace, s'il n'avait été vivifié par cette qualité cruciale, la discipline militaire. C'est elle, personnification honorée à l'époque de Septime Sévère par des autels, — peut-être parce qu'elle laissait à désirer —, c'est elle et elle seule qui a fait triompher les troupes romaines de tous leurs ennemis. Serrer les rangs, marcher du même pas, obéir sans discuter au commandement, ne pas quitter la place dans le combat quelles que soient les vicissitudes, voilà les règles que l'on inculquait sans relâche aux soldats romains, jusqu'à ce que les unités petites ou grandes devinssent entre les mains d'un chef aguerri des outils éminemment adaptés à toute situation. En effet, à la cohésion naturelle des tribus barbares qui montaient à l'assaut de l'Empire, il fallait opposer des troupes accoutumées à se battre côte à côte et remplacer ainsi la proximité de sang des sauvages par un esprit de corps, fruit d'une camaraderie née de multiples périls surmontés en commun.

Ce n'est pas tout. Le génie militaire romain s'est manifesté par toute une gamme d'inventions tactiques. Une des plus anciennes et des plus efficaces est la pratique romaine d'établir un camp fortifié pour la nuit, qui protégeât l'armée de toute attaque par surprise de la part de l'ennemi. On prenait même soin de faire porter par les soldats dans leurs bagages les pieux dont on avait besoin pour la palissade en bois qui entourerait la place forte ainsi créée. On préférait par conséquent alourdir la charge des troupiers et ralentir leur marche plutôt que de renoncer à l'établissement d'une enceinte protectrice. Les attaques nocturnes, si propices aux agresseurs, furent ainsi rendues infructueuses puisque l'effet de surprise était nul, le fossé et la palissade opposant des obstacles difficilement franchissables à l'agresseur.

Assurées de leur repos pendant la nuit, les troupes romaines ne s'avançaient pas non plus en pays ennemi sans être suffisamment éclairées. Aussi constatons-nous que toutes les unités, à partir du régiment, c'est-à-dire la cohorte, comportaient des détachements montés. La méthode des « armes combinées » était largement pratiquée par l'armée impériale. Nous avons déjà mentionné la *cohors equitata* avec son escadron à cheval, la légion au sein de laquelle les mêmes 120 cavaliers servent aussi bien de gardes du corps au commandant que d'éclaireurs à l'armée. Mais le même procédé est aussi employé, quand on constitue une *vexillatio*, un détachement que l'on lance en avant des lignes romaines. Lorsqu'en 198, le gouvernement de Septime Sévère se décida à fortifier en territoire ennemi un poste d'observation, ce point, le *castellum Dimmidi* fut occupé par un détachement composé de légionnaires des légions III *Augusta* et III *Gallica* présentes en Numidie et d'un escadron de l'*ala I Pannoniorum* appartenant à la même province. Les cavaliers devaient assurer la protection des fantassins pendant la construction des fortifications du *castellum* et éclairer à cet effet les espaces du désert alentour.

Enfin, au moment du combat, le soldat romain, par de fréquentes manœuvres connaissait exactement le rôle qui lui était dévolu. Ce rôle différait considérablement selon l'unité en question et nous en percevons un écho dans la célèbre critique des manœuvres qui eurent lieu en 128 au camp de Lambèse, lorsqu'Hadrien inspectait lors d'un de ses voyages à travers les provinces son armée d'Afrique. Il ne s'agissait pas seulement de parader, on simulait de véritables combats et l'empereur se déclarait très satisfait des actions des différents corps de troupes qui y avaient participé. C'est que l'armée romaine, si, à l'heure de l'Empire, elle n'avait plus de véritables ennemis à craindre, avait vaincu Pyrrhus, Hannibal, Philippe V, Antiochus le Grand, Mithridate, Vercingétorix et que ces succès avaient été remportés grâce à une tactique supérieure qui se distinguait par la division du corps de bataille en deux lignes échelonnées à une distance de 300 à 400 m et par une flexibilité et maniabilité extraordinaire des petits groupes de combat qui formaient l'ensemble des troupes.

Cette suprématie incontestée des Romains explique que les défaites des légions ont été exceptionnelles. La *clades Variana*, où trois légions complètes ont été anéanties a fait une impression très forte sur Auguste et on ne comprend cette défaite que si l'on tient compte de la défection des troupes auxiliaires qui, au plus fort de la bataille, tournaient leurs armes contre les Romains. L'ignorance du terrain, marécageux et sauvage, la charge des lourds *impedimenta*, les pluies incessantes, enfin et surtout la panique du chef achevèrent de transformer la situation critique en désastre. Mais ce fut une catastrophe unique et par là même mémorable. Elle montrait, et cela formera notre seconde partie, qu'à côté de beaucoup de lumière les pans d'ombre ne manquaient pas, même au début du principat.

Une des faiblesses congénitales de l'armée romaine consiste dans ses effectifs restreints. Bien entendu, nous sommes émerveillé, quand on nous apprend que les troupes romaines n'ont jamais compté plus de 400 000 hommes, ce qui par rapport au territoire de l'Empire paraît absolument dérisoire. Mais si l'on n'a jamais dépassé le nombre de trente légions, c'est parce que les finances impériales ne pouvaient pas faire face à des dépenses supplémentaires. En veut-on un exemple particulièrement instructif ? La Maurétanie du roi Ptolémée, attiré à Lyon par Caligula et tué peu après, devient définitivement province romaine sous Claude. Les remous des populations nécessitent l'intervention de légions sous le commandement de sénateurs, j'ai nommé C. Suetonius Paullinus et C. Hosidius Geta (Dion Cassius, LX, 9, 1). Mais dès que la paix est restaurée, on se tournera délibérément vers la conversion de l'ancien royaume en deux provinces procuratoriennes. Au début, on y laissera encore des troupes légionnaires, à preuve le titre de *proc. pro legato* du gouverneur M. Fabius Celer Flavianus Maximus en poste à la date de 44 (ILM 56 = AE, 1924, 66), mais celles-ci sont destinées à disparaître bientôt de sorte que la garnison ne sera plus composée que d'unités auxiliaires. Pourtant le gouvernement romain n'ignorait pas l'existence des tribus guerrières du Rif, qui, embarquées sur de petits bateaux, pouvaient traverser le détroit qui les séparait des côtes de la Bétique en l'espace d'une nuit. Pourquoi alors avoir retiré les troupes légionnaires ? Parce que l'on estimait moins coûteux de laisser le sud de l'Espagne sans défense que d'y faire stationner un corps d'armée régulière. Quant à se décider à pacifier les côtes montagneuses du Maroc, il n'en a jamais été question. Les Romains n'ont jamais conquis pour conquérir : les territoires qu'ils convoitaient devaient être fertiles et recéler des métaux utiles, seules les régions « utiles » les intéressaient.

Ce principe politique implique une autre faiblesse plus dangereuse encore. C'est que l'on se demandait avant chaque intervention armée en-deçà ou au-delà des frontières, si le jeu en valait la chandelle. Et la catastrophe de l'an 9 après J.-C. continuait-elle aussi à hanter les esprits. D'où une tendance vers une politique défensive fort préjudiciable au moral d'une armée. Même les expéditions de conquête en Bretagne, en 43, en Germanie, sous Domitien, en Dacie, sous Trajan ont des arrière-plans défensifs. On avance les frontières pour disposer d'un glacis plus étendu, pour éliminer un foyer d'aide à des insurrections, c'est le cas de la Bretagne, pour s'emparer de gisements de métal (l'étain des Bretons, ou l'or des Daces). L'idée que les opérations doivent être payantes n'est jamais absente des calculs de Rome.

Mais l'Afrique du Nord romaine, m'objectera-t-on ? Comment expliquer dans ces conditions la pénétration continue des Romains qui a duré jusque sous les Sévères ? A notre avis, il y a deux raisons profondes à cette expansion exceptionnelle. Tout d'abord le souci des Romains d'étendre de proche en proche leur mainmise sur ce territoire pour le cultiver et en tirer le blé de Numidie dont on nourrissait la plèbe urbaine. On est amené ainsi à repousser les indigènes toujours plus loin des régions fertiles pour pouvoir disposer de l'annone en toute sécurité. Par ailleurs, la natalité des immigrés et des indigènes romanisés à dû être très forte et cet excédent de population a débordé et s'est répandu irrésistiblement sur les régions voisines, non soumises. Il ne fait pas de doute pour nous que l'on assiste en Afrique du Nord à une migration interne. L'onomastique d'une bourgade comme Altava en Maurétanie Césarienne, dont le peuplement romain remonte au début du 3e siècle, démontre clairement que certains immigrants sont originaires des colonies cirtéennes.

Pourtant, même cette poussée n'est en fait que la conséquence d'une politique défensive qui a de plus en plus renoncé à l'impérialisme indéniable de l'ancien temps. Cette prédilection pour la défensive se manifeste dès le 1er siècle par la construction des *limes* tout le long des frontières de l'Empire et comme il arrive toujours dans ces circonstances les fortifications sont constamment renforcées. On se fie de plus en plus à la hauteur des remparts et à la profondeur des fossés au lieu de comprendre que ce qui compte en dernier ressort, c'est l'esprit de décision des défenseurs du mur. On arrive ainsi par étapes successives du mouvement en avant de Trajan à la stabilisation d'un prince tel Hadrien pour aboutir sous Antonin le Pieux à l'immobilisme le plus complet et le plus nocif.

Et comme par exprès, c'est exactement à ce moment que tous les peuples d'au-delà des frontières sont soumis à des pressions très fortes qui partent des steppes asiatiques. L'initiative change de camp. Tout d'un coup, la défensive des Romains n'est plus librement choisie par son grand état-major, elle lui est imposée par les attaques de ses ennemis. Encore les événements se sont-ils déroulés de telle sorte que Rome n'a pas dû faire face à une guerre sur deux fronts, puisque les Parthes ont déclenché leur offensive en 162 et que ce n'est qu'après avoir repoussé cet assaut qu'il a fallu se défendre à partir de 168 contre les Germains et les Sarmates sur le front du Danube. A partir de cette époque, en dépit de quelques sursauts offensifs, les Romains ont subi la loi de leurs adversaires. Et ces adversaires furent autrement dangereux que les ennemis, avec lesquels ils avaient eu maille à partir jusqu'à ce moment. Les Perses du 3e siècle revigorés par la nouvelle dynastie des Sassanides tiraient tous les avantages de leurs armes héréditaires, le cheval et le grand arc qui lançait les flèches à une distance trop éloignée pour que les archers syriens Emeséniens, Hamiens et Palmyréniens puissent riposter avec efficacité. Montés sur des chevaux rapides, les Perses submergeaient les fantassins d'une nuée de missiles et étaient hors d'atteinte avant même que les cavaliers romains se missent à les poursuivre. En outre, les mêmes Perses avaient aussi trouvé la réponse aux archers à cheval en créant une cavalerie lourdement cuirassée, les *cataphractarii*. En présence de ces deux nouvelles menaces, les Romains, qui n'avaient jamais pratiqué le tir à l'arc et de mémoire d'homme avaient recruté leurs cavaliers parmi les populations des provinces ou les tribus de l'étranger se voient soudain inférieurs à leurs ennemis. Il fallait en hâte lever des archers montés et des cuirassiers, mais les nouvelles unités ne valaient pas celles des ennemis, ce qui explique que tout au long du 3e siècle les guerres contre les Perses se soldaient par de cuisantes défaites, dont la capture de Valérien 1er par Sapor n'a été que le plus célèbre épisode.

En ce moment, la faiblesse des lignes fortifiées, des cordons, devint fatale. Dispersée tout le long des frontières, l'armée romaine était partout numériquement inférieure à un ennemi qui pouvait concentrer toutes ses forces sur un point. Les digues ne tenaient plus et les invasions passaient en force par les brèches ainsi ouvertes. Les fleuves furent traversés, le Rhin aussi bien que le Danube ou l'Euphrate, les Gaules furent pillées à deux reprises vers 255 et 276, Athènes et Corinthe, incendiées sous Gallien, et le Nord de l'Italie vit les hordes barbares. Rome elle-même était sérieusement menacée. On réussit cependant à chaque fois à reprendre le dessus, en partie cependant parce que les envahisseurs n'avaient nullement l'intention d'occuper le terrain, mais qu'ils voulaient regagner leur pays avec le butin et qu'alourdis ainsi ils purent être poursuivis et souvent défaits. Ces événements répétés eurent comme suite que Gallien se décida à regrouper l'armée romaine. On abandonna la religion du cordon si néfaste pour rassembler loin derrière les frontières des groupes de légions prêts à se mettre en marche contre les envahisseurs. A côté de ces brigades composées des meilleurs soldats de deux légions, on constitua une force à cheval d'intervention rapide qui fut stationnée en Italie du Nord afin de barrer la route vers Rome. Elle a évité le pire à l'Empire.

Comment a-t-il été possible qu'un tel affaiblissement ait pu se faire jour ? Nous devons en rechercher les raisons dans plusieurs directions. Tout d'abord le recrutement d'abord italique, puis occidental, mais toujours urbain, devint par l'épuisement de ces couches sociales de plus en plus rural. Or, ces populations qu'elles fussent originaires de l'Illyricum ou des Balcans, étaient beaucoup moins romanisées. Certains empereurs, comme déjà Marc Aurèle (DION CASSIUS, LXXI, 21) et Commode (DION CASSIUS, LXXII, 2,) n'avaient d'ailleurs pas hésité à recruter de très nombreux auxiliaires dans certaines tribus barbares, naguère encore ennemies. Ainsi, l'armée romaine elle-même perdait son caractère de levée de citoyens et se barbarisait de plus en plus. Comment compter sur des troupes dont les soldats par leur origine, leurs mœurs, leurs aspirations étaient bien plus proches des assaillants que des défenseurs ? Une autre mesure contribuait également dans une large mesure à l'affaiblissement de la discipline. Il s'agit de ce que Septime Sévère permit aux soldats de convoler en justes noces. Un homme marié qui doit pourvoir à l'entretien de femme et enfants n'a pas la même insouciance et la même audace qu'un célibataire qui ne connaît aucune responsabilité pour les êtres qui lui sont chers. Enfin, au fur et à mesure que l'armée se recrutait de plus en plus dans des campagnes parmi des paysans incultes, les mouvements des groupes que l'on avait inculqués avec tant de soins aux soldats, l'amour du métier d'armes et enfin le sens de la discipline se perdaient. Et cette tendance s'accrût encore avec le recrutement de barbares. Quand vers la fin du 3e siècle on est amené à avoir recours à des tribus aussi sauvages que celles de l'Isaurie pour former de nouvelles légions, une telle mesure démontre quel rôle la faiblesse des ressources en hommes a joué dans la politique des empereurs de cette époque. Ce véritable divorce entre l'armée et la population civile est encore renforcé par une réticence grandissante de la noblesse sénatoriale à l'égard de ses obligations militaires. Nous ne saurions douter de l'authenticité du célèbre édit de Gallien, pris sans doute en 261, qui interdit aux sénateurs l'accès aux forces armées. Mais cette mesure législative n'est finalement que la légalisation d'un fait : les jeunes sénateurs n'accomplissaient plus leur service sous les enseignes. Ainsi les postes de gouverneurs des provinces armées et les commandements des légions furent dévolus aux chevaliers, qui eux continuaient à se vouer à la carrière militaire. Mais du coup le Sénat, en tant que représentant des couches les plus fortunées de l'Empire, n'avait plus aucune prise sur l'armée, son influence dans l'Etat diminuait à vue d'œil. Nous sommes très mal renseigné sur les antécédents de princes comme Claude le Gothique, Aurélien, Probus, Carus et Dioclétien et ses co-régents, mais le peu que nous sachions suffit pour que nous puissions affirmer qu'ils avaient tous poursuivi un *cursus* militaire. La plupart d'entre eux sortaient de cette pépinière de chefs qu'avait été le corps d'armée monté en Italie du Nord. La prise du pouvoir par ces hommes ouvre une nouvelle époque, où l'armée se restructurera et se transformera de plus en plus. Ce sont les forces qui accompagnent l'empereur de la tétrarchie qui feront régner à nouveau la paix, mais seulement après des vicissitudes de toute sorte qui dépassent notre sujet. L'Empire a retrouvé, pour une centaine d'années, un nouvel équilibre, dans un cadre légèrement moins étendu ;

c'est le long crépuscule d'une belle journée, mais les exploits d'ailleurs fort mal connus des troupes romaines des 4e et 5e siècles ne doivent pas nous leurrer ; officiers et soldats se barbarisent de plus en plus et ce phénomène exceptionnel d'un peuple libre et cultivé, maintenant pendant presque trois siècles la *pax Romana* dans le monde méditerranéen, et cela dans des conditions qui n'ont cessé de faire l'envie de la postérité, ne se renouvellera plus.

DEUXIÈME PARTIE

LA CITÉ ROMAINE ET LA GUERRE

H. LE BONNIEC

ASPECTS RELIGIEUX DE LA GUERRE A ROME

Les Romains se considéraient comme les plus religieux des hommes ; d'autre part, personne ne contestera qu'ils aient compté parmi les plus guerriers des hommes : on doit donc s'attendre à ce que la conception et la pratique romaines de la guerre mobilisent les puissances divines au service de l'État. Le sujet est si vaste et si complexe que je ne puis en donner qu'une esquisse très insuffisante ; elle se limitera dans le temps à la période républicaine et à l'époque d'Auguste ; elle devra laisser de côté, chemin faisant, maint problème de détail pour essayer de ne retenir que l'essentiel. Nous nous proposons d'étudier d'abord, brièvement, le cycle de la guerre dans le calendrier religieux romain, tel qu'il se reproduit invariablement chaque année ; puis d'examiner plus longuement les divers aspects religieux d'une campagne militaire typique, depuis le début des hostilités jusqu'à la conclusion de la paix et aux cérémonies d'action de grâces. Nous nous demanderons enfin quels dieux romains ont vocation guerrière.

I. — « Le rythme sacral de la guerre ».

J'emprunte cette formule à M. Jean Bayet pour désigner les rites saisonniers de sacralisation et de désacralisation militaires pratiqués tous les ans au mois de mars et au mois d'octobre, c'est-à-dire au printemps et à l'automne : au moment de l'ouverture et de la clôture de la campagne annuelle (à Rome comme en Grèce, à date ancienne, la période hivernale était, du point de vue militaire, un temps d'inaction). Le calendrier reflète avec une grande netteté ces habitudes archaïques ; les rites ont continué à être accomplis pendant des siècles, alors qu'ils ne correspondaient plus à la réalité : de bonne heure, en effet, le retour de la mauvaise saison cessa de marquer *ipso facto* la fin de la guerre, et les opérations continuèrent, au ralenti, même pendant l'hiver. En mars — premier mois de l'année dite de Romulus — les SALIENS exécutent leurs danses sacrées, qui donnent l'éveil aux forces surnaturelles : ils frappent avec un bâton leurs *ancilia*, boucliers sacrés dont l'un était, disait-on, tombé du ciel.

Leur chant archaïque invoque Mars, dieu de la guerre, mais aussi Jupiter et Janus. On peut discuter le problème de savoir si leurs danses avaient un caractère exclusivement guerrier : contentons-nous de souligner que leur tenue et leur équipement ne sont nullement en faveur d'une interprétation agraire : ils portent le bouclier ovale, échancré de chaque côté, en forme de huit, qui ressemble au bouclier « mycénien », et aussi la longue lance archaïque ; ils ont la trabée, vêtement militaire de couleur pourpre, une cuirasse de métal et un casque, c'est-à-dire, dit M. K. Latte (*Römische Religionsgeschichte*, p. 115), qu'ils ont « l'équipement de l'armée romaine archaïque ». Il convient de remarquer que ces prêtres danseurs ne sont nullement propres à Rome : il s'agit d'une institution italique, puisqu'on trouve des Saliens dans plusieurs villes d'Italie centrale : Albe, Lavinium, Tusculum. A Rome, leurs danses avaient lieu à diverses reprises au cours du mois de mars, en particulier le 19, fête du *Quinquatrus*, primitivement fête de Mars, avant d'être considérée essentiellement comme une fête de Minerve. Avec ou sans la participation des Saliens, voici comment se répartissent les cérémonies de sacralisation et de désacralisation :

— les EQUIRRIA sont des courses de chevaux qui ont lieu au Champ de Mars, le 27 février et le 14 mars : les chevaux sont purifiés et sacralisés avant l'ouverture de la campagne ; on ne sait pourquoi la fête était célébrée deux fois.

— le TUBILUSTRIUM est la purification et la sacralisation des trompettes de guerre, le 23 mars et le 23 mai ; cette fois encore le redoublement de la cérémonie est inexpliqué ; assurément cette duplication prouve l'importance à date ancienne des *EQUIRRIA* comme du *TUBILUSTRIUM* ; peut-être cherchait-on à multiplier les garanties d'efficacité ?

Au retour de la campagne d'été a lieu, le 15 octobre, l'étrange mise à mort du « cheval d'octobre », que nous ne pouvons étudier dans le détail, car elle pose des problèmes délicats, mais dont la signification militaire paraît assez claire. L'*EQUUS OCTOBER* était le cheval de droite du char vainqueur dans une course de biges au Champ de Mars. On le sacrifiait à l'autel de Mars, on lui coupait la tête et la queue : celle-ci était portée à la Regia, assez vite pour que le sang pût encore couler sur le foyer. La tête était disputée entre les habitants de la Voie Sacrée et ceux de Subure ; vainqueurs, les premiers la fixaient au mur de la Regia ; les seconds à la tour Mamilia. « Le rite de clôture de l'année militaire est net, avec l'intention de sauvegarder et propager par le sacrifice les forces de victoire pour la prochaine campagne » (J. Bayet, *Histoire politique et psychologique de la religion romaine*, p. 82).

— Enfin, le 19 octobre, l'*ARMILUSTRIUM* était la cérémonie de la purification des armes, au retour des expéditions guerrières où les armes se sont souillées en versant le sang. Les Saliens portaient en procession leurs boucliers sacrés et exécutaient leurs danses ; l'essentiel de la cérémonie semble avoir eu lieu sur l'Aventin, dans une enceinte sacrée appelée aussi Armilustrium, donc en dehors de la limite sacrée du *pomœrium*, ce qui se comprend, puisqu'il s'agit de purifier les armes avant de les introduire sur le territoire sacré de la Ville. Telles sont les fêtes fixes du calendrier ; nous allons considérer maintenant le déroulement d'une campagne militaire.

II. — Aspects religieux d'une campagne militaire.

A. — *La Déclaration de Guerre.*

Deux rituels bien distincts marquent l'ouverture des hostilités : l'intervention des FÉCIAUX et l'ouverture des portes du temple de JANUS.

Les *fetiales* constituent un collège de vingt membres, chargé des rites de la déclaration de guerre, et aussi de ceux du rétablissement de la paix. Un chapitre capital de Tite-Live (I, 32) nous a conservé le détail des rites et les formules juridico-religieuses archaïques. Une délégation de féciaux, conduite par le *pater patratus* et accompagnée d'un porteur d'herbe sacrée (*uerbena*) cueillie sur l'*Arx*, va demander réparation à l'ennemi ; si satisfaction n'est pas accordée au bout de trente-trois jours, le *pater patratus* se rend à la frontière et lance une javeline en territoire ennemi, en prononçant la formule de déclaration de guerre. A partir de ce moment, les Romains considèrent qu'ils ont le droit de faire une guerre qui est « juste et sainte ». Quand l'extension du territoire romain eut rendu pratiquement impossible le jet rituel de la javeline à partir de la « frontière » on eut recours à une fiction d'après laquelle le fécial lançait la javeline dans un terrain considéré juridiquement comme territoire ennemi. Nous noterons, comme nous l'avons fait à propos des Saliens, que l'institution des féciaux n'est pas spécifiquement romaine : selon Tite-Live, le roi Ancus Marcius avait emprunté ce rituel « à l'antique nation des Èquicoles » (une tribu des Èques) dont le nom signifierait « observateurs de l'équité » : *qui aequum colunt*.

L'autre cérémonie (dans laquelle les féciaux n'interviennent pas) est celle de l'*ouverture des portes du temple de JANUS*, que Virgile fait remonter à une fabuleuse antiquité (*Énéide*, VII, 601 sqq.) : « Il existait au Latium d'Hespérie une coutume que les villes albaines ont observée religieusement sans interruption et qu'aujourd'hui Rome, reine du monde, observe encore, quand on commence à exciter Mars aux combats, soit qu'on se prépare à porter chez les Gètes, les Hyrcaniens ou les Arabes la déplorable guerre, soit qu'on s'apprête à marcher contre les Indiens, à poursuivre l'Orient, et à réclamer aux Parthes nos étendards : il y a deux portes de la Guerre (c'est ainsi qu'on les appelle) consacrées par la religion et par la terreur qu'inspire le cruel Mars : cent verrous de bronze, des barres de fer indestructibles les ferment, et Janus qui les garde ne s'éloigne pas du seuil ; quand le Sénat a décidé irrévocablement qu'on se battra, le consul en personne, qui se distingue par la trabée de Quirinus et par la toge ceinte à la mode de Gabies, ouvre ces portes grinçantes, en personne il appelle la guerre ; toute la jeunesse le suit alors et les trompes d'airain font entendre de concert leurs sons rauques. »

Virgile décrit le cérémonial solennel tel qu'on le pratiquait de son temps, Auguste ayant remis en honneur ce rite d'ouverture sur la date duquel on discute, mais qui à coup sûr était tombé en désuétude à la fin de la période républicaine. Le poète imagine qu'il existait déjà dans la capitale de Latinus un temple de Janus ; mais c'est une fiction poétique : c'est seulement au second roi de Rome, au pieux et pacifique Numa, que la tradition attribuait l'institution de cet usage ; ainsi Tite-Live écrit (I, 19) : « Numa construisit un temple de Janus au pied de l'Argilète pour symboliser la paix et la guerre : ouvert, il annonçait que Rome était sous les armes : fermé, que la paix régnait tout autour d'elle. » Le sens de ce rite semble avoir été correctement expliqué par Ovide qui, dans ses *Fastes* (I, 277 sqq.), dialogue ainsi avec le dieu : « Pourquoi rester caché en temps de paix et n'ouvrir tes portes que quand les guerriers prennent les armes ? » — « Ma porte reste grande ouverte pour que le peuple, parti faire la guerre, trouve ouverte la voie du retour. En temps de paix, je condamne la porte pour que la Paix ne puisse s'échapper. » Laissons de côté cette dernière affirmation, car d'autres textes disent que c'est la Guerre qui était tenue enfermée ; l'explication relative à l'ouverture des portes semble exacte : il faut que subsiste le lien magico-religieux qui unit la ville et ses habitants à l'armée en campagne ; la porte fermée serait un obstacle surnaturel à la rentrée des guerriers. Le texte de Virgile fait allusion à un autre rite : *mouent in prœlia Martem* ; nous devons à Servius les précisions suivantes : au début d'une guerre, le général en chef prenait en main la *hasta*, la lance de Mars, et il la secouait en disant *MARS, VIGILA* (« Mars, veille ! »), ce qui ne signifie pas que « *la lance* » était primitivement « *le dieu* », comme on l'a parfois affirmé un peu vite. En même temps il agitait les boucliers sacrés des Saliens. Il donnait donc l'éveil aux forces de guerre. Servius nous a aussi conservé le texte de la formule que prononçait le consul pour appeler les Romains au combat : *Qui rem publicam saluam esse uult, me sequatur* (« que celui qui veut sauver la république me suive »). Virgile y fait nettement allusion : *ipse uocat pugnas : sequitur tum cetera pubes.*

B. — *Le Sacramentum.*

Une fois enrôlés, les soldats juraient fidélité à leur général pour toute la durée de son commandement : les officiers supérieurs prêtaient serment directement au général, puis recevaient le serment de chaque soldat, appelé nominativement. Ce *sacramentum* de caractère religieux créait un lien personnel entre le soldat, ou l'officier, et son chef ; si le général était remplacé, un nouveau serment devait être prêté à la personne du successeur. Le *sacramentum* faisait du citoyen un soldat, et lui donnait le droit de combattre l'ennemi dans une guerre régulièrement déclarée (voir Cicéron, *De Off.*, I, 11, 34-37). Des anecdotes célèbres exaltent la religion du serment chez les anciens Romains (par ex. Cicéron, *De Off.*, I, 13, 39-40) ; inutile d'insister sur ces faits bien connus. Dans ses *Nuits attiques* (XVI, 4), Aulu-Gelle nous a conservé les formules très circonstanciées d'un serment interdisant les vols importants, et d'un autre serment par lequel les soldats s'engageaient à se trouver à telle date en tel lieu déterminé, hormis certaines circonstances exceptionnelles, dûment spécifiées. On me permettra de citer un peu longuement un exemple de serment militaire particulièrement solennel, qui donne une idée saisissante de cet aspect religieux de la guerre que nous cherchons à décrire. A vrai dire, il ne s'agit pas des Romains, mais de leurs ennemis les Samnites ; mais la mentalité religieuse est la même chez ces Italiques que chez les Romains. Tite-Live (X, 38) raconte comment les Samnites, en 293 av. J.-C., levèrent contre Rome la célèbre *legio linteata* (la « légion de lin ») : dans leur effort de guerre, ils avaient mobilisé la puissance des dieux, en ayant recours à un antique serment pour faire de leurs soldats pour ainsi dire des initiés : *ritu quodam sacramenti uetusto uelut initiatis militibus.* On lève des troupes dans tout le Samnium selon une loi nouvelle (particulièrement draconienne) : tout mobilisable qui ne rejoindrait pas l'armée, ou qui la quitterait sans l'ordre des généraux, serait « consacré à Jupiter » (c'est une *lex sacrata* : *caput Ioui sacraretur,* que Fr. Altheim a comparée avec raison à la « loi sacrée » romaine, qui sanctionnait l'inviolabilité des tribuns de la plèbe). Soixante mille hommes se rassemblent à Aquilonia. Là, au milieu du camp, on établit un enclos, avec des claies et des panneaux et on le recouvre de toiles de lin. Un prêtre y offre un sacrifice selon un rituel ancestral archaïque et presque oublié. Une fois le sacrifice achevé, on fait pénétrer dans l'enceinte, un par un, les Samnites que leur naissance ou leurs exploits avaient fait connaître. « On faisait approcher des autels chaque nouvel arrivant, plutôt comme une victime que comme participant au sacrifice et on lui faisait jurer de ne rien dire de ce qu'il aurait vu et entendu en ce lieu. On le forçait à prononcer une affreuse formule d'imprécations contre sa personne, sa famille et sa descendance, pour le cas où il ne marcherait pas au combat, là où ses généraux l'auraient conduit, pour le cas où il se serait lui-même enfui, ou bien, voyant fuir quelqu'un, il ne l'aurait pas tué sur le champ. Au début, certains, refusant de prêter ce serment, furent égorgés autour des autels ; ensuite leurs cadavres, gisant au milieu des victimes abattues, servirent d'exemple aux autres appelés. Les notables Samnites une fois liés par cette imprécation, le général en désigna dix ; on leur dit de choisir chacun un homme et ainsi de suite, jusqu'à ce qu'on atteignît le chiffre de seize mille. Cette légion fût appelée *linteata* (légion de lin) à cause de la couverture de l'enclos dans lequel la noblesse avait été consacrée (*sacrata*) ; on leur donna des armures particulières et des casques à aigrettes, pour qu'ils se distinguent des autres combattants. »

Les combattants samnites, en cette circonstance critique, ne sont donc pas seulement astreints, comme les Romains, au *sacramentum* ; ils sont soumis également à des « *rites d'initiation* » pour lesquels nous ne trouvons pas à Rome d'équivalent. Mais le *sacramentum* suffit à lier religieusement les Romains à leur chef : celui-ci détient l'*imperium* et, lorsque certaines conditions sont réunies, il est *imperator* ; ces notions d'*imperium* et d'*imperator* sont certainement religieuses elles aussi, dans une certaine mesure. Mais je ne veux pas aborder cette question difficile, sur laquelle on trouvera des indications utiles dans la thèse de R. Combès, *Imperator*, 1966, p. 387-440.

C. — *La lustration. Le camp. Les enseignes.*

Avant de partir en campagne, l'armée devait se soumettre aux rites de « *lustration* », cérémonie à la fois expiatoire et apotropaïque, dont le rite essentiel consistait à promener les victimes en cercle, avant de les immoler, autour des personnes à purifier. La *lustratio exercitus* se pratiquait encore au temps de Cicéron, bien qu'elle ne fût plus qu'une « cérémonie de routine », dit M. K. Latte (*Röm. Relig.*, p. 119).

Nous devons à Appien (*B. C.*, V, 401) une description de la lustration de la flotte : l'équipage, en rangs, tourne autour des autels érigés sur le rivage ; les chefs et les sacrificateurs font trois fois le tour des bateaux avec les victimes, et demandent que tout le *mal* passe de la flotte aux animaux sacrificiels ; une partie des victimes est jetée à la mer, et l'autre est brûlée sur les autels.

Chaque fois que l'armée en campagne établira un *camp*, elle accomplira un acte religieux, puisque le *camp* est un *templum*, c'est-à-dire un espace consacré. « La castramétation romaine, écrit Bouché-Leclercq (*Manuel des institutions romaines*, p. 281), était à l'origine, au même titre que le rite de la fondation des cités et colonies, une branche de l'art augural. » La tente du général est un *augurale*, c'est-à-dire que c'est le lieu où il prend les auspices. Rappelons qu'on trouve toujours dans le camp un autel, pour les sacrifices, près du *praetorium* : rappelons aussi le *caractère « sacré » des enseignes* par lesquelles on jurait et auxquelles on rendait un véritable culte.

D. — *La Conduite des Opérations.*

Le grand problème pour le général romain, c'est de n'engager le combat que s'il est sûr de la protection divine; il faut que rien n'ait perturbé l'état de paix entre les dieux et Rome (*pax deorum*). La religiosité romaine a multiplié les précautions. Tout d'abord, avant de quitter Rome, le chef d'armée a pris les auspices au Capitole et prononcé les vœux traditionnels. Flaminius avait négligé d'accomplir ce rite : les dieux l'ont châtié à Trasimène (T. Live, XXI, 63).

Une fois en campagne, le problème de la prise des auspices avait été résolu de la façon la plus simple par les Romains, gens pratiques. Comme le remarque Bouché-Leclercq (« Augures », dans le *Dict. Ant.*, p. 555) : « Les présages tirés de l'appétit des oiseaux, d'une espèce quelconque, ordinairement des poulets, étaient des plus faciles à observer. Aussi étaient-ils à peu près les seuls auxquels on eût recours dans les camps. » On apporte les poulets dans des cages, on les lâche et on leur donne à manger : leur allure et leur appétit donnent des signes. Mais de ces signes les Romains ne sont pas esclaves, comme l'écrit spirituellement M. Jean Bayet (*Hist. polit. et psychol. de la rel. rom.*, p. 55) : « Les chances laissées au hasard seront quasi réduites à rien dans les *pullaria auguria* : tenus en cage, les poulets sacrés ne manqueront guère à donner à l'augure par leur appétit l'indication qu'il désire. »

On sait comment l'annalistique relate le châtiment des sacrilèges qui ne tiennent pas compte des présages envoyés par les dieux : ils attirent le malheur sur eux-mêmes et surtout, ce qui est plus grave, sur l'État. J'emprunte quelques exemples significatifs à Cicéron qui, dans une page de son *De Diuinatione* (I, 35), énumère d'après Coelius Antipater les fautes religieuses commises par Flaminius : alors qu'il conduisait les légions à la rencontre d'Hannibal, son cheval et lui-même s'abattent brusquement devant une statue de Jupiter Stator : il ne tient pas compte de ce signe dont les experts (les *periti*) considèrent qu'il interdit d'engager le combat. Puis l'augure, observant les poulets, annonce qu'il est nécessaire d'attendre encore; alors le consul tourne en ridicule ces auspices tirés de l'appétit ou du manque d'appétit des bêtes (sans aller toutefois jusqu'à les noyer en disant : « s'ils n'ont pas faim, qu'ils boivent », comme l'avait fait Appius Claudius Pulcher pendant la première guerre punique). Ensuite il donne l'ordre d'arracher de terre les enseignes; or le porte-enseigne de la « *première* » compagnie de *hastati* ne peut y parvenir, même avec l'aide de plusieurs légionnaires. Cela signifie évidemment qu'il ne faut pas marcher au combat, mais Flaminius néglige ce nouvel avertissement : trois heures plus tard, son armée est taillée en pièces. Peu importe à notre propos que Flaminius, bête noire de l'aristocratie, ait été chargé après coup de tous les péchés : ces anecdotes ont une valeur d'exemple ; elles nous rappellent qu'aux yeux des Romains un chef digne de ce nom et conscient de ses responsabilités doit rester sans cesse attentif aux signes que les dieux lui envoient.

Il doit aussi respecter certains « tabous » temporels : on ne peut engager à n'importe quel moment les opérations militaires. Pendant les Féries Latines on observait une trêve des armes dans le Latium (MACROBE, *Saturn.*, I, 16, 16 ; *Denys d'Halicarnasse*, IV, 49). Lorsque le *mundus* était ouvert, établissant une communication directe entre la terre et les enfers, Varron cité par Macrobe (I, 16, 18) nous apprend qu'il était interdit par la religion (*religiosum*) d'engager le combat, et même de procéder à une levée de troupes, de mettre en route des soldats et de lever l'ancre. Ce ne sont que trois jours par an soustraits à toute activité militaire : le 24 août, le 5 octobre et le 8 novembre ; mais il y a plus grave : le même Varron (*ibid.*, 19) interdit de faire des levées les jours anniversaires de malheurs (*dies qui essent notati rebus aduersis*), et aussi les jours de fêtes religieuses ; si on a passé outre, il faut offrir un *piaculum* (expiation). Il n'est pas question non plus de combattre les jours « noirs » (*atri*), c'est-à-dire les lendemains des calendes, des nones et des ides, qui étaient impropres à toute entreprise nouvelle (VARRON, *L.L.*, VI, 29 ; Liv., VI, 1, 11 sqq. ; MACROBE, I, 15, 22 ; 16, 21 sqq.). On expliquait historiquement leur caractère funeste : avant de combattre les Gaulois, le tribun militaire Q. Sulpicius avait offert un sacrifice le lendemain des ides de juillet : le désastre de l'Allia en avait été la conséquence directe ; de même, d'autres échecs avaient suivi des sacrifices offerts les lendemains de calendes ou de nones. Bien entendu, les Romains n'étaient pas esclaves de ces prescriptions qui eussent pu entraîner des conséquences désastreuses : MACROBE (*ibid.*, 20) ajoute ces considérations rassurantes : « Il faut savoir pourtant que les Romains n'avaient la possibilité de choisir le jour du combat que s'ils attaquaient, mais si la guerre leur était imposée, aucune considération de jour ne les empêchait de défendre leur vie ou l'honneur de l'État. Comment en effet observer telle ou telle prescription, quand on n'a pas la possibilité de choisir ? » Par contre, le général romain, quand il avait l'initiative, devait s'en tenir aux jours dit *proeliares, quibus fas est res repetere uel hostem lacessere* « auxquels la loi religieuse permet d'adresser des réclamations (par le fécial) et d'attaquer l'ennemi » (MACROBE *ibid.*, 15).

Avant d'engager le combat, il est essentiel de s'assurer l'approbation des dieux. Prenons comme exemple le sacrifice offert en 340, avant la bataille décisive contre les Latins : « Les consuls, avant de faire sortir l'armée pour combattre, sacrifièrent. L'haruspice montra à Décius que la tête du foie, du côté ami (*a familiari parte*), était fendue ; pour le reste, la victime était agréée par les dieux. Quant à Manlius (l'autre consul), il avait obtenu dans son sacrifice des présages particulièrement heureux. « Tout va bien, dit Décius, si mon collègue a de bons présages » (Liv. VIII, 9).

Les ennemis, eux aussi, ont leurs dieux : au lieu de les combattre, les Romains ont parfois cherché à les annexer : par le rite de l'*EVOCATIO*, ils invitaient les divinités tutélaires de leurs adversaires à venir à Rome, à « déserter » pour ainsi dire. Pour les « attirer » (*euocare*), ils leur offraient des sacrifices et leur faisaient des promesses solennelles. C'est ainsi que fut « évoquée » Junon Reine, protectrice de Véies, en 396 av. J.-C. (Liv. V, 22). Ce procédé, connu aussi des Hittites, « révèle une conception indo-européenne, tout opposée à celle des Sémites : le dieu adverse n'est pas l'ennemi qui doit périr avec son roi et son peuple ; il est disponible et assimilable » (J. Bayet, *op. cit.*, p. 122).

Ce rituel archaïque est d'ailleurs resté exceptionnel ; il en est de même pour la *DEVOTIO*, sacrifice de substitution par lequel un général se vouait aux dieux infernaux pour sauver son armée et lui assurer la victoire. Revêtu de la prétexte, la tête voilée, la main au menton, debout sur un javelot, il répétait la formule de consécration que lui dictait un pontife. Après une invocation solennelle à une série de divinités, il vouait l'armée ennemie en même temps que sa personne aux dieux mânes et à Tellus ; puis il se jetait au milieu des ennemis pour se faire tuer, tandis que son contact maudit semait la panique (voir le récit par Tite-Live, VIII, 9, de la *deuotio* de P. Decius Mus en 340 av. J.-C.).

Les exemples historiques de l'*EVOCATIO* et de la *DEVOTIO* sont très rares. Par contre, rien de plus banal que le *VOTUM*, c'est-à-dire le vœu public que prononçait un chef d'armée, soit au début d'une guerre, soit au cours de la campagne, avant une bataille importante ou dans une circonstance critique. On promet au dieu de lui faire un don, s'il accorde la victoire : un bon nombre de temples romains furent édifiés en accomplissement d'un vœu fait sur le champ de bataille. Empruntons à Tite-Live (X, 19, 17) la formule typique du *uotum* : « *Bellona, si hodie nobis uictoriam duis, ast ego tibi templum uoueo* » (vœu d'Appius Claudius, en 296, au cours d'un combat contre les Samnites).

E. — *Fin des Hostilités.*

La campagne est terminée et la victoire acquise. Que faire des *ARMES* prises à l'ennemi ? On pourrait les garder comme un précieux butin : c'est ce que font d'autres peuples, les Grecs et les Germains par exemple, comme le remarque M. Latte (*op. cit.*, p. 129). A Rome, on les brûle : Vulcain, le Feu destructeur, les détruit ; ainsi sont anéanties les forces dangereuses qui pouvaient s'attacher aux armes de l'adversaire.

Un cas particulier, et d'ailleurs exceptionnel, est celui des dépouilles opimes : les *SPOLIA OPIMA* n'étaient pas détruits, mais offerts aux dieux : si le général romain avait tué de sa propre main le général ennemi, il consacrait à Jupiter Férétrius les « dépouilles » du mort ; si le chef romain n'avait pas le droit d'auspice, les dépouilles, dites « secondes », étaient vouées à Mars ; si l'exploit avait été accompli par un simple soldat, ces « troisièmes » dépouilles étaient offertes à Janus Quirinus (ou à Quirinus). La tradition ne connaît que trois exemples de dépouilles opimes de la première sorte : le premier est légendaire et concerne Romulus ; le second est relatif à Aulus Cornélius Cossus (en 437 av. J.-C.) et il est longuement discuté par Tite-Live (IV, 20) ; le troisième est historique : en 222, C. Claudius Marcellus tua et dépouilla le roi des Insubres, Viridomar.

Éventuellement, le général victorieux obtenait du Sénat le vote de *SUPPLICATIONES*, c'est-à-dire de prières et de sacrifices solennels par lesquels on remerciait les dieux. L'équivalent moderne en serait un *Te deum* dans la cathédrale métropolitaine du pays victorieux. Dans les cas les plus anciens, la durée des « supplications » n'était que d'un, deux, ou trois jours ; mais on sait que César obtint en 45 des *supplicationes* de cinquante jours. Il s'agissait avant tout, dans la circonstance, de glorifier l'*imperator* ; mais il n'en est pas moins vrai que le rite est profondément religieux à l'origine et qu'il l'est resté dans une certaine mesure. Le *TRIOMPHE*, honneur envié s'il en fut, était lui aussi une cérémonie essentiellement religieuse : le fait est trop connu pour qu'il soit utile d'y insister. Rappelons seulement que le triomphateur montait au Capitole sacrifier des taureaux blancs à Jupiter : il portait pendant la cérémonie les attributs et le costume du dieu suprême, qu'il semblait temporairement incarner : tunique brodée de palmes, toge pourpre rehaussée de broderie d'or, sceptre d'ivoire surmonté d'un aigle, lourde couronne d'or qu'un esclave soutenait au-dessus de sa tête.

Les rites de la conclusion du traité de *PAIX* étaient assurés par les féciaux, comme ceux de la déclaration de guerre. Cette cérémonie très archaïque, tombée en désuétude à la fin de la république, fut restaurée par Auguste. Le représentant du peuple romain (*pater patratus*) immolait un porc avec un silex, en invitant Jupiter à frapper de sa foudre quiconque violerait les conditions de la paix. Deux divinités se portaient garantes du traité : *JUPITER* et la foi jurée, *FIDES*, déesse très ancienne, dont le rôle capital dans les relations internationales a été mis en lumière par M. Boyancé, et dont je ne dirai rien, puisque M. Heurgon nous a entretenus récemment de « La guerre romaine aux 4e-3e siècles et la *Fides Romana.* » La paix elle-même était une divinité, qui à vrai dire n'apparaît que tardivement, puisque c'est une monnaie de César, datant de 44, qui nous atteste pour la première fois sa divinisation. On sait qu'Auguste favorisa le développement d'une véritable mystique de la *PAX AUGUSTA*.

III. — Les dieux romains de la guerre.

Le moment est venu de nous demander à quels dieux les Romains avaient plus volontiers recours dans les périls de la guerre. Ces divinités tutélaires sont nombreuses, mais des distinctions s'imposent : certains grands dieux assurent au guerrier une protection générale et permanente ; d'autres divinités personnelles sont occasionnellement invoquées à des fins militaires ; enfin des « abstractions » divinisées exercent une compétence spécialisée, uniquement guerrière.

A. — En fait de dieux *GUERRIERS* à proprement parler, on ne trouve à citer, parmi les grandes divinités personnelles, que *JUPITER* et *MARS* sans qu'on puisse dire que ce sont des dieux exclusivement guerriers : un grand dieu ne se cantonne pas dans une seule fonction. Le *JUPITER* romain, protecteur de l'État, est, par certains aspects, un dieu de la guerre. C'est à lui que Romulus, selon la tradition, consacre les premières dépouilles opimes ; c'est encore lui qui arrête la débandade des Romains dans le combat contre les Sabins : Romulus fait vœu de lui élever un temple en sa qualité de *STATOR* (« celui qui arrête les fuyards »). Cette tradition cultuelle se maintint : on construisit un temple à Jupiter Stator en 294 sur la pente du Palatin, un autre en 146 près du Cirque Flaminius. Un autre surnom de Jupiter est spécifiquement militaire : comme *VICTOR*, il reçoit un temple voué par Q. Fabius Maximus en 295, pendant la guerre contre les Samnites. Rappelons que le triomphateur montait au temple de Jupiter Capitolin pour y rendre grâces et y sacrifier. Mais le dieu de la guerre par excellence, c'est *MARS*. Le mois qui porte son nom est occupé en grande partie, nous l'avons vu, par les rites guerriers exécutés par les Saliens. Dans la langue courante, *Mars* est synonyme de combat : *aequo Marte, incerto Marte*, etc. Avant de partir en campagne, nous l'avons dit, le général invoquait Mars en secouant la lance qui symbolisait le dieu. C'était à lui que revenaient les dépouilles opimes de la deuxième catégorie. Il était *Gradiuus, cognomen* dont l'étymologie et le sens exact nous échappent, mais que les Anciens comprenaient au sens de « combattant » ; il était *INVICTUS*, « invincible », et *VLTOR*, « vengeur » (c'est à ce titre qu'Auguste lui éleva un temple, pour avoir vengé à Philippes son père adoptif, César). M. Dumézil s'est efforcé de différencier les interventions de Jupiter et de Mars : « Tous deux, avec une égale efficacité, sont intervenus dans des batailles au profit des Romains, mais par des procédés bien différents » : alors que Mars intervient en utilisant « les moyens normaux du combattant » comme un guerrier « dont la technique n'est surhumaine que parce qu'elle pousse à l'extrême les ressources de celle des *iuuenes* ordinaires », Jupiter se manifeste par une « intervention purement magique et non militaire », par un « acte de sorcier tout-puissant et non de guerrier invincible », par « une prise immédiate qui retourne l'ordre normal des événements et renverse l'issue de la lutte » (*Jupiter, Mars, Quirinus*, p. 80 sqq.). Cette distinction semble fondée ; ce qu'on accordera sans doute moins aisément à M. Dumézil, c'est de ne voir en Mars qu'un guerrier : sans vouloir soulever à nouveau ici la querelle du Mars « agraire » il convient de souligner, comme on l'a fait depuis longtemps, que les fonctions du dieu ne se cantonnent pas dans un domaine purement militaire. Les Frères Arvales l'invoquaient dans leurs litanies, on lui offrait un sacrifice pour la santé des bœufs, et la lustration du domaine rural s'accomplissait sous son patronage.

On nous pardonnera de laisser de côté dans ce bref exposé l'obscur problème de *QUIRINUS*. Il semble difficile de rejeter complètement la thèse des savants qui en font une sorte de Mars sabin (voir par ex. K. Latte, *op. cit.*, p. 113) ; un aspect militaire de sa personnalité semble indéniable : c'est à lui qu'on offrait la troisième sorte de dépouilles opimes, le flamine de Portunus graissait les armes de Quirinus, dit Festus, p. 238 L. En fait, l'énigme de Quirinus n'est pas résolue.

B. — Certaines divinités peuvent, *à l'occasion*, être invoquées à des fins militaires, alors que la guerre n'est pour elles qu'une activité secondaire ou même une activité qui leur est normalement étrangère. La liste des dieux et des déesses auxquels des temples ont été voués à l'occasion d'un combat est aussi longue que variée : toute grande divinité (ou presque) *peut* éventuellement être invoquée par un chef militaire en difficulté. Le choix s'explique par des circonstances particulières : par exemple une dévotion personnelle ou familiale. Examinons, sans souci d'être complet, les cas qui nous ont paru particulièrement intéressants.

Dans la triade Capitoline, *JUNON* est la parèdre de Jupiter et, à ce titre, il faut voir en elle une déesse poliade ; mais elle a été éclipsée dans cette fonction par Jupiter. Ce n'est pas une guerrière comme la Junon *Sospita* (protectrice) de Lanuvium, dont la statue portait la lance et le bouclier : c'est à cette dernière précisément que le consul C. Cornélius Céthégus voua un temple en 197, au cours d'une guerre contre les Celtes. En qualité de *Moneta* (« celle qui avertit »), Junon avait sur l'*Arx* un temple que lui avait voué le dictateur L. Furius Camillus au cours d'un combat contre les Aurunces (T. Live, VII, 28). L'autre parèdre de Jupiter au Capitole, *MINERVE*, ne joue, elle aussi, qu'un rôle très effacé comme protectrice de l'État. Elle a beau avoir été de bonne heure identifiée avec Athéna, le culte romain l'honore seulement comme déesse des artisans. A la différence de la déesse grecque, Minerve n'est pas une guerrière : cet aspect n'apparaît parfois que chez les poètes et ne répond à aucune réalité cultuelle. *NEPTUNE*, dieu de la mer, par assimilation avec Poseidon, est naturellement le protecteur de la flotte ; mais on sait que les Romains n'étaient pas des marins et qu'ils se sont assez peu intéressés (sauf circonstances exceptionnelles) à leur marine de guerre. Nous sommes mal renseignés sur Neptune dont le culte a été trop peu étudié. Parmi les divinités grecques les plus anciennement adoptées à Rome, on compte les *DIOSCURES*, qui nous apparaissent dans un rôle guerrier dès le début du 5e siècle : selon la tradition, au cours de la bataille du lac Régille livrée en 499 contre les Latins, le dictateur A. Postumius fait vœu d'élever un temple aux Dioscures en cas de victoire. Ceux-ci combattent aux côtés des Romains et mettent l'ennemi en fuite ; le soir, ils viennent faire boire leurs chevaux à la fontaine de Juturne et annoncer au peuple la victoire. Leur temple fut dédié au Forum en 484. Castor et Pollux — surtout Castor — sont spécialisés à Rome comme « *patrons des cavaliers* », dont la parade annuelle (*transuectio equitum*) avait lieu le 15 juillet, jour anniversaire de la bataille du lac Régille et de la dédicace du temple des Dioscures. On les voit figurer sur des monnaies, en cavaliers armés de la lance ; mais on sait qu'ils n'étaient pas *uniquement* les protecteurs de la cavalerie romaine : ils étaient également invoqués par les navigateurs en péril. Un autre dieu grec adopté de bonne heure fut Héraklès-*HERCULE* et on ne s'étonnera certes pas de le voir figurer parmi les dieux guerriers. M. J. Bayet a montré comment l'aspect militaire de l'Hercule romain s'était développé sous l'influence de l'Hercule sabin de Tibur. En se latinisant, Héraklès est devenu un dieu de la victoire ; il est le vainqueur par excellence, *VICTOR* ; l'invincible, *INVICTUS*, et c'est en cette qualité qu'on lui offrait un sacrifice annuel, les 12 et 13 août. Les généraux lui vouaient parfois la dîme prise sur leur butin. Certains de ses temples ont une origine militaire : celui que fit ériger M. Fulvius Nobilior après la prise d'Ambracie en 189 av. J.-C. ; le sanctuaire construit sur le Caelius par L. Mummius, après la destruction de Corinthe en 146. Mais n'oublions pas que l'Hercule romain n'est pas seulement le patron des guerriers : c'est plus encore le patron des marchands. A la différence d'Héraklès, *APOLLON* ne semblait nullement prédisposé à jouer un rôle guerrier. Et en effet, comme M. Jean Gagé l'a bien montré, c'est d'abord à l'Apollon *medicus*, l'Apollon « médecin », que Rome eut recours pour qu'il mette fin à une épidémie, en 433. Mais lorsque furent institués les *Ludi Apollinares*, en 212, à un moment critique de la guerre contre Hannibal, c'était bien la victoire sur l'ennemi qu'on demandait au dieu. Plus tard, Apollon devint le dieu protecteur d'Auguste et de sa famille et fut considéré comme la divinité tutélaire qui avait accordé à Octave la victoire d'Actium. Néanmoins on peut dire qu'Apollon ne fut qu'occasionnellement un dieu guerrier. Dans les moments de crise (nous venons de le voir à propos de l'institution des jeux d'Apollon) on faisait appel à des divinités puissantes, même si elles n'avaient pas vocation guerrière : c'est ce qui se produisit à nouveau, lorsque le culte hellénisé de la déesse orientale *CYBELE*, la Mère des dieux, fut introduit à Rome en 204 av. J.-C. Les livres sibyllins promettaient en effet qu'Hannibal serait chassé d'Italie si on allait chercher à Pessinonte la *Magna Mater* de l'Ida (Tite-Live, XXIX, 10, 5). D'une manière significative, on installa la pierre noire qui matérialisait la déesse dans le temple de *Victoria*, en attendant que Cybèle eût son propre sanctuaire sur le Palatin. Mais la carrière militaire de *Magna Mater* ne connut pas d'autres développements. Deux déesses d'origine italique méritent enfin une mention particulière : on sait que *FORTUNA*, la Chance divinisée, était vénérée à Rome sous des formes multiples : rien d'étonnant si le culte de la *Fortuna Equestris*, protectrice des cavaliers, avait un temple, que Q. Fulvius Flaccus lui avait voué en 180 av. J.-C., pendant un combat de cavalerie. Sur le Champ de Mars s'élevait le temple de la *Fortuna huiusce diei* (la « Fortune de cette journée »), voué par Q. Lutatius Catulus au cours de la dure bataille de Verceil (été 101 av. J.-C.). L'autre divinité est *VÉNUS*, déesse de l'amour, la moins guerrière des déesses. Incorporée à la légende troyenne des origines de Rome, la Vénus du Mont Eryx en Sicile fut introduite à Rome à un moment critique de la deuxième guerre punique : voué en 217, son temple fut dédié en 215 sur le Capitole ; un autre sanctuaire lui fut voué en 184, pendant la guerre contre les Ligures, et dédié en 181 près de la porte Colline. Vénus est donc devenue une grande déesse nationale. A partir du dernier siècle de la république, son culte prit une forte couleur politique : de grands ambitieux la choisirent comme protectrice ; elle fut pour Sylla la déesse qui porte chance (*Felix*), pour Pompée la déesse victorieuse (*Victrix*) ; comme mère (*Genetrix*) elle devint l'aïeule mythique de César et de la dynastie julienne. Sans devenir à proprement parler une « *guerrière* », elle s'est métamorphosée en « *patronne de guerriers* » éminents.

C. — Un des caractères les plus originaux de la religion romaine, c'est de faire une large place au culte d'« abstractions » divinisées. Nous rencontrons un bon nombre de ces idées-forces dans le domaine qui nous intéresse. La guerre elle-même est divinisée : *BELLONA* (de *bellum* ; anciennement *DUELLONA*, de *duellum*) figure parmi les divinités invoquées dans l'antique formule de la *deuotio* (T. Live, VIII, 9, 6) ; elle avait, depuis le début du 3e siècle, son temple au Champ de Mars, hors du *pomœrium*, près de l'autel de Mars (T. Live, X, 19, 17). Cette déesse latine fut tardivement identifiée avec Mâ, déesse de Cappadoce. Les Romains avaient divinisé les qualités intellectuelles et morales indispensables au guerrier : *HONOS*, l'Honneur militaire, *VIRTUS*, la Vaillance guerrière, reçoivent un culte souvent commun : les deux notions sont inséparables. En 217, après la défaite de Trasimène, le Sénat érigea sur le Capitole un temple à *MENS*, l'Intelligence : les Romains lui demandaient la lucidité prudente et ferme qu'exigeait la conduite de la guerre contre Hannibal. Mais la prudence et la sagesse ne suffisent pas pour être heureux à la guerre : la *FELICITAS*, la Chance divinisée, est également nécessaire ; aussi cette déesse (qui faisait double emploi avec *FORTUNA*) avait-elle un temple au Vélabre, dédié vers 150 av. J.-C. par C. Licinius Lucullus, à la suite d'une campagne heureuse en Espagne. Il faut aussi neutraliser les forces dangereuses qui causent la déroute : si l'on en croit Tite-Live (I, 27, 7), le roi Tullus Hostilius, au cours d'un combat difficile contre les Véiens, avait voué des temples à *PALLOR* et à *PAVOR*, la Pâleur et la Panique personnifiées. Une divinité particulière, *SALUS*, assurait la sauvegarde de l'État ; cette déesse, honorée également en Italie centrale, avait à Rome un temple sur le Quirinal, voué en 311 pendant la guerre contre les Samnites et dédié en 302 (Tite-Live, IX, 43, 25 ; X, 1, 9). A l'époque impériale, des monnaies représenteront la *SECURITAS*, la Sécurité divinisée du peuple Romain, armée d'une lance. Bien entendu, la force divine qui donne la victoire, *VICTORIA*, était l'objet d'un culte (cf. *Niké* chez les Grecs). Les Romains la considéraient même comme une de leurs plus anciennes divinités : la tradition voulait qu'Évandre lui eût consacré un autel sur le Palatin (*Denys d'Halic.*, I, 32, 5). Son temple, également sur le Palatin, fut dédié en 294 par le consul L. Postumius Megellus, qui partait se battre contre les Samnites. Statues de la Victoire et monnaies à son effigie, inspirées de modèles hellénistiques, se multiplièrent pendant le dernier siècle de la république. Sylla, puis César, fondèrent des jeux en son honneur. Après Actium, Auguste dédia en 29 une statue et un autel de la Victoire dans la curie Julienne ; chaque sénateur devait lui offrir en entrant l'encens et le vin. Souvent associée à Jupiter et à Mars, la Victoire était une grande déesse ; sur de nombreuses monnaies et sur des monuments figurés, elle apparaît comme l'une des principales divinités tutélaires de Rome et des empereurs. On sait comment l'autel de la Victoire, au Sénat, devint au Bas-Empire le symbole de l'ultime résistance des païens contre le christianisme.

Au terme de ce rapide examen, une conclusion s'impose : guerre et religion sont à Rome inséparables ; plus que partout ailleurs, semble-t-il, dans les sociétés anciennes, la guerre y est sacralisée et la plupart des grands dieux, assistés de divinités spéciales, sont mobilisés en vue de la défense et de l'expansion de l'État.

C. NICOLET

ARMÉE ET SOCIÉTÉ A ROME SOUS LA RÉPUBLIQUE : A PROPOS DE L'ORDRE ÉQUESTRE *

Comme toutes les sociétés antiques, mais de façon peut-être plus systématique, la société romaine apparaît modelée par la guerre [1]. Dans la plus ancienne tradition annalistique, le rythme de la vie publique est celui-là même de la guerre, de la guerre-institution, qui revient avec une nécessité quasi biologique à chaque printemps [2]. A Rome comme ailleurs, à partir de ce qu'on peut appeler l'âge classique (4e ou 5e siècle), la communauté

1. Il n'existe pas pour Rome, à ma connaissance, d'ouvrage général sur le sujet dont un aspect m'intéresse ici : la place de l'armée dans la société, les rapports entre armée et société, d'une part ; la place de la guerre, d'autre part, dans la mentalité romaine. (Pour une synthèse de ce genre, cf. le livre exemplaire de M. LAUNEY, *Recherches sur les armées hellénistiques*, 2 vol., De Boccard, Paris, 1949-1950). Il faut donc recourir encore aux manuels, le plus complet étant J. KROMAYER, G. VEITH, *Heerwesen und Kriegsführung der Grieschen und Römer*, (*Handbuch*...de I. Von MÜLLER et W. OTTO, 1928), mais purement descriptif, et s'intéressant plus à la technique militaire qu'aux problèmes sociaux. Il faut encore recourir à J. MARQUARDT, *L'Organisation militaire chez les Romains*, trad. franç. (1891) ; (voir aussi M. MARIN Y PENA, *Instituciones militares Romanas*, Madrid, 1956, cf. chap. XI, *Condiciones del servicio*, p. 191 sqq.). Une synthèse remarquablement informée, nouvelle et stimulante a été donnée par R. MAC MULLEN, *Soldier and civilian in the later Roman Empire*, Harvard Univ. Press, 1963 ; cf. aussi les remarques générales de F. E. ADCOCK, *The roman art of war under the Republic*, Martin Class. Lectures VIII, 1939 ; de E. CICCOLI, *La guerra e la pace nel mondo antico*, Turin, 1901. Sur la période qui nous occupe, les meilleures études sont celles de R. E. SMITH, *Service in the post-marian army*, Manch. Univ. Press, 1959, et de P. A. BRUNT, G. R. WATSON, J. SUOLAHTI, que nous citerons *infra* à leur place. Cf. aussi les mises au point intéressantes de A. PIGANIOL, *La Conquête romaine*, 1967² p. 165-175 : *La guerre, institution sociale.*

2. Sur le rôle des guerriers dans la plus ancienne « tripartition » des sociétés indo-européennes, cf. les hypothèses bien connues de G. DUMÉZIL, en particulier *Luperques et Flamines* (dans *Mithra-Varuna*, 1947, p. 23-42) et *Nexum et mutuum* (*ibid.*, p. 130-132). Sur la première communauté romaine, conçue comme une aristocratie d'éleveurs, les vues de A. ALFÖLDI, *Der Frührömische Reiteradel und seine Ehrenabzeichen*, Baden-Baden (1952) et récemment *Early Rome and the Latins*, 1964 ; sur les événements du 5e siècle, les fermes commentaires de J. BAYET, *Tite-Live*, IV (coll. Budé) p. 108 sqq.

* Voir en fin d'article.

politique est essentiellement une communauté de défense [3] (la « constitution des hoplites »), et la sphère supérieure et essentielle de la vie publique, celle définie par l'*imperium* [4] — ceux qui l'exercent, les magistrats, ceux qui le délèguent, les *Quirites*, dans leurs assemblées — est avant tout celle des activités militaires. La constitution censitaire dite « de Servius Tullius » [5], datant peut-être du 6e siècle, mais mise en forme, perfectionnée et modifiée sans cesse jusqu'au début du 2e siècle av. J.-C., associe étroitement participation politique et participation militaire ; mais il serait faux de dire « droits » politiques et « devoirs » militaires, car, dans ses couches les plus anciennes, la tradition garde le souvenir d'un moment où la participation militaire était un « droit », elle aussi, et même un privilège, recherché autant pour le profit non négligeable qu'on en attend, que pour le prestige qui peut s'en dégager. Double face, toujours, du Janus romain : la guerre romaine, toute de prudence, apparaît, ou veut apparaître, comme étroitement défensive, et par là soucieuse de mettre les dieux de son côté : le Romain gardera sa *fides* [6] comme garantie de sa survie ; il devra se « dévouer », comme certains de ses héros mythiques, pour la patrie en danger, et vivra sa vie civique dans la tension permanente d'une *disciplina militaris* « à la Manlius » [7]. Mais en même temps, la guerre est profit, est conquête : Rome est un « peuple de loups ». Phénomène général et naturel dans tout le monde antique, sans doute : les traités d'alliance de ville à ville, on l'a montré, sont surtout soucieux de régler minutieusement, à l'avance, le problème toujours délicat du butin [8]. Il n'y a pas de guerre

3. Sur la révolution tactique du « combat des hoplites », M. P. Nilsson, « The introduction of the hoplite tactics in Rome : its date and consequences », *JRS*, 1929, p. 1-11 ; et récemment A. M. Snodgrass, « The hoplite reform and history », *JHS*, 1966.

4. Sur les rapports entre l'*imperium* et le triomphe, voir H. Wagenwoort, *Roman dynamism*, 1947, p. 59 sqq. (J. Bayet, *Tite-Live*, III, éd. Budé, p. 120-122) ; cf. en particulier p. 62-63, sur la traduction du grec ἄρχων (Xen., *Cyr.* I, 6, 25) par le latin *imperator*, Cic., *Tusc.* II, 62.

5. Sur la « constitution » servienne, et sur la tradition qui l'a transmise, cf. en dernier lieu E. Gabba, « Studi su Dionigi di Alicarnasso, II, il regno di Servio Tullio », *Athenaeum*, 1961, p. 98-121 ; L. Ross Taylor, *Voting assemblies of the Roman Republic*, Ann Arbor, 1966 ; pour une date de rédaction relativement tardive des textes « canoniques », C. Nicolet, « La réforme des comices de 179 av. J.-C. », *RHD*, 1961, p. 341-358 et *L'Ordre équestre à l'époque républicaine*, 1966, p. 23. Sur les rapports entre recrutement et richesse, Denys IV, 19, 3-4 ; sur l'abaissement progressif du chiffre censitaire déterminant la classe des *adsidui*, cf. les études définitives de E. Gabba, « Le origini dell'esercito professionale in Roma », *Athenaeum*, 1949, p. 173-209, et « Ricerche sull'esercito professionale romano da Mario ad Augusto », *Athenaeum*, 1951, p. 151-284.

6. Cf. *sup.* la communication de J. Heurgon.

7. Sur les *Manliana imperia*, Liv., IV, 29, 6 ; VIII, 7 (mais sur les *imperia Postumiana*, Aulu-Gelle, *N.A.*, I, 13, 7) ; sur la *severitas*, voir les exemples scolaires rassemblés par Valère Maxime, II, 7, 1-15, II, 9 *inc.* ; II, 9, 7 ; 8 ; VI, 3, 3 ; 4.

8. A. Aymard, « Les deux premiers traités entre Rome et Carthage », *REA* (1957), p. 277 ; Id., « Le partage des profits de la guerre dans les traités d'alliance antiques », *RH*, 1957, p. 233-249 ; à propos du fameux traité entre Rome et les Étoliens sur une inscription de Thyrreion, cf. R. G. Hopital dans *RHD*, 1966, p. 14-18 et 204-246.

sans butin, qu'il soit provisoire (hommes et bêtes) ou durable (terres). Mais pour Rome, cette situation commune à toutes les cités grecques ou hellenistiques prend, dans le contexte étrusco-italique, une dimension de plus ; la guerre n'est pas seulement une fatalité inévitable avec ses risques et ses profits, dans un monde où « l'autre » commence au prochain col ou de l'autre côté du fleuve ; elle est peut-être aussi une nécessité ou mieux une « vocation » biologique et ethnique : « peuple de loups », disaient les Samnites [9], orfèvres en la matière, qui ont constitué, du 5e au 1er siècle av. J.-C., une réserve permanente de mercenaires, un pôle de diffusion d'hommes en quête d'aventures, souvent lointaines, et de profits ; phénomène durable et profond, qui s'accompagne d'émigrations définitives, celle des Mamertins à Messine à la fin du 4e siècle, celle des compagnons de P. Sittius en Numidie au milieu du 1er siècle [10]. Rome, combattant puis assimilant en partie de tels peuples, hérite de leurs traditions ; mais les Etrusques aussi avaient eu un passé militaire glorieux : leurs grands seigneurs avec leurs armées semi-privées de *lautni*, leurs condottières opérant sur mer ou sur terre dans les îles, en Sicile, en Afrique, ont laissé bien des traces dans l'héritage commun de Rome. Si bien qu'on peut se poser quelques problèmes : la cité romaine obéit-elle complètement au schéma classique de « l'armée civique », fondée essentiellement sur la guerre défensive, excluant une « spécialisation » quelconque des individus ou des classes dans les activités militaires (peut-être d'ailleurs un tel schéma est-il un leurre, ou plutôt un beau principe qui, dans le concret, n'a jamais existé ?). Y eut-il, à l'origine, une répartition fonctionnelle des tâches et des classes ? Le patriciat, par exemple, est-il une « classe militaire » [11] ? Tel épisode,

9. Pontius Telesinus en 82 av. J.-C. : Velleius, II, 27, 3 ; cf. Liv., II, 66, 4 ; Justin, XXXVIII, 6, 8.

10. Sur le monde samnito-campanien, J. Heurgon, *Recherches sur ... Capoue préromaine*, Paris, 1942 ; ID., *Trois études sur le « ver sacrum »*, coll. Latomus, XXVI, 1957 ; sur les Mamertins : Polybe, I, 8 sq., Diodore, XXI, 18 ; XXII, 7, 4 ; 13 ; Plut., *Pyrrhus*, 23-4 ; sur l'affaire de Rhegium en 280 : Diodore, XXII, 1 ; sur les mercenaires italiens dans le monde grec, M. Launey, *Rech. sur les armées hell.*, II, p. 604 : Lucaniens, Sicules, Campaniens, Mamertins, etc. ; quelques étrusques((Πέδιος Τυρρη[νός], à Hadra, cf. E. Breccia, *Bul. Soc. Arch. Alex.*, XXV, 102 ; un autre, *Pap. Petrie*, II, 44, 5) : les Romains mercenaires sont, eux-mêmes, beaucoup plus rares ; cf. G. Griffith, *The Mercenaries of the hellenistic world*, 1933, p. 243 ; M. Launey, II, p. 606. Sur les condottieri étrusques (on peut invoquer la figure de Macstarna, de Caelius et Aulus Vibenna) cf. J. Heurgon, *La Vie quotidienne chez les Étrusques*, 1961, p. 63-67 ; cf. aussi les *elogia* de Tarquinies publiés par P. Romanelli, *Not. Scavi*, 1948, p. 260, et commentés par J. Heurgon, *Mél. Arch. Hist.*, 1951, p. 119 sqq. L'un des magistrats a « le premier conduit une armée en Sicile » (sur l'interprétation de cette phrase, J. Heurgon, *La Vie quot.*, p. 315-316).

11. Le problème de l'organisation sociale et militaire archaïque est lié à celui de la « première cavalerie » ; depuis Helbig, à la fin du siècle dernier, la question n'a jamais cessé d'être profondément controversée ; en gros, elle oppose ceux qui croient que l'*equitatus* originel, qui se prolonge dans l'*ordo equester* de l'époque classique, repré-

comme celui des 306 Fabii, peut faire croire à une sorte de guerre particulière menée à la mode étrusque, par une *gens* [12]. Tels autres — les passages de Tite-Live où se manifeste une rivalité entre fantassins et cavaliers [13] — peuvent maquiller sans la cacher, contrairement à ce que voulait W. Helbig, une opposition structurelle et sociale entre des « guerriers spécialisés » (les *equites* patriciens ?) et des guerriers-citoyens : mais qui peut l'assurer ? Il faut remarquer en tout cas que la tradition annalistique concernant les luttes du patriciat et de la plèbe, tout encombrée d'anachronisme qu'elle soit, s'organise presque entièrement autour de contestations ou de revendications qui ont la guerre pour objet : le partage du butin, la solde, l'endettement des citoyens retenus aux armées, le partage du « territoire public » fruit de la conquête (à cette époque !) ; dans cette lutte, le patriciat revendique âprement la conduite et les profits de la guerre ; mais il joue aussi de la guerre comme d'une arme politique, cherchant en quelque sorte à transférer dans la vie civique — et civile — les rigoureuses hiérarchies et les méthodes, voire la qualité d'*imperium*, propres à la vie des camps. Les armes de la plèbe, d'un autre côté, ne sont pas uniquement celles de luttes civiles : les tribuns, à l'origine, ont peut-être été des chefs

sentait une véritable noblesse militaire (d'origine indo-européenne : des éleveurs), monopolisant, d'abord autour des rois, puis en tant que patriciens, prestige religieux et pouvoir politique ; et, d'un autre côté, ceux qui nient l'existence, à Rome, d'une telle classe, et insistent sur la prééminence totale de l'infanterie des hoplites. Dans le premier camp, cf. essentiellement A. Alföldi, *Der Frührömische Reiteradel und seine Ehrenabzeichen*, Baden-Baden, 1952, et tout récemment « Die Herrschaft der Reiterei in Griechenland und Rom nach dem Sturz der Könige », « *Gestalt und Geschichte* », *Festschrift K. Schefold, Antike kunst*, 1967, 13-46 ; pour un état de la question, cf. J. Wiesner, « Reiter und Ritter in ältesten Rom », *Klio*, XXXVI, 1944, p. 45-100 ; dans le deuxième camp, essentiellement W. Helbig (pour la liste de ses travaux sur ce point, C. Nicolet, *L'Ordre équestre*, p. 16, n. 6 : essentiellement « Zur Geschichte des römischen Equitatus », *Abhand. Bayer Akad.*, XXII, 1905, p. 267-367), et récemment A. Momigliano, « Procum Patricium », *JRS*, 1966, p. 16-24. Je me garderai de prendre parti pour les hautes époques ; il me semble pourtant qu'à Rome, comme partout ailleurs, le cheval a dû être un privilège aristocratique, d'une aristocratie guerrière à la fois fonctionnelle et héréditaire. Cf. les exemples réunis, pour la Grèce, par Alföldi, *Festschriften*, p. 27 sqq. ; pour la Campanie des 5e et 4e siècles, cela semble évident (cf. C. Nicolet, « Les *equites Campani* et leurs représentations figurées », *Mél. Arch. Hist.*, 1962, p. 463-517). Pour une période beaucoup plus haute, à Marzabotto, G. Mansuelli a remarqué que les premiers symptômes de différenciation sociale dans les nécropoles accompagnent précisément l'apparition du matériel militaire propre à l'équitation (« La cité étrusque de Marzabotto et les problèmes de l'Étrurie padane », *CRAI*, 1960, p. 65-84).

12. Sur l'épisode des 306 Fabii, T.L., II, 48-50 ; pour une interprétation discutée de l'épisode, A. Alföldi, *Early Rome and the Latins*, 1961, p. 312 (W. Kubitschek, *De Rom. trib. orig.*, p. 12) ; sur les armées *gentilices* des étrusques (clients-paysans armés par les nobles), T.-L. IX, 36, 12 ; cf. Denys, IX, 5, 4 et J. Heurgon, *Les pénestes étrusques chez Denys d'Halicarnasse*, coll. Latomus, 1959, p. 713 sqq. ; R. M. Ogilvie, *A Com. on Livy*, 1965, p. 379.

13. Liv., II, 20 ; III, 62 ; IV, 38 ; IV, 24 ; IV, 33 ; VIII, 30.

militaires, mais d'une autre nature que les magistrats[14]; leur tactique politique est aussi une tactique militaire : les sécessions nous sont représentées comme telles ; l'effet le plus net de la *provocatio* ou du *veto* tribunicien est d'interdire le *dilectus* habituel. Un épisode comme la révolte manquée de 338 montre les relations étroites entre la vie sociale et les réalités de la guerre. De cette histoire militaire dont les faits (quelle que soit la déformation du récit) sont connus, il faudrait rechercher précisément les implications sociales, voire sociologiques : le fait militaire étant mis au premier plan non plus comme événement, mais comme structure ; c'est un vaste projet, à peine abordé ici ou là.

Je voudrais ici me limiter au problème de la spécialisation éventuelle de l'activité militaire à Rome, dans un ou deux groupes sociaux, pour une période beaucoup moins obscure, la fin de la république. Les historiens modernes, qu'ils le veuillent ou non, sont souvent les victimes des généralisations intéressées des anciens eux-mêmes : or, s'agissant de Rome, et de Rome en guerre, le « dossier » livré à nous par les historiens, les orateurs, les politiques est particulièrement suspect, car il obéit soit à des règles strictes d'élaboration rhétorique (Tite-Live ou Florus), soit à un souci de démonstration systématique (Polybe), soit à des déformations politiques et partisanes (Salluste, Velleius, etc.). Si l'on suit cependant l'ensemble de cette tradition, on aboutit, en gros, au schéma suivant : jusqu'à une date relativement récente, sur laquelle les auteurs divergent, mais qui se situe entre la seconde et la troisième guerre punique, l'histoire et les succès de Rome reposent sur deux données fondamentales. D'une part, ce qu'on pourrait appeler la *disciplina militaris*, l'obéissance de tous, grands et petits, à des conduites militaires, qui s'expliquent par la présence continuelle de dangers et de menaces à l'extérieur, et qui fondent dans le patriotisme et le devoir l'unité profonde de la cité[15]. La *virtus*, c'est-à-dire le courage viril, et la soumission de tous à une discipline collective intransigeante, sont le moteur de l'histoire romaine ; les citoyens[16], grands et

14. Je compte revenir ailleurs sur tous ces problèmes, rendus très délicats par le caractère toujours très anachronique de la tradition. Sur l'origine militaire du tribunat, E. Païs-J. Bayet, *Histoire romaine...*, p. 121 sqq. ; (F. Altheim, *Lex Sacrata, die Anfänge der plebeischen Organisation*, 1941) ; J. Bayet, *Tite-Live*, III (coll. Budé) appendice p. 145 sqq.

15. L'étude de la *disciplina militaris* n'a, à ma connaissance, jamais été systématiquement menée ; sur le thème, cf. Liv., VIII, 7 ; IX, 17 (*jam inde ab initiis Urbis tradita per manus*) ; XXXIV, 35 ; XLII, 47, etc. Cf. Ennius, *Ann.*, 467 : *moribus antiquis res stat Romana virisque* ; sur ce thème chez Tite-Live, cf. P. G. Walsh, *Livy, his historical aims and methods* (1961), p. 65 sq. ; H. W. Litchfield, « Nat. Exempla Virtutis », *H.S.C.P.*, 1914, 1-71.

16. Sur la conception aristocratique et la conception sallustéenne de la *Virtus* D. C. Earl, *The Political thought of Sallust*, 1961, p. 18-40 ; sur la « crise morale » de la république, *ibid.*, p. 41-59 ; sur la *concordia* originelle, C. Nicolet, *L'Ordre équestre*, p. 657-672 ; les textes essentiels sont *Cat.* 9, 1 ; *Jug.*, 41, 2 (le *metus hostilis* ; cf. M. Gelzer, *Nasicas Widerspruch gegen die Zerstörung Karthagos*, *Phil.*, 1931).

petits, y trouvent à la fois leur salut, et leur récompense : officiellement, c'est elle seule qui assure considération, honneurs et même promotion sociale. D'autre part, dans ce schéma, cette *virtus* s'accompagne d'un mépris fondamental pour tout ce qui est avantages matériels, individuels ou collectifs ; le thème rejoint celui de la *pristina simplicitas*, de la « sainte pauvreté » des premiers temps. Rome est une république « dure et pure ». Le commun patriotisme, le commun dévouement à la gloire de Rome sont le meilleur ciment de la « concorde », de la cohérence de la cité. Les citoyens sans doute sont parfois divisés ; ils ont des conflits : mais une commune médiocrité économique fait que ces conflits ne sont pas poussés à l'extrême ; et la première sonnerie de la « trompette guerrière », les faisant disparaître sur l'heure, appelle aux frontières, dans une union sacrée véritable, des citoyens réconciliés. Tel est le tableau que Salluste a dressé à plusieurs reprises, avec beaucoup de netteté, en lui donnant une forme systématique (dont les arrière-pensées politiques ne sont naturellement pas absentes). Mais il n'est pas le seul : chez Polybe aussi on trouve, sous une forme un peu différente, la même peinture de l'admirable discipline patriotique de Rome ; mais chez lui, c'est encore une réalité d'expérience contemporaine [17], alors que chez Salluste ce thème n'apparaît que par contraste, transposé dans un passé idéalisé et destiné à faire ressortir la profonde décadence de son époque. Tite-Live lui, qui ne se permet pas de juger si mal le présent, adhère pleinement à l'idéal qu'il dépeint, espérant en faire, pour ses lecteurs, la grande leçon civique de son œuvre. Mais il est bien obligé de tenir compte des notes discordantes ; il salue, lui aussi, dans l'« esprit militaire » des premiers temps de Rome, le ciment de l'unité nationale, de la *concordia* ; mais il note également que cet « esprit militaire » s'est affaibli, s'il n'a pas même disparu complètement, dès les premiers contacts de Rome avec l'Orient, et avec toutes les tentations que cela comportait : le luxe, « l'avarice », le goût des richesses ramenées d'Asie dans les bagages de l'armée, ont commencé leur œuvre de corruption, et ont manqué d'aboutir à la ruine de l'Empire. Peu importe pour nous, en vérité, que Salluste et Tite-Live divergent dans les détails sur la date exacte de cette « mutation » dans le comportement de la société romaine, que l'un la situe au retour de l'armée de Manlius Vulso, le « consul mercenaire », l'autre après la chute de Carthage : tous deux sont d'accord sur l'essentiel.

Les modernes ont été tentés de chercher une réalité sociale et économique derrière ce commun vocabulaire moralisant [18]. Cette affirmation des deux

17. Polybe, VI, 37 ; 53, 1-8 ; cf. Walbank, *A Hist. Com. on Polybius*, p. 737.

18. De E. Belot à Tenney Frank, cette explication est devenue banale ; cf. un bon « état de la question » dans A. J. Toynbee, *Hannibal's legacy*, 1966, II, chap. XI, *The new Roman business men*, p. 341-373 ; cf. tout récemment, par exemple, R. J. Rowland, « C. Gracchus and the equites », *TAPhA*, XCVI, 1965, p. 361-373 ; et surtout H. Hill, *The Roman middle class in the republican period*, Oxford, 1952 ; cf. aussi

historiens ne ferait que traduire, à leurs yeux, les changements considérables qui seraient survenus, vers le milieu du 2e siècle av. J.-C., dans la vie économique et sociale de l'Italie romaine ; en bref, la ruine de l'équilibre traditionnel, centré sur une économie essentiellement agricole. Rome aurait été jusqu'alors une société essentiellement rurale : de grands propriétaires — les sénateurs — encadrent une masse puissante de moyens et petits paysans, et sont soutenus par eux. La seconde guerre punique aurait eu pour conséquence l'éclatement de cette société : au sommet, concentration des grandes propriétés, constitution des *latifundia* ; à la base, disparition physique, et ruine économique de la masse des moyens propriétaires ; « prolétarisation » (?) de ceux qui avaient survécu. Mais en revanche, ce fossé aurait été en partie comblé par l'apparition et le développement d'une véritable « classe intermédiaire » ou « bourgeoisie » : celle qui porte le titre de « chevaliers Romains », titre octroyé uniquement en fonction du capital possédé, et qui serait essentiellement une « classe » au sens moderne du mot, définie par son niveau économique et ses activités socio-professionnelles. L'ordre équestre serait une véritable bourgeoisie d'affaires, composée de financiers (publicains), de banquiers, de négociants, de marchands. Comme la bourgeoisie du 18e siècle, cette classe, aux intérêts économiques puissants et bien définis, se serait nettement différenciée de la « classe » des grands propriétaires fonciers, qui auraient monopolisé le pouvoir politique et militaire ; puis, de plus en plus consciente de sa force, elle se serait opposée à eux et aurait réussi, au prix de quelques révolutions, à les déposséder en partie de leurs privilèges. Cette classe de financiers, de trafiquants, aurait été particulièrement concernée par la conquête et l'exploitation des provinces, mais d'un point de vue économique et non pas politique. En particulier, elle se serait complètement désintéressée de la participation à la vie militaire ; cette classe de commerçants aurait donc été une classe essentiellement civile.

Ce schéma, intellectuellement séduisant, coïncidait d'ailleurs avec l'idée qu'on se faisait récemment encore des transformations de l'armée romaine, instrument de la conquête, durant notre période. On attribuait alors une importance capitale à la « révolution » introduite par Marius en 107 av. J.-C. dans le recrutement des légions, lorsqu'il décida d'accepter pour

Z. Yavets, « The policy of C. Flaminius and the plebiscitum Claudianum, a reconsideration », *Athenaeum*, 1962, p. 325-344. Je me suis élevé avec force, après d'autres (comme P. A. Brunt, « The equites in the late Republic », *Deuxième confér. intern. Hist. Econ.*, Aix-en-Provence, 1962 ; Paris, 1965, I, p. 117-149) non pas contre l'idée de l'apparition d'une classe d'hommes d'affaires, mais contre son identification avec l'ordre équestre, dans *L'Ordre équestre*, 1966, p. 285-386, 457-464 ; cf. également *Les Gracques*, Paris, Julliard, 1967, p. 174 et suiv. Cependant l'importance économique, et l'influence politique de cette classe me paraissent ne pas devoir être surestimées ; cf. encore sur ce point les sages remarques de J. Hatzfeld, *Les Trafiquants italiens dans l'Orient hellénique*, Paris, 1919.

l'armée d'Afrique, les prolétaires et les *capite censi*, jusque-là exclus de la levée. L'armée aurait alors cessé d'être une véritable armée « nationale », pour devenir une armée de « mercenaires » ne combattant plus que pour la solde, ou le butin, aveuglément liée aux généraux (nobles et sénateurs), qui, pourvoyeurs de victoires et de terres, l'entraînaient à leur tour dans des guerres civiles pour la conquête du pouvoir ; la « classe moyenne », qui n'était plus concernée par les problèmes militaires, mais qui concentrait entre ses mains le pouvoir économique, se contentant, selon son intérêt du moment, d'arbitrer les rivalités entre les nobles et les généraux [19].

Il n'est pas question ici de réfuter totalement cette interprétation, qui s'avère à peu près entièrement fausse. On se contentera d'en examiner plus particulièrement le point de vue strictement militaire. La question peut être ainsi clairement formulée en deux étapes :

1) l'« ordre équestre » était-il devenu, au 2e siècle av. J.-C., une « classe » économiquement définie, qui ne gardait plus que des rapports nominaux avec son origine militaire ? 2) le « groupe » des chevaliers Romains se désintéressait-il des activités militaires ? Quel rapport existait alors entre le titre même de chevalier Romain, et l'exercice de certaines fonctions militaires ?

Sur le premier point, je me contenterai d'exposer rapidement quelques résultats que j'espèce avoir sûrement établis ailleurs [20]. D'abord — et c'est un fait fondamental — le terme *ordo*, qui désigne, sans aucune ambiguïté possible, les « chevaliers Romains », a un sens bien précis. Il ne peut désigner qu'un groupe officiellement défini, doté, par la cité elle-même, d'un statut privilégié ; un groupe dont l'accès n'est pas seulement déterminé par des qualifications automatiques (par exemple la fortune), mais au contraire par une assignation nominale ; bref, un « ordre » — au sens qu'avait ce mot au 18e siècle — et non une « classe sociale ». Tel est le sens général du mot *ordo* à Rome : et son usage linguistique même obéit à des règles strictes. Si les chevaliers Romains forment donc un *ordo* (et les témoignages anciens ne laissent aucun doute à ce sujet), nous pourrons affirmer que cet *ordo* est une liste, régulièrement tenue à jour, sur laquelle un individu doit être formellement inscrit après avoir passé une véritable « inspection » ; après quoi — mais après seulement — il a droit au titre,

19. La « réforme » de 107 ne vient qu'à la fin d'une série de mesures destinées à abaisser le cens de la cinquième classe, et donc à permettre d'enrôler un nombre de plus en plus grand de citoyens pauvres ; cf. Polybe, VI, 19, 2 ; Cicéron, *De Rep.* II, 22, 40 ; Aulu-Gelle, XVI, 10, 10 ; E. Gabba, « Le origini dell'esercito professionale, in Roma ... », *Athenaeum*, 1949, p. 177 sqq. ; C. Nicolet, *L'Ordre équestre*, p. 62-63.

20. Cf. C. Nicolet, *op. cit.*, p. 69-102, 163-176 (cf. aussi *L'Information littéraire*, 1967, 2 p. 62-70) ; sur les formalités pointilleuses et précises du recrutement des *equites*, cf. aussi « *Eques romanus ex inquisitione*, à propos d'une inscription de Prusias de l'Hypios », *BCH*, 1967, p. 411-422.

c'est-à-dire aux insignes, aux privilèges juridiques, à la « dignité » que l'appartenance à cet ordre implique. En ce sens, le schéma est exactement le même pour l'ordre équestre que pour l'ordre sénatorial : jamais, ni sous la république ni sous l'empire, on n'a pu faire partie de l'« ordre » sénatorial, si l'on n'était pas soi-même sénateur. La seule ambiguïté possible concerne les fils de sénateurs et de chevaliers, et pose, naturellement, le problème de l'hérédité des titres. Nous ne le traiterons pas ici ; mais qu'il suffise de dire que — pour les deux ordres et à toutes les époques — il y a eu seulement une tendance vers une hérédité de fait, jamais de droit ; et cela pour l'excellente raison que les titres de chevalier et de sénateur doivent toujours être formellement confirmés par l'État à un moment ou à un autre. Le titre de chevalier, comme celui de sénateur, est donc un titre personnel, d'origine civique et fonctionnelle, et non pas économique. Sans doute, pour l'obtenir, certaines qualifications étaient-elles nécessaires. Parmi elles, une qualification censitaire, depuis la fin du 4e siècle au moins (mais le chiffre qui l'exprime dans nos sources, exprimé en as sextantaires, se rapporte à une époque postérieure à la seconde guerre punique [21]). Mais cette qualification censitaire égale à dix fois celle exigée pour la première classe des fantassins, n'est pas suffisante, à elle seule, pour octroyer le titre de chevalier Romain. En fait, c'est déjà celle exigée pour le simple service de cavalerie légionnaire (comme toutes les cités antiques, Rome privilégie le service comme cavalier), comme l'attestent formellement entre autres, un texte de Polybe (VI, 20, 9) et un texte de Tite-Live (XXVII, 11, 15) : les *equites Romani* (*equo publico*), et les simples *equites* des légions ont donc le même cens. Et cela prouve bien, une fois de plus, que ce cens minimum n'est pas suffisant pour justifier l'inscription sur la liste des dix-huit centuries de chevaliers : l'octroi du « cheval public » — sur lequel nous allons revenir — représente en lui-même un honneur, et les simples cavaliers qui n'y avaient pas droit ne pouvaient prétendre au titre de chevalier.

On voit donc que l'ordre équestre, qui n'a jamais été composé que de ceux à qui l'état avait fourni le cheval public et qui avaient droit au titre de chevaliers Romains, ne peut en aucune manière être confondu avec la masse plus importante de ceux qui ont le « cens équestre » de 400 000 sesterces. Il n'en représente qu'une partie, et les critères de son recrutement

21. Les chiffres du cens sont donnés par Tite-Live, I, 43 ; Denys, IV, 16-21 ; Cicéron, *De Rep.*, II, 39. Ils sont évidemment rédigés en as sextantaires ; or, ces derniers n'ont été introduits dans le monnayage romain, en rapport avec le denier, que pendant la seconde guerre punique, comme l'a montré R. Thomsen, *Early Roman coinage*, 3 vol., Copenhague, 1958-1962 et comme l'a confirmé la trouvaille monétaire de Morgantina ; cf. E. Sjöqvist, « Excav. at Morgantina », *AJA*, 1960, p. 125. Le cens équestre est de 400 000 H.S. soit 1 000 000 d'as sextantaires ; le cens de la première classe était de 100 000 ou 125 000 as seulement (cf. Gaius, II, 274 ; Pseudo-Asc., p. 178 Or. ; Aulu-Gelle, VII, 13 ; Festus, p. 84 L. ; cf. Liv., XXIV, 11, 7.

sont loin d'être exclusivement financiers. Nous pouvons avoir une idée de l'importance respective des deux groupes : nous savons que vers 225 av. J.-C., Rome et Capoue pouvaient lever, en tout, à peu près 350 000 fantassins et 23 000 cavaliers ; dans ce dernier chiffre, la contribution des campaniens était de 4 000 ou 5 000 cavaliers — parmi lesquels 1 600 étaient d'ailleurs des chevaliers entretenus par l'État. Rome pouvait donc, pour sa part, aligner 17 000 ou 18 000 cavaliers[22]. Or, les *equites equo publico* n'ont jamais été plus nombreux, à l'époque républicaine que 2 200 ou 2 400, du moins avant la guerre sociale[23]. On voit donc que le groupe des *equites equo publico* (le seul qui constitue l'« ordre », le seul qui ait droit au titre *eques Romanus*), est beaucoup plus restreint que le groupe des citoyens qui possédaient le cens équestre ; il est longtemps défini par une sorte de *numerus clausus* ; enfin, il est constitué par une sélection délibérée, opérée par l'État, dans son propre intérêt, sélection qui faisait intervenir bien d'autres critères que celui de la richesse. Nous connaissons, par recoupement, un certain nombre d'entre eux ; d'abord sans doute l'éclat du nom, de la famille : les fils de sénateurs servaient normalement dans les centuries équestres ; les fils ou les descendants de chevaliers aussi : ainsi en 186 av. J.-C., le jeune P. Aebutius, dénonciateur des bacchanales, est supposé devoir être un jour chevalier, parce que son père avait lui-même servi avec le cheval public[24]. D'où des expressions fréquemment employées, comme celle-ci : « Il avait reçu de ses ancêtres la dignité équestre » (Nepos, *Vita Att.*, I, 1), ou « l'ancienneté » de cette dignité dans une famille (Cic. *Pro Plancio*, 22) ; ou encore « hérédité équestre »[25]. En ce sens on peut dire que l'ordre équestre tend à devenir héréditaire (et sous l'empire, le titre sera formellement donné à des enfants, alors que sous la république il faut avoir dix-sept ans) : toutefois, ce n'est qu'une tendance. D'autres critères pouvaient encore intervenir, et parmi eux, les qualités individuelles, et particulièrement celles qui se manifestaient aux armées. C'est sur ce point que je voudrais insister ici.

D'abord, il est évident que l'ordre équestre des dix-huit centuries *equo publico* a une origine militaire. Les trois textes « canoniques »[26] qui nous

22. Cf. A. J. Toynbee, *The Roman Commonwealth military manpower in 225 B.C.*, dans *Hannibal's legacy*, 1966, I, p. 479-504 ; Walbank, *Commentary* ..., p. 196-203 ; (Polybe, II, 24, etc.) ; sur les 1 600 chevaliers campaniens, Tite-Live, VIII, II, 16 ; J. Heurgon, *Recherches*, p. 253 ; sur les « cavaliers » (4 000), Liv. XXIII, 5, 15.

23. Le chiffre de 2 200 ou 2 400 me semble attesté par le discours de Caton, E. Malcovati, *O.R.F.*, fragm. 85, p. 37.

24. Liv., XXXIX, 9, 2 : *cujus pater publico equo stipendia feceret.*

25. Sénèque, *Benef.*, III, 7, 7 : *judex ex turba selectorum quem census in album et equestris hereditas misit.*

26. Je les appelle canoniques, car je pense qu'ils dérivent tous trois d'une source commune, qui a dû être rédigée vers la fin du 3e ou le début du 2e siècle av. J.-C. ; cf. mon article, « La réforme des comices de 179 av. J.-C. », *RHD*, 1961, p. 341-358.

décrivent le « système servien », dont font organiquement partie les dix-huit centuries, ne laissent pas de doute à ce sujet : de même que, dans ce système archaïque, chacune des cinq classes représente une partie des fantassins de la « phalange d'hoplites », de même les six, puis dix-huit centuries d'*equites equo publico* représentent — avec leur cheval ou leurs chevaux de guerre fournis par l'État, leurs indemnités de fourrage — un contingent de cavalerie permanente. Le problème est pour tous de « situer » techniquement, chronologiquement et socialement un tel tableau. Les *equites Romani equo publico* ont pour parallèles évidents les 1 600 *nobiles equites Campani* de la fin du 4e siècle, eux aussi entretenus par l'État (Tite-Live, VIII, 11, 16). Nous pouvons nous faire une idée de cette classe d'après les peintures funéraires campaniennes du 4e siècle : il s'agit certainement d'une noblesse militaire, distincte par ses insignes, destinée au triomphe sur terre et dans l'au-delà. Armée du petit bouclier rond et de la lance, cuirassée de bronze et casquée à la Samnite, elle ne doit pas être très différente des cavaleries traditionnelles des cités grecques d'Italie — Tarente, Sybaris, Locres. La question peut se poser de savoir si, aux origines (disons à la charnière des 6e et 5e siècles), cette cavalerie avait, dans la cité, une prééminence incontestée ou si au contraire elle n'aurait pas été rejetée au second rang — tant pour les privilèges que pour le recrutement — au moment de la « révolution des hoplites » que l'on devine derrière le système servien : telle est l'opinion récemment soutenue par A. Momigliano. Peu importe à vrai dire pour notre propos : car, à partir du moment, quel qu'il soit [27], où la cavalerie des légions a été recrutée parmi tous ceux qui avaient le cens équestre, et en nombre bien supérieur à 1 800 ou 2 200 individus, il est bien évident que le groupe des chevaliers *equo publico* est redevenu alors (si jamais il avait cessé de l'être) une aristocratie de fait.

Quels rapports cet *ordo* avait-il, à l'époque « classique » (du 3e au 1er siècle av. J.-C.), avec le *dilectus*, la levée de l'armée romaine ? En d'autres termes, le titre de chevalier Romain, dont l'antique origine militaire est évidente, avait-il gardé quelque rapport avec l'armée ? J'ai dit déjà que la critique moderne avait eu fortement tendance à le nier. C'est une très grave erreur

Ils définissent, entre autres, un système de recrutement ploutocratique, qu'on trouve également exposé, par exemple, dans le discours que tient Nabis à Flamininus dans Tite-Live, XXXIV, 31, 11.

27. Cf. A. Momigliano, « Procum patricium », *JRS*, 1966, p. 11-24 ; Tite-Live, on le sait, signale l'apparition des *equites* légionnaires, possesseurs du cens équestre, mais servant *equis suis*, lors du siège de Véies, en 403 av. J.-C., (V, 7, 5) ; on peut discuter cette date, et préférer, par exemple, dater l'apparition d'une cavalerie supplémentaire de l'époque des guerres samnites. Sur le passage « au second plan » du « vieux noyau » (?) patricien (les *sex suffragia*), qui voterait, dans le système servien « réformé », après la 1re classe et les 12 centuries « plus récentes », cf. L. Ross Taylor, *Voting assemblies ...*, chap. V (*contra*, mais avec trop d'hypercritique peut-être. C. Nicolet, *L'Ordre équestre*, p. 125-138 ; Tite-Live, XLIII, 16, 14 ; Cicéron, *Phil.*, II, 82-83).

de perspective, contre laquelle il convient de réagir fortement. Depuis les origines jusqu'à 70 av. J.-C., au moins, presque tous les renseignements précis que nous possédions sur l'ordre équestre mettent en évidence son étroite relation avec l'armée. Il s'agit essentiellement des passages concernant les opérations censoriennes ; tous les cinq ans, les censeurs devaient tenir à jour la liste des chevaliers : cela consistait à les inspecter personnellement, à en exclure quelques-uns pour diverses raisons, et à combler les vides en en recrutant de nouveaux (le terme technique pour cette dernière opération est : *adsignare equum*). Nous avons des renseignements de cet ordre pour une vingtaine de censures, depuis 252 av. J.-C. jusqu'à 70 [28] (il ne faut pas oublier, et nous en reparlerons, que la censure a pratiquement cessé de fonctionner entre 86 et 50 av. J.-C., à l'exception de celle de 70, particulièrement importante). Sur ce nombre, la moitié environ concerne très précisément le comportement militaire des chevaliers : aptitude physique à servir, tenue et entretien du cheval, refus d'obéissance (en 252 : Val. Max. II, 9, 7), fuite au combat, projet d'abandonner l'Italie après Cannes, ou tout simplement plaisanterie un peu osée à propos de la gloire militaire d'un *imperator* (PLUT., *Apopht. Scip. min.*, 11). En fait, les *equites equo publico* devaient accomplir un certain nombre d'années de service : très exactement dix, comme il ressort d'un texte de Tite-Live concernant les chevaliers « dégradés » après la défaite de Cannes (XXIV, 18 ; XXVII, 11, 14), qui dit « que leurs années de service accomplies avec le cheval public ne leur soient pas comptées, mais qu'ils en accomplissent dix autres avec des chevaux payés par eux » [29]. Ce renseignement est recoupé par ce que nous savons de l'obligation des *decem stipendia*, nécessaire avant la candidature à une magistrature (PLUT., *Caius Gr.*, 2, 5 ; Polybe, VI, 19, 4). Or, cette obligation demeurait aussi contraignante à la fin de la république : en 70, lorsque Pompée, élu consul mais sans avoir jamais été membre du Sénat, donc toujours chevalier, vient solennellement « rendre son cheval » aux censeurs, ceux-ci lui demandent « s'il a bien accompli les campagnes exigées par la loi » (*Pomp.*, 22, 4). Plutarque, dans la phrase précédente, dit, il est vrai, que les chevaliers, après avoir accompli ces dix campagnes, devaient « conduire leur cheval vers les deux censeurs » ; mais c'est sans doute une légère erreur : cette obligation ne concernait que les sénateurs : nous avons, au 1er siècle av. J.-C., bien des exemples de chevaliers âgés encore membres des centuries [30], tout comme c'était le

28. C. NICOLET, *op. cit.*, p. 84 sqq., 252 : VAL. MAX., II, 9, 7.

29. *Ne praeterita stipendia procederent iis quae equo publico emeruerant, sed dena stipendia equis privatis facerent.* Cette phrase, la seule dans toute notre tradition où apparaisse l'expression *equis privatis*, prouve que celle-ci n'est pas celle qui désigne couramment les *equites* légionnaires ; cf. J. B. MISPOULET, « Des equites equo privato », *RPh.*, 1884, p. 177-186 ; C. NICOLET, *L'Ordre équestre*, p. 66.

30. C'est tout le problème du *plebiscitum reddendorum equorum*, évoqué, de façon elliptique, par CICÉRON, *De Rep.*, IV, 2 (pour 129 av. J.-C.) ; de toute façon, il ne saurait concerner que les sénateurs (C. NICOLET, *op. cit.*, p. 103-111).

cas à l'époque où les magistrats étaient encore inscrits dans les centuries, avant le plébiscite *reddendorum equorum* de 129-123 av. J.-C., tout comme ce sera le cas sous l'empire. Il est donc plus que probable que l'inscription d'un jeune homme sur la liste des chevaliers Romains qui, jusqu'en 70 au moins, s'accompagnait de la remise d'un cheval de guerre, impliquait une participation effective à la vie militaire. Une preuve *a contrario*, c'est que le senatus-consulte voté en 186 en faveur du jeune dénonciateur des thiases bacchiques, P. Aebutius, prévoyant une dispense éventuelle de service militaire, précise : « qu'il ne soit pas forcé de servir, et que les censeurs ne lui assignent pas de force un cheval public » (Tite-Live, XXXIX, 19, 5)[31].

Comment se représenter ce service militaire accompli par ces jeunes gens de famille sénatoriale ou équestre ? On a un peu trop vite soutenu que c'était un service « honorifique », presque « honoraire » ; on a prétendu également (nous en reparlerons à l'instant) qu'ils servaient uniquement comme tribuns militaires, préfets, ou dans la cohorte prétorienne des généraux[32]. Ce n'est pas inexact : mais un simple calcul montre que ces postes ne pouvaient absorber qu'une partie des 2 000 ou 2 200 *equites equo publico* : il n'y avait que neuf tribuns par légion, moins encore de préfets. Mommsen a calculé qu'en 54, par exemple, il n'y avait dans toutes les légions qu'une centaine de tribuns en service. Même si tous les *equites equo publico* n'étaient pas en campagne tous les ans, ce qui, au Ier siècle av. J.-C., est probable[33], ils ne pouvaient être tous tribuns ou préfets. Il faut donc admettre qu'ils étaient présents à l'armée dans d'autres fonctions, avec d'autres grades.

Une série de textes, trop négligés, le confirmera. J'ai déjà parlé de la note des censeurs infligée à 400 chevaliers, *equestris ordinis bona magnaque pars*, en 252 av. J.-C. (Val. Max., II, 9, 7) : c'est parce qu'ils avaient refusé une corvée jugée par eux dégradante. Pendant la seconde guerre punique, également, nous avons vu que, parmi les vaincus de Cannes punis, figuraient des chevaliers « à cheval public », que l'on avait obligés de servir

31. *ut P. Aebutio emerita stipendia essent, ne invitus militaret, neve censor ei invito equum publicum assignaret.*

32. Dans ce sens, encore récemment, par exemple (à la suite de presque tous les spécialistes), H. I. Marrou, *Histoire de l'éducation*[6], 1966, p. 346. Pour l'Empire, justice a été faite de l'idée trop répandue de l'amateurisme des officiers équestres par E. Birley, *The Equestrian officers*, dans *Roman Britain and the Roman army*, 1953, p. 133 ; et par H. G. Pflaum, « Principes de l'administration romaine impériale », *Bul. Fac. Lettres Strasb.*, 1958-1959, p. 179-195.

33. Sur le temps moyen de service, qui n'était pas aussi élevé qu'on pourrait le croire, R. E. Smith, *Service...*, p. 28-43 ; il faut distinguer, dès le IIe siècle, entre une véritable « armée permanente », et les mobilisations exceptionnelles. Noter que la *lex Julia municipalis* (C.I.L. I[2], 593), impose, pour les magistrats ou décurions municipaux, l'obligation d'avoir accompli des campagnes réelles d'un an, *stipendia equo in legione III, aut pedestria in legione VI.*

d'abord à leurs frais à cheval, puis à pied (Tite-Live, XXVII, 11, 14); d'autres, plus gravement coupables, avaient été obligés de servir dans l'infanterie (XXV, 18, 6). Lorsqu'ils viennent, plus tard, se plaindre au Sénat (XXV, 6), on voit qu'ils se distinguent eux-mêmes des chevaliers qui avaient été tribuns militaires, et qui étaient essentiellement des fils de sénateurs : preuve que beaucoup de ces chevaliers Romains, malgré leur cheval public, avaient servi comme simples soldats. Or, la même conclusion s'impose encore pour la fin du 2e siècle [34].

Le 6 octobre 105, le proconsul de Gaule Q. Servilius Caepio subit près d'Orange une honteuse défaite de la part des Cimbres et des Teutons, qui lui valut d'être dépouillé de son *imperium* et plus tard d'être condamné (Tite-Live, *Per.*, 67 ; Asconius, p. 78 C) ; dans cette défaite, avait péri la plus grande partie de l'armée (Granius Licinianus, p. 11 F). Le tribun qui avait dirigé l'accusation contre lui, C. Norbanus, avait dû, pour la mener à bien, réduire par la force une opposition de ses collègues Didius et Aurelius Cotta. Il fut à son tour accusé en 95 ou 94, à cause de cette « sédition » [35]. L'orateur Antoine, qui le défendit alors, tâcha, pour le faire acquitter, d'exciter la rancune de ses juges contre l'ennemi de Norbanus, Caepio. Cela n'était pas très difficile : car les juges, alors, n'étaient autres que les chevaliers Romains [36]. Or, Caepio avait essayé, alors qu'il était consul, en 106 av. J.-C., de leur enlever ce privilège judiciaire que leur avait donné C. Gracchus, et de le rendre aux sénateurs. Mais Antoine ne se contenta pas, comme il dit « de rappeler leurs esprits à la haine qu'ils avaient contre Caepio, à cause du retrait de la judicature ». Il évoqua également le désastre d'Orange : « J'ai séduit l'esprit de tous les juges en faveur de ma cause aussi bien par le rappel des désastres de l'État, par le deuil et le regret de la «perte de leurs proches», que par leur haine particulière contre Cépion » (*De Oratore*, II, 200). Le témoignage est net : les juges équestres de 94 avaient eu des proches parents, frères ou cousins — qui avaient été tués dans l'armée de Cépion, dix ans auparavant.

Un autre épisode est bien connu : c'est le conflit qui, au cours de l'année 107, oppose, en Afrique, Metellus à Marius. Marius, d'origine équestre, avait fait, sans trop de difficulté, une carrière militaire et politique qui

34. Je serais tenté d'interpréter un peu dans le même sens l'épisode concernant le proconsul Q. Servilius Caepio en 139 en Espagne, rapporté par Tite-Live, *Oxyr. Per.*, 54 (*Servilius Caepio a[b equitibus quos Viriatho] obiecerat claus[us praetorio et paene ustus]*), et plus en détail par Dion, XXII, fragt 78, comme un conflit entre des *equites Romani* et leur général.

35. Sur cette affaire, E. Badian, « Caepio and Norbanus », *Historia*, 1957, p. 318-346.

36. Depuis la *lex Sempronia judiciaria*, avec une brève interruption en 106, au moment de la loi Servilia de Caepion, annulée sans doute en 103 par la loi Servilia de Glaucia (C. Nicolet, *L'Ordre équestre*, p. 529-549 ; E. Badian, « Lex Servilia », *CR*, 1954, p. 101).

l'avait mené jusqu'à la préture ; il n'avait guère d'espoir (dans une période de réaction nobiliaire), d'aller au-delà, jusqu'au consulat. Il décide pourtant de tenter sa chance, et d'utiliser précisément le mécontentement des chevaliers Romains qui se trouvaient en Afrique ; il y avait naturellement des chevaliers publicains ou *negotiatores* (VELLEIUS, II, 11), qui reprochaient au proconsul sa lenteur et sa timidité ; mais il y avait aussi des chevaliers dans l'armée : ceux-là s'étaient opposés à Metellus, entre autres pour une curieuse question de préséance. Metellus avait refusé à quelques-uns d'entre eux de servir d'escorte à l'obscur prétendant au trône de Numidie, Gauda : il avait prétendu qu'une telle mission était déshonorante pour des chevaliers Romains. Marius sut parfaitement utiliser les deux raisons de mécontentement (et nous avons là, dans un raccourci typique, un très bon éclairage sur la nature ambiguë de l'ordre équestre, à la fois aristocratie et « classe économique »), si bien qu'il fut, dit Salluste, élu consul à Rome, en partie grâce aux lettres qu'envoyèrent à Rome « *equites Romani milites et negotiatores* » (*Jug.*, 65, 1). Sans doute, comme on a pu le supposer, parmi les *equites Romani milites*, il y avait beaucoup de tribuns militaires ou de préfets qui n'avaient, à ce moment-là, aucun espoir d'avancement et se trouvaient bloqués dans ces grades. Mais l'épisode de Gauda prouve aussi, à l'évidence, qu'il y avait de simples soldats, lesquels avaient partout conscience de leur dignité, et se sentaient, contre la morgue aristocratique de Metellus, solidaires des intérêts proprement économiques des *negotiatores*. L'ordre équestre était donc encore, à cette époque, un groupe qui participait de près à la vie militaire.

Quelques cas individuels connus de nous confirmeront d'ailleurs cette impression [37]. Nous savons, en effet que quelques personnages qui étaient sûrement (ou presque) chevaliers ont d'abord accompli leur service comme simples soldats : Aemilius Scaurus, par exemple, le consul de 115 av. J.-C. qui était patricien, mais d'une famille d'où les honneurs avaient disparu pendant deux générations au moins [38], avait commencé par être corniculaire, puis seulement sans doute tribun militaire.

Même renseignement, peut-être, pour le grammairien Orbilius Pupillus de Bénévent, qui est sans doute qualifié d'*eques* par Horace (*Sat.*, I, 10) et qui avait servi « à cheval », puis comme corniculaire [39]. C. Appuleius, fils

37. Le meilleur exemple est celui de Caton, *et miles, et tribunus* (CIC, *De Senectute*, p. 18).

38. ASCONIUS, p. 23, C. ; CIC., *Mur.*, 16 : *nam neque pater neque avis neque etiam proavus ... honores adepti sunt* ; (Asconius ajoute : *pater eius quamvis patricius ob paupertatem carbonarium negotium exercuit*) ; *Auct. de Vir. ill.*, 82, 2 : *Primo in Hispania corniculum meruit, sub Oreste in Hispania stipendia fecit.* (Né en 163-162, Scaurus fut donc sans doute tribun militaire en 126, à trente-cinq ans !).

39. SUÉTONE *Gram*, 9 : [L.] *Orbilius Pupillus Beneventanus morte parentum una atque eadem die inimicorum dolo interemptorum destitutus primo apparituram magistratibus fecit, deinde in Macedonia corniculo, mox equo meruit functusque militia studia repetiit* ; sur ce personnage, C. NICOLET, *Les Chev. Rom.*, thèse compl., *s.v.* (à paraître).

du tribun de la plèbe de 98 av. J.-C. (donc à cette date sénateur) a refusé de tenter la carrière des honneurs et s'est retiré en Asie, où il a d'importantes propriétés et des *negotia*. Cela ne l'avait pas empêché d'être soldat (*miles*) dans l'armée où Flaccus était tribun [40] : très certainement comme *eques equo publico*.

M. Tullius Cicero lui-même, on le sait, fut *tiro* (jeune recrue) dans l'armée de Q. Pompeius Strabo pendant la guerre sociale — sans aucun grade du type de préfet ou tribun ; peut-être cependant faisait-il partie de la *cohors amicorum* du consul, puisqu'il put assister (peut-être comme membre du *consilium*) à l'entrevue de ce dernier avec P. Vettius Scato (*Phil.*, XII, 27). D'ailleurs le fait de servir sans grade arrivait aussi couramment à de jeunes *nobiles* (eux aussi possesseurs du cheval public). C. Marius, jeune chevalier, ne fut élu tribun militaire qu'en 133 au plus tôt, alors qu'il servait à l'armée depuis « son plus jeune âge » (dix-sept ans sans doute). L'orateur C. Hortensius Hortallus, fils d'un préteur, donc *nobilis*, fut aussi *miles* la première année de la guerre sociale, et l'année suivante tribun militaire [41].

A la fin du 2e siècle, donc, l'ordre équestre ne manifeste encore aucune tendance à échapper aux obligations du service. Il faut noter d'ailleurs que le service demeurait (et demeurera jusqu'à la fin) une obligation pour tous ceux qui avaient l'intention d'aborder la carrière des honneurs. D'autre part, outre les textes que nous venons de citer, un simple calcul montre que tous les chevaliers *equo publico* présents aux armées ne pouvaient faire ce service comme officiers, comme *contubernales* ou comme *amici* des généraux : si nous comptons 2 400 *equites* jusque vers la guerre sociale, nous devons considérer que sur ce nombre un millier avaient entre dix-sept et vingt-sept ans. Admettons (nous verrons pourquoi plus loin), que l'obligation de dix années de campagne n'ait pas été pratiquement exigée pour tous et comptons une moyenne de cinq années : cela fait tous les ans 500 *equites equo publico* sous les armes : or, les postes de tribun et de préfet étaient, en général, fort loin d'atteindre ce nombre — sauf en période de très grande guerre. Les autres devaient donc forcément servir dans le rang [42]. Les réalités militaires pèsent donc encore très fortement sur le groupe pris dans son ensemble.

40. Avant 100 B.C. : Cic., *Flacco*, 77 ; C. Nicolet, *L'Ordre équestre*, p. 706.

41. Son père, L. Hortensius, fut préteur en Sicile (Cic., *Verr.*, III, 42 ; cf. *R.E.* n° 5) ; Cic., *Brut.*, 304 : *Erat Hortensius in bello primo anno miles, altero tribunus militum*. Cf. aussi le cas de Caton d'Utique, Plut., *Cato*, 8, 1.

42. Je ne sais encore s'il faut mentionner ici les passages de César, ou de ses continuateurs, *Bel. Hisp.*, p. 31, qui, parlant des pertes de l'armée pompéienne à Munda, signalent : *itemque* [*perierunt*] *equites Romani partim ex Urbe, partim ex provincia ad milia tres*. Personnellement, je n'arrive pas à croire que le nombre total des *equites Romani*, à cette date, ait permis un recrutement aussi important chez les Pompéiens. Chez César, en général, l'expression *eq. R.* ne prête pas à confusion : il s'agit toujours du titre nobiliaire. Chez l'auteur du *Bel. Alex.*, 40, 8, également (*ceciderunt eo proelio splendidi atque illustres viri nonnulli equites Romani*) ; on peut se

Cette conclusion peut paraître démentie par un épisode souvent commenté, celui des publicains de 215 av. J.-C. Lorsque l'État à court d'argent dut demander aux publicains de lui faire crédit pour les fournitures de l'armée d'Espagne, les dix-neuf personnages qui acceptèrent réclamèrent de nombreux avantages, entre autres, une assurance de l'État, et une *vacatio militiae*, « pour la durée de leur contrat ». On pourrait voir là, comme certains, une preuve de l'apparition à Rome d'une « classe » d'hommes d'affaires délibérément détachés de l'idéologie civique et militaire traditionnelle [43]. Mais d'abord, il n'est pas tout à fait certain que tous ces publicains aient été des chevaliers ; toutefois, c'est possible et même probable pour les deux dont les noms nous soient parvenus, M. Postumius Pyrgensis et T. Pomponius Veientanus. Or, ce Pomponius ne se désintéressait pas de la guerre : en 213 il avait levé à ses frais (?), une troupe qui combattait les Carthaginois dans le Bruttium, avec le titre de *praefectus socium* [44] : premier exemple (nous en signalerons d'autres) de cette convergence assez fréquente des vocations militaires et, disons, « commerciales ». Les motifs de Pomponius nous échappent : menait-il sa guerre (une guerre un peu en marge), dans l'espoir de profits immédiats ? voulait-il au contraire s'intégrer dans la hiérarchie militaire et politique traditionnelle ? On ne peut en décider. Je crois qu'il est prudent de se rappeler que l'ordre équestre est, avant tout, une aristocratie civique, telle qu'elle résulte d'un choix délibéré des magistrats parmi les familles les plus riches et, sans nul doute, les plus « traditionnelles » de Rome ; dans la mesure où la société romaine, jusqu'à l'époque des guerres civiles au moins, reste très fortement imprégnée d'un esprit militaire, l'ordre équestre ne peut que cristalliser, à son tour, cet état d'esprit.

Il n'est pas douteux cependant que, à côté du service comme simple soldat, les postes de tribuns militaires et de préfets n'aient eu, pour l'ordre équestre, une importance capitale. Ces postes, en effet, impliquent un commandement, un *imperium* sur des citoyens. Ils ont donc aussi un aspect politique ou civique ; et surtout, ils apparaissent comme organique-

demander si dans ce passage, par exception, *eques Romanus*, ne signifie pas « cavalier », citoyen romain. Q. Cassius est réputé aussi avoir, entre autres exactions, essayé de vendre des exemptions à des *equites Romani* (*Bel. Alex.*, 56, 4) : *equitum autem Romanorum dilectum instituit*; *quos ex omnibus conventibus... conscriptos transmarina militia perterritos, ad sacramenti redemptionem vocabat.* Mais la lecture *equitum autem Romanorum* n'est pas absolument sûre. Cf. C. Nicolet, *L'Ordre équestre*, p. 208-219. Sur la présence d'*equites Romani* sans grade aux armées, Cic., *Pro Fonteio*, 16 : *quam multi equites Romani, quam multi tribuni militum* (en Espagne, en 77-73 av. J.-C.).

43. Liv., XXIII, 48, 8 ; sur cet épisode, C. Nicolet, « A Rome pendant la 2e guerre punique ... », *A.E.S.C.*, 1963, p. 463-517.

44. Liv., XXV, 1, 4 ; sur les liens entre ces personnages et les Scipions, cf. les remarques de G. Picard (citées dans C. Nicolet, *L'Ordre équestre*, p. 289, n. 9 *bis*.).

ment liés au statut social des individus qui les exercent [45]. De quelle manière exactement ? C'est ce qu'il faut voir de très près. Il convient de distinguer clairement deux problèmes : d'abord, y a-t-il différentes catégories de tribuns (sinon de préfets), en ce qui concerne la nature du commandement [46] et sa place dans la hiérarchie de la cité ? Deuxièmement, quels rapports y avait-il entre le statut social d'un individu et l'exercice de tel commandement ? En d'autres termes, fallait-il posséder un certain titre (chevalier en l'occurrence) pour être tribun ou préfet ; ou bien, au contraire, la nomination à un tribunat ou à une préfecture conférait-elle automatiquement le titre ? On voit l'intérêt capital de la question : dans un cas, l'armée donnera une image en quelque sorte bloquée de la société, de ses différenciations, de ses privilèges. Dans l'autre cas, au contraire, si l'accès au tribunat est, non pas la conséquence d'un privilège héréditaire, mais la cause d'un anoblissement — il faudra alors s'interroger sur la sorte de mobilité sociale qui en résulte [47].

45. Sur le tribunat militaire, en général, cf. J. Marquardt, *L'Organ. milit.*, p. 60 sqq., A. von Domaszewski, *Die Rangordnung des römischen Heeres*, *Bonn. Jahrb.*, 1908, p. 1-278 ; J. Lengle, « Tribunus militum », *R.E.*, VI A, 2439-2448 (1936) ; A. Passerini, *s.v. Legio*, dans De Ruggiero, *Diz. Epigr.*, IV, 18, col. 571 (1949) ; E. Birley, *The equestrian officers of the Roman army*, dans *Roman Britain and the Roman army*, 1953, p. 133-135 ; et *The origin of equestrian officers...*, *ibid.*, p. 154-171 ; J. Suolahti, *The Junior officers of the Roman army in the republican period*, Helsinki, 1955, p. 35-57 ; C. Nicolet, « Tribuni militum a populo », *Mél. Arch. Hist.* (1967), p. 29-76.

46. Sur ce point particulier, cf. spécialement Fr. Hankel, *Die Erzennung und die soziale Stellung der röm. Kriegstribunen*, Dresde, 1890 ; A. Grenier, « Les tribuns militaires de la Narbonnaise », *CRAI*, 1960, p. 53-62 ; C. Cichorius, *Das Offizierkorps eines röm. Heeres* (*Röm. Stud.*, p. 130-185 : commentaire de l'inscription *I.L.S.* 8888, donnant la composition du *consilium* de Cn. Pompeius Strabo en 89 av. J.-C.).

47. Une étude d'ensemble de l'armée dans ses rapports avec la société (dont ce n'est pas la place ici) ferait apparaître toute une série de phénomènes qu'on pourrait tenter de définir par le mot « focalisation ». L'armée donne, mais en raccourci et avec des distorsions, l'image de la société dont elle est issue ; mais la proportion des classes ou des groupes n'y est pas la même que dans la société globale : il y a concentration, ou au contraire élargissement de certains éléments ; certaines classes sont sur-représentées, d'autres sous — ou non-représentées. Mais une telle analyse, statique, ne suffit pas ; il faut en voir aussi le côté dynamique : au terme du processus « d'intégration » dans l'armée, il faut étudier l'insertion nouvelle dans la société des anciens soldats et officiers (ce qui fait apparaître un facteur de « mobilité sociale » positive ou négative) ; c'est ici que le phénomène de « focalisation » peut jouer à plein : pour un certain nombre de cas, il peut y avoir « inversion » sociale : telle la promotion des anciens centurions aux postes de décurions municipaux, ou leur entrée dans l'ordre équestre ; ou, au contraire, le cas des centurions *ex equite Romano* étudiés par H. Zwicky, *Zur Verwendung des Militärs in der Verwaltung der röm. Kaiserzeit* (Diss. de Zürich), et par H. G. Pflaum, *Rec. Soc. Arch.*, Constantine, 1957, p. 145. A titre de comparaison, cf. par exemple les remarques de E. Robson, *The Armed forces and the Art of War*, dans la *New Cambr. Mod. History*, VII, *The old regime*, 1957, chap. VIII, p. 175 : « So great was the distinction between economic and military activity, that these classes (the rising bourgeoisie and the peasants) usually acquiesced in whatever peace

A la fin de la République, il existe deux catégories de tribuns militaires : ceux qui sont élus par le peuple, dans les comices tributes, et ceux qui sont nommés par les *imperatores*. A vrai dire, la différence, pour importante qu'elle soit, n'est pas intrinsèque : autant que la tradition nous permet d'en juger, les *tribuni* étaient, à l'origine et jusqu'en 362 [48] exactement, nommés par les généraux : cette année-là, pour la première fois, le peuple aurait eu le droit d'en élire un certain nombre ; en 311 [49], la *lex Atilia Martia* décida que le nombre de ceux qui seraient élus, pour les quatre premières légions, serait de seize et non plus de six ; en 207 [50], ce fut la totalité des tribuns des quatre premières légions (soit 24), qui fut élue, et non plus seize seulement. Les autres — la majorité — étaient toujours désignés par les généraux. Suit une période de flottement, pendant laquelle on parut hésiter entre les deux procédures : en 171 [51], pour la guerre de Macédoine, on décida de supprimer totalement l'élection ; mais en 169 [52] pour l'enrôlement de quatre légions supplémentaires, il fut décidé au contraire que le peuple seul élirait leurs vingt-quatre tribuns. En 168 [53], le Sénat décida que, pour huit nouvelles légions, peuple et consuls se partageraient les nominations : mais on ne pourrait élire, pour cette année, que des hommes qui auraient déjà exercé la fonction. A partir de cette date, il semble qu'un compromis soit intervenu : c'est peut-être de 169 (et non de 105, comme le pensent certains) [54] que date la *lex Rutilia* qui réglait définitivement le partage des compétences entre les consuls et le peuple ; du coup, les tribuns « nommés », et non élus, prendraient le sobriquet de

might be imposed ... ; the professional military forces were drawn from elements outside the productive classes of society — the officers from the nobility above, the soldiers from the unemployed, vagabonds, and beggars below ... ». Pour des vues suggestives sur ces problèmes à propos de l'Antiquité, P. A. Brunt, « The Army and the land in the Roman revolution », *JRS*, 1962, 69-86, et K. Hopkins, « Elite nobility in the Roman Empire », *Past and Present*, 32, déc. 65, p. 12-26.

48. Liv., VII, 5, 3.

49. Liv., IX, 30, 3 (G. Rotondi, *Leges publicae*, p. 234).

50. Liv., XVII, 36, 14 ; XXVIII, 27, 14.

51. Liv., XLII, 31, 5.

52. Liv., XLIII, 12, 7.

53. Liv., XLIV, 21, 2.

54. Festus, p. 316, L : *Rufuli tribuni mil[itum appellabantur quos] consul faciebat, n[on populus ; de quorum iure quod] Rutilius Rufus leg[em tulerit] ... [Rufuli a] cognomine Rutili a[c post Rutili sunt vocati]*. Cf. Pseudo Asconius, p. 142 Or. : *tribunorum militarium duo genera : primum eorum, qui Rufuli dicuntur : hi in exercitu creari solent. Alii sunt comitiati, qui Romae comitiis designantur.* La *lex* est attribuée à P. Rutilius Rufus, consul de 105 av. J.-C. (qui introduisit des réformes dans l'armée : Val. Max. II, 3, 2 ; Frontin, *Strat.*, IV, 2, 2) par A. H. Greenidge et A. M. Clay, *Sources for Roman History*², p. 81 ; au tribun P. Rutilius (Rufus ?) de 169 B.C., par G. Rotondi, *Leges publicae*, p. 478-479 (avec précautions). Sur une autre étymologie possible du mot *rufulus* (de *rufus*, rouge, allusion à l'angusticlave), Mommsen, *D.P.*, I, 418, n. 3, et Lengle, *RE*, VI, 42, 2442.

Rufuli. Peu importe : car il est certain que dès 123 av. J.-C., ne figurent parmi les magistrats inférieurs, c'est-à-dire ne sont élus aux comices, que les tribuns militaires des quatre premières légions — et désormais l'on s'en tiendra là. Leur nom officiel est connu : *trib. militum legionibus quattuor primis aliqua earum* [55]. Comme pour les autres magistrats, leurs fonctions étaient certainement annuelles.

Quelles sont les raisons de cette longue incertitude, de ces flottements, à l'égard de la nomination des tribuns ? Elles sont à la fois techniques, sociales et politiques. Sans aucun doute, les généraux désiraient avoir la possibilité de nommer des hommes compétents et qui ne devaient qu'à eux leur avancement. Mais d'un autre côté, le peuple suspectait le népotisme toujours redoutable des nobles ; si bien que l'on ne peut absolument décider, du point de vue qui nous intéresse, quelle était la procédure la plus démocratique : après tout, certains généraux pouvaient préférer des hommes d'expérience, bien que roturiers, à de jeunes nobles incompétents. Notons cependant qu'en 206, des soldats mutinés à Sucro semblent bien avoir refusé d'obéir à des tribuns qui avaient été pourtant élus l'année précédente, comme Scipion le leur rappellera brutalement [57], et qui désapprouvaient la mutinerie ; et les deux tribuns qu'ils élurent à leur place, Gaius Albius et Gaius Atrius, un campanien et un ombrien, étaient des hommes du peuple. Nous reviendrons sur le problème du niveau social du recrutement ; notons pour l'instant que la seule différence, à notre connaissance, entre les tribuns militaires élus, et ceux qui étaient nommés, est d'ordre politique et non militaire : les tribuns élus, même s'ils n'étaient pas de ce fait directement inclus dans le Sénat, étaient d'une certaine manière considérés comme des magistrats ou des sénateurs : ils étaient, par exemple, au même titre que les *triumviri capitales* ou *a.d.a.*, exclus des jurys criminels réservés aux chevaliers. Lorsque Cicéron [58], dans le *De Legibus*, propose que les *minores magistratus* « commandent à l'armée, et soient appelés tribuns », veut-il étendre la qualification de magistrat à tous les tribuns ? C'est peu probable. Le fait d'avoir été élu aux comices donnait simplement à un homme une sorte d'option pour une carrière politique ultérieure. On ne peut non plus considérer qu'il y avait une différence d'âge et de compétence entre les tribuns élus et les nommés : Polybe [59] dit formellement que même ceux qui étaient élus devaient être choisis, quatorze d'entre eux parmi des hommes qui avaient déjà cinq

55. Considéré comme équivalent à une magistrature inférieure, le titre est cité dans la séquence de ces magistratures (exclues des jurys équestres) dans la *lex repetundarum* de 123 av. J.-C., *CIL*, I², 583, l. 13 ; dans la *lex Cornelia de sicariis*, citée par Cicéron, *Pro Cluent.*, p. 118.

56. Liv., XXVIII, 24, 13.

57. Liv., XXVIII, 27, 14.

58. *De Legibus*, II, 3, 6.

59. VI, 19, 1.

années de campagne, dix parmi ceux qui en avaient dix. C'était peut-être, en revanche, parmi les tribuns désignés que pouvaient se glisser des jeunes nobles — pas toujours incompétents d'ailleurs : rien ne dit qu'Hortensius par exemple, tribun après avoir été *miles* l'année d'avant, ne méritait pas sa promotion. En réalité nous pouvons avoir une idée assez précise de la hiérarchie, au moins protocolaire, des tribuns militaires d'après le passage essentiel de Polybe [60] sur la levée. Les vingt-quatre tribuns élus sont partagés en deux groupes : Les quatorze « jeunes » et les dix âgés. Les premiers sont appelés d'abord « dans l'ordre dans lequel ils ont été élus » (« ou nommés par les généraux », ajoute Polybe, ce qui semble contradictoire) et répartis entre les légions, puis les plus âgés. Peut-être est-ce là l'ordre officiel des tribuns, par exemple tel qu'il apparaît dans le *consilium* des magistrats : mais la prime donnée à la jeunesse paraît peu compatible avec les habitudes romaines. Peut-être s'agit-il seulement de la procédure de la *lectio*, qui rappelle celle du vote, où les *juniores* aussi passaient d'abord. Pour les tribuns nommés, il ne semble pas qu'il y ait eu de limite d'âge : nous savons qu'à Cannes, par exemple, sur les vingt-neuf tribuns militaires tués, il y avait d'anciens consuls et d'anciens préteurs, certainement relativement âgés [61]. Nous connaissons quelques exemples certains de tribuns élus : Marius, Caton d'Utique, César [62] ; on voit que seul Marius était, parmi eux, de naissance équestre ; Salluste affirme qu'il était lors de son élection déjà fort connu à l'armée. Trois autres tribuns élus sont connus pour l'année 69 : M. Crepereius, Cn. Tremellius Scrofa et L. Cassius [63], tous trois déjà sénateurs, puisqu'ils sont juges en 70 : deux *nobiles*, Tremellius Scrofa et L. Cassius, et un ancien chevalier, M. Crepereius, qui était sans doute juge dès avant 82 av. J.-C. On ne peut donc absolument pas affirmer que la distinction entre les tribuns élus et les tribuns nommés

60. VI, 19, 1. Ἐπειδὰν ἀποδοξωσι τοὺς ὑπάτους, μετὰ ταῦτα χιλιάρχους καθιστᾶσι, τετταρασκαίδεκα μὲν ἐκ τῶν πέντε ἐνιαυσίους ἐχόντων ἤδη στρατείας, δέκα δ'ἄλλους σὺν τούτοις ἐκ τῶν δέκα. 2) Τῶν λοιπῶν τοὺς μέν ἱππεῖς δέκα, τοὺς δὲ πεζοὺς ἓξ καὶ <δέκα> δεῖ στρατείας τελεῖν κατ' ἀνάγκην ἐν τοῖς τεσσαράκοντα καὶ ἓξ ἔτεσιν ἀπὸ γενεᾶς πλὴν τῶν ὑπὸ τὰς τετρακοσίας δραχμὰς τετιμημένων.

61. Liv., XXII, 49, 16.

62. Marius : Sall., *Jug.*, 63, 4 : *ergo ubi primum tribunatum militarem a populo petit, plerisque faciem eius ignorantibus, facile notus per omnis tribus declaratur* ; Caton : Plut., *Cato min.*, 8, 2 : καὶ νόμου γραφέντος ὅπως τοῖς παραγγέλλουσιν εἰς ἀρχὴν ὀνοματολόγοι μὴ παρῶσι, χιλιαρχίαν μετιὼν μόνος ἐπείθετο τῷ νόμῳ (auparavant Caton a servi comme soldat dans l'armée de (L.) Gellius, grâce à la recommandation de son frère tribun militaire, en 72, soit à 23 ans ; il fut tribun militaire en Macédoine en 67) ; César (Plut., *Caes.*, 5, 1) : τοῦ δὲ δήμου πρώτην μὲν ἀπόδειξιν τῆς πρὸς αὐτὸν εὐνοίας ἔλαβε ὅτε πρὸς Γάϊον Ποπίλιον ἐρίσας ὑπὲρ χιλιαρχίας πρότερος ἀνηγορώθη.

Suétone, *Caes.*, 5, 1 : *tribunatu militum, qui primus Romam reverso per suffragia populi honor optigit.*

63. Cicéron, *Verr.*, I, 30 ; il s'agit de sénateurs recrutés par Sylla, sans avoir exercé aucune magistrature ; cf. C. Nicolet, *L'Ordre équestre*, p. 577 et 589.

correspondait à une différence sociale : le peuple élisait comme tribuns aussi bien des *homines novi*, chevaliers d'origine, comme Marius, que des patriciens comme César, des *nobiles* comme Caton. Inversement, parmi les tribuns vraisemblablement nommés, nous pouvons citer aussi bien des *equites* comme Caton le Censeur en 214 [64], ou l'arrière-grand-père d'Auguste, C. Octavius en 205 (petit-fils d'un questeur, mais son père était resté chevalier) [65], que des *nobiles* comme Q. Hortensius en 89, et, par exemple, parmi les tribuns de 171 (tous nommés), un C. Claudius Pulcher, un P. Cornelius Lentulus, deux Manlii Ticidini, un Mucius Scaevola [66]. En revanche, les exemples de tribuns militaires directement nommés par les *imperatores* que nous connaissons grâce aux sollicitations de leurs protecteurs (Trebatius [67], Scaptius [68], M. Curtius [69]), concernent tous des chevaliers [70]. Étant donné le très petit nombre de cas pour lesquels nous pouvons affirmer qu'il s'agit d'une élection, et non d'une nomination, nous n'avons aucune raison de dire que les *nobiles* se rencontraient plutôt dans telle catégorie, les *equites* plutôt dans telle autre. En vérité, on peut présumer seulement que les candidats à l'élection étaient surtout ceux qui pensaient à une carrière politique future.

64. Nepos, *Vita Catonis*, 1, 2 ; Cic., *Sen.*, 18 ; *Auct. De vir. ill.*, 47, 1.

65. Suétone, *Aug.*, 2 ; C. Nicolet, *L'Ordre équestre*, p. 705-706.

66. Cf. J. Suolahti, *Junior officers*, p. 310.

67. Il s'agit de C. Trebatius Testa, juriste, ami de Cicéron, qui a sollicité un poste dans l'armée de César (*Fam.*, VII, 5) ; mais il semble qu'il ait, en fait, refusé le titre et le rang de tribun (*Fam.*, VII, 8) ; dans la même lettre, cf. l'allusion à une *commendatio* antérieure pour sans doute M. Orfius (le texte est corrompu) ; cf. W. Kunkel, *Herkunft und soziale Stellung der römischen Juristen*, Weimar, 1952, p. 28.

68. Le ou les M. Scaptius (peut-être à dédoubler : le père et le fils), l'un préfet sous Ap. Claudius à Chypre en 52 (Cic., *Att.*, V, 21, 10 ; VI, 1, 6 ; 2, 8 ; 3, 5) ; l'autre à qui Cicéron a fini par offrir un tribunat, qu'il refusa alors qu'il était *procurator* de Brutus en Cappadoce (*Att.*, VI, 3, 5 ; VI, 1, 4). Cicéron donne d'ailleurs une liste — non limitative — de personnages patronnés par Atticus ou Pompée à qui il a refusé des préfectures (C. Vennonnius, M. Laenius et Sex. Statius) parce qu'ils avaient des *negotia* dans la province (*Att.*, VI, 3, 5 ; VI, 1, 6) ; le statut équestre de ces personnages est probable, car le rang de préfet devait, comme celui de tribun, être lié au titre de chevalier ; il est quasi certain pour les préfectures *excusationis causa* (*Att.*, V, 7) ou *judiciariae vacationis causa* (*Att.*, V, II) ; cf. C. Nicolet, *L'Ordre équestre*, p. 436-439.

69. Ce M. Curtius (que j'ai à tort confondu, dans le tableau II de *L'Ordre équestre*, p. 276, avec le fameux C. Rabirius Postumus), apparaît dans *Q.Fr.*, II, 15, 9 ; cf. H. Dessau, « Caius Rabirius Postumus », *Hermes* 46 (1911), p. 613-620, et ma thèse complémentaire, *s.v.*

70. Je pense qu'on peut ajouter à cette énumération non limitative Q. Fufidius, *tribunus mil.* de Cicéron en 51 (*Fam.* XIII, 11, 1 ; 12, 1), beau-fils d'un édile d'Arpinum ami de la famille, lui-même décurion d'Arpinum, d'une famille connue par l'épigraphie (C. Nicolet, *L'Ordre équestre*, p. 431) ; à noter les liens entre Aemilius Scaurus et un L. Fufidius (Cf. Cicéron, *Brutus*, 113 ; Vell., II, 16, 2), à la génération précédente ; or, Scaurus était déjà lié au grand-père de Cicéron (*De Legibus*, III, 36). Cf. C. Nicolet, « Arpinum, Aemilius Scaurus et les Tullii Cicerones », *REL.* 1968, p. 276-304.

Ces considérations préliminaires de droit public entendues, nous allons constater que, si l'on interroge la prosopographie, les perspectives changent considérablement. L'étude prosopographique de ces *junior officers*, tribuns et préfets, a été menée à bien, voici une quinzaine d'années, par J. Suolahti, dans un livre qui fera date. Scrutant attentivement les noms, l'origine géographique, l'ascendance et la descendance, la carrière future de ses personnages, ce savant a réussi à offrir un tableau que l'on peut parfois contester dans les détails, mais dont les lignes générales sont tout à fait frappantes. Il s'est naturellement attaché soigneusement à distinguer surtout, en ce qui concerne l'origine sociale, entre les sénateurs (patriciens, *gentes* consulaires, *gentes* inférieures), et les chevaliers. Sans doute peut-on faire telle ou telle restriction sur la valeur de ses critères ; par exemple, il considère sûrement comme chevalier tout tribun ou préfet dont le nom n'est pas attesté auparavant comme porté par un sénateur : à quoi l'on peut objecter que nous ne connaissons pas tous les sénateurs d'époque républicaine, et que ce nom peut se révéler demain, à la faveur d'une trouvaille épigraphique, comme étant sénatorial ; inversement, il n'est pas impossible, nous le verrons, que quelques plébéiens (j'entends des non-chevaliers), aient pu accéder au tribunat militaire. Peu importe, en vérité : les résultats globaux ne sont pas contestables. Prenons donc quelques chiffres :

Des origines à 43 av. J.-C., Suolahti a compté 261 tribuns militaires : sur ce nombre, 75 sont, d'après ses critères, d'origine équestre [71]. Pour les préfets, les chiffres équivalents sont, pour les mêmes dates, 164 et 54 (ce dernier chiffre, nous le verrons, étant quelque peu « optimiste », et pouvant comporter quelques plébéiens) [72]. On voit donc que la majorité des tribuns et préfets connus appartenaient, déjà, au milieu sénatorial ou à la *nobilitas*. Remarquons toutefois que le total des noms connus est, d'une façon générale, très faible par rapport au nombre total des postes qui ont existé : en ne comptant, sur quatre siècles, que les quatre légions consulaires, on atteint le chiffre de 9 600 tribuns ! Il est normal, étant donné le caractère « annalistique » de nos sources, que nous connaissions surtout les noms et les exploits des représentants des grandes familles. Il semble raisonnable de penser que, sauf dans des périodes exceptionnelles, les fils ou les parents de sénateurs aient eu une large prédominance. Notons cependant le nombre particulièrement élevé de tribuns et de préfets d'origine équestre pendant la seconde guerre punique : cela s'explique aisément par les

71. Ce pointage provient d'un dépouillement personnel des tableaux et des listes de Suolahti (car il n'a distingué dans ses listes, par la typographie, que les patriciens), en particulier du report des numéros des tableaux p. 110 et 277, sur les listes p. 307 et suiv. Je compte donner dans *L'Ordre équestre*, vol. II (Prosopographie), la discussion détaillée sur tous ces personnages ; cf. *L'Ordre équestre*, vol. I, p. 149-155 ; 270-284.

72. Je pense à tous les *negotiatores* qui, ici ou là, sont préfets, et dont il n'est pas absolument certain qu'ils sont chevaliers ; cf. *sup.* n. 68.

besoins accrus des armées ; mais le phénomène aura aussi d'importantes conséquences d'ordre sociologique (11 tribuns d'origine équestre de 216 à 203, sur 27 connus, c'est-à-dire 40%, au lieu de 30% en moyenne, pour toute la période). Des remarques du même ordre pourraient être faites pour la période de la guerre sociale [73].

Il peut être intéressant de confronter ces résultats qui concernent uniquement les postes militaires, avec ceux qui concernent, d'un autre point de vue, l'ensemble de l'ordre équestre. J'ai pu recenser, pour ma part, plus de 370 chevaliers absolument certains, pour la période qui va de la fin du 4e siècle à 43 av. J.-C. [74]. Parmi ces 370, pour des raisons de prudence (peut-être excessive), je n'ai retenu que 25 tribuns et 15 préfets. Mais je concède que l'on peut sans doute, sous réserve d'une marge d'erreur invérifiable, prendre en considération tous les *equites* comptés par Suolahti : il faut donc ajouter aux 370 *certi* 95 individus environ, ce qui porte le nombre des connus à 465. Sur cet ensemble, les tribuns et préfets représentent donc un groupe de (95 + 40) = 135 individus, soit à peu près 30%.

Or, voici comment se répartissent les 370 chevaliers que j'ai pu étudier, en fonction de leurs activités ou de leur environnement social :

— une cinquantaine (donc 12%) sont formellement attestés comme propriétaires fonciers, mais c'est là une proportion minimale, très inférieure à la réalité, qui devait approcher, comme divers calculs le montrent, 80% du groupe. Ce point est essentiel pour la compréhension de l'ordre équestre : retenons-en, pour l'instant, qu'il prouve entre autres que la base géographique et sociologique du recrutement de l'ordre équestre est très semblable à celle de l'ordre sénatorial [75].

— 46 chevaliers (12%) sont connus pour avoir exercé des activités de type financier ou commercial (*argentarii*, *foeneratores*, *negotiatores*, aucun *mercator*) [76] : encore 16 d'entre eux (33%) sont-ils aussi propriétaires

73. Je me permets là encore de renvoyer à la discussion détaillée dans ma thèse complémentaire.

74. Dans *L'Ordre équestre*, I (p. 249-464 ; spécial. p. 457-464 ; et p. 715-718) ; et dans ma thèse complémentaire (*L'Ordre équestre*, II). Si j'ai été, comme le pense H.-G. Pflaum, trop prudent en éliminant, parmi les tribuns militaires et préfets, tous ceux pour lesquels je n'avais pas de recoupement apportant la preuve qu'ils étaient *equites*, il faut augmenter ma liste d'environ 32 % : mais cette augmentation, considérable, ne fait passer la proportion des *equites* connus que de 3,7 % (estimation optimiste !) à 4,6 % : un gain bien négligeable ; cf. *L'Ordre équestre*, p. 457-458.

75. Ce fait, que j'ai dû prouver dans le détail prosopographique, avait déjà été remarqué par certains (J. N. Madvig, *L'État romain*, 1882, p. 184), et affirmé indépendamment de moi, mais dans le même temps, par P. A. Brunt, *The Equites in the late Republic* (cité, n. 18).

76. Sur la conséquence de cette constatation pour la restitution de la l. 13 de la loi judiciaire épigraphique de 123, cf. *L'Ordre équestre*, p. 503 sqq.

fonciers. On voit (je n'y insisterai pas ici) que l'ordre équestre est donc loin d'être exclusivement une classe d'hommes d'affaires.

— 15 seulement sont publicains (4%).

— 26 sont magistrats ou décurions municipaux (7%).

— 17 sont juges (4%).

— 51 (12%) sont enfin connus pour avoir exercé ce qu'on peut appeler des « activités libérales », pour avoir été juristes, avocats, écrivains ou orateurs, ou simplement « hommes de savoir ». Ces activités n'étaient naturellement pas incompatibles avec d'autres.

— une dizaine enfin (3,7%) ont été procurateurs privés de certains personnages, dont certains sont d'ailleurs eux aussi des chevaliers.

Il faut noter d'abord que les précisions que l'on peut donner ainsi sur la composition de l'ordre équestre ne portent que sur 65% du groupe connu : 35% des chevaliers connus ne sont pour nous que des noms qui ne nous fournissent aucun renseignement, sinon d'ordre onomastique.

La place tenue par les chevaliers qui ont exercé des fonctions militaires est donc tout à fait prépondérante ; près du tiers, si l'on tient compte de *tous* les tribuns et préfets vraisemblablement chevaliers ; 11% — c'est-à-dire autant que les propriétaires fonciers, les hommes d'affaires et les intellectuels — si l'on se condamne à une prudence peut-être excessive. Sans doute, là encore, la nature de notre documentation est pour quelque chose dans cette prédominance : nos sources littéraires (Tite-Live, Appien, Plutarque), étant, pour une bonne part, une chronique de faits d'armes, il est naturel que le « milieu militaire » nous soit mieux connu. Mais ce n'est pas seulement un hasard : on peut tout aussi bien soutenir que la littérature ancienne ne fait que traduire clairement les tendances profondes de la société de ce temps : première indication, que nous vérifierons, du rôle de l'armée et de la guerre dans les « valeurs » individuelles et collectives de l'époque. Nous pourrons faire la même remarque, symétrique, pour les activités intellectuelles [77].

Mais il y a aussi une autre raison, pensons-nous, à l'importance frappante

77. Parallèlement, en effet, on constate l'importance de la référence littéraire, de la biographie littéraire, dans notre documentation. Naturellement, la tradition littéraire ancienne étant une tradition « scolaire », cela s'explique aisément. Mais je crois aussi que cela nous met en présence d'une des caractéristiques les plus originales de la civilisation gréco-latine : la place de plus en plus grande faite au discours, au talent, à la vie intellectuelle. Je ne fais, sur ce caractère « clérical », que reprendre, à la lumière de la prosopographie, les belles études de H. I. Marrou ou de L. Robert (sur le rôle de l'éducation dans la promotion sociale ; cf. mes remarques, *L'Ordre équestre*, p. 101-102, n. 73) ; dans le même sens, récemment, le bel article de K. Hopkins, cité n. 47 ; cf. aussi C. Nicolet, « Culture et société dans l'histoire romaine », dans *Niveaux de culture et groupes sociaux*, Paris, Mouton, 1967, p. 11-20.

du groupe des *equites* à fonctions militaires : c'est parmi eux que se manifeste de la façon la plus nette une tendance à la mobilité sociale. Sur 75 tribuns militaires d'origine équestre (y compris les probables) de 486 à 41 av. J.-C., en effet, 15 deviendront eux-mêmes sénateurs et poursuivront dans la carrière des honneurs : parmi eux, 1 deviendra censeur (Caton), 4 deviendront consuls, 6 préteurs, etc. Mais il faut ajouter à ce nombre 12 tribuns dont les descendants, une ou deux générations plus tard, accèderont eux aussi à l'ordre sénatorial. En tout, 27 personnages, soit plus du tiers. Pour les préfets, les chiffres sont respectivement de 7 sur 35 retenus (soit 20 %) [78].

Tels quels, cependant, ces chiffres ne signifient pas grand'chose, sinon que l'exercice d'un poste militaire était fort utile, pour ne pas dire indispensable, pour la poursuite d'une carrière politique, avec un avantage assez marqué en faveur du tribunat militaire, plus « officiel » que les préfectures. Plus intéressante est la répartition chronologique de ces « percées » individuelles ou familiales vers le Sénat. Pour les tribuns, en effet, on peut distinguer trois périodes assez nettes, un peu différentes de celles qu'a finalement retenues J. Suolahti [79] :

1) Jusqu'à la seconde guerre punique, d'abord : sur 10 tribuns d'origine équestre, 1 (P. Decius Mus) deviendra magistrat, 5 auront des descendants sénateurs : les échappées sont donc relativement nombreuses.

2) De la seconde guerre punique à 171 : sur 17 tribuns, 6 deviendront magistrats, 5 auront des descendants sénateurs : là encore, la mobilité sociale, qui s'explique en grande partie par les pertes dues à la guerre et par les renouvellements du Sénat qui s'ensuivirent, est assez remarquable.

3) Entre 171 et 121, année où Marius fut questeur, on ne connaît aucun tribun d'origine équestre, et, *a fortiori*, aucun qui perce jusqu'au Sénat. Le premier à franchir cette barrière sera Marius lui-même, et ce fait aura un caractère révolutionnaire bien marqué, sur lequel les anciens ne se sont pas trompés : on était alors, malgré l'épisode révolutionnaire des Gracques, en pleine « réaction nobiliaire » : le consulat était devenu, depuis le début du siècle, le véritable monopole de la noblesse « qui se le transmettait de main en main » (Sall., *Jug.*, 65, 6). La carrière de Marius est donc considérée comme une carrière normale, quoique remarquable, mais jusqu'à la préture seulement : son caractère exceptionnel et révolutionnaire ne commence qu'avec la candidature au consulat, inclusivement. Nous avons quelques renseignements intéressants concernant les débuts de cette carrière qui nous montrent bien ce que représentait l'armée pour le

78. Cf. J. Suolahti, *Junior officers*, p. 171 : 1/4 à 1/5 des tribuns avançant jusqu'au Sénat.

79. J. Suolahti a choisi la périodisation suivante : 509-218 ; 218-134 ; 133-82 ; 81-49, etc. (Cf. p. 154-167).

milieu des *equites* italiques dont Marius était issu. Remarquons d'abord que, malgré des sources tardives et toutes suspectes d'amplification oratoire (PLUT., *Mar.*, 3, 1 ; Dion, fragm. 92, 1), Marius était certainement chevalier de naissance, comme le dit Velleius : *equestri loco*[80] (qu'il ne faut pas corriger) ; ce qui explique que, pour parler de son service militaire, Valère Maxime[81] emploie l'expression *equestria stipendia*. Cela n'empêche pas, comme nous avons eu l'occasion de le montrer, qu'il n'ait accompli d'abord une année de service comme simple soldat : un simple calcul le montrera, que vérifiera la tradition qui rappelle sa vocation militaire, son goût pour le métier des armes, son comportement exemplaire. Marius a dû naître vers 158-157 ; Salluste affirme qu'il servit « dès qu'il eut l'âge de porter les armes » — à dix-sept ans, c'est-à-dire vers 140 ; lorsqu'il se trouve donc dans l'armée de Scipion, en 134 sous Numance, il n'est plus un *tiro* : il a déjà vraisemblablement cinq ou six ans de service : souvent, comme dit Juvénal[82], le « cep du centurion avait dû se briser sur son dos ». Nous savons par Salluste que Marius obtint son tribunat par l'élection, et qu'il avait déjà une très grande réputation militaire[83] : il devait avoir au moins cinq ans de service, sinon dix ; on peut placer ce tribunat soit en 135, soit en 130 (et non, comme on le fait généralement, seulement en 125) : ce qui est sûr, c'est qu'en 133, sous Numance, Marius s'est déjà fait remarquer par Scipion, dont il est le *contubernalis* (PLUT., *Mar.*, 3, 3 ; Val. Max., VIII, 15, 7). Peut-être d'ailleurs devait-il aussi cet avancement à la protection des Metelli. Ce qui est sûr, en tout cas, c'est que, devenu préteur, et servant en Afrique sous Metellus, Marius garde d'étroits contacts avec son milieu d'origine, les chevaliers, et qu'il profite, en 108, de toutes les occasions pour solliciter leur appui électoral, réunissant sur sa seule tête les espérances convergentes des deux éléments principaux de l'*ordo*[84] : les *negotiatores* d'Afrique, qui, dit Salluste, « voulaient la paix », c'est-à-dire l'annexion de la Numidie, et les *milites* (simples soldats, mais surtout officiers) qui désiraient briser le monopole de la *nobilitas*. A partir de l'accès de Marius au consulat, nous voyons apparaître dans la prosopographie un noyau d'*homines novi* qui vont constituer sa *factio*, comme l'a bien montré E. Badian[85] : citons après lui les Labieni, C. Norbanus, C. Saufeius, sans doute Sertorius lui-même ; ajoutons les autres Marii d'Arpinum, leurs parents les Gratidii (apparentés aux Cicérons),

80. VELLEIUS, II, 11, 1 ; sur Marius, J. van OOTEGHEM, *Caius Marius*, Bruxelles (1964).

81. VIII, 15, 7.

82. VIII, 247. Mais ce renseignement est suspect.

83. SALL., *Jug.*, 63, 4.

84. SALL., *Jug.*, 65, 4 : *Itaque et illum et equites Romanos, milites et negotiatores, alios ipse, plerosque pacis spes inpellit uti Romam ad suos necessarios aspere in Metellum de bello scribant, Marium imperatorem poscant.*

85. E. BADIAN, *Foreign clientelae* (264-70 *B.C.*), Oxford (1958), p. 197-203.

les Granii campaniens. Parmi tous ces personnages, sans doute, seuls Q. Sertorius [86] et M. Gratidius [87] ont été sûrement l'un tribun militaire, l'autre préfet ; mais tous ceux qui sont, par la suite, devenus magistrats ont certainement dû d'abord accomplir leur service, et Sertorius en tout cas était un *militaris homo*. Nous soupçonnons donc que la clientèle de Marius a été essentiellement une clientèle militaire : non seulement au niveau des simples soldats (c'est bien connu), mais au niveau de leurs cadres, des officiers équestres qui, grâce à lui, avaient désormais l'espoir de forcer les portes du Sénat. Cette hypothèse est vérifiée par une remarque de Sénèque [88], qui rappelle que « dans le désastre du parti marianiste, beaucoup d'hommes nés dans l'ordre équestre, et qui espéraient obtenir le rang de sénateur grâce à leur carrière militaire, furent trompés par la fortune ».

Il est vrai que cette défaite d'une *factio* en partie militaire fut largement compensée par la victoire de Sylla : ce dernier, lorsqu'il compléta le Sénat en 81 grâce à sa fameuse fournée (ne faisant peut-être que reprendre un projet de Drusus, ou même des Gracques), recruta ses nouveaux sénateurs *ex equestri ordine*, comme disent Tite-Live et Appien [89], mais aussi (ce qui n'a rien d'incompatible) parmi ses propres officiers et soldats (*ex gregariis militibus*, dit Salluste) [90] ; nous connaissons en effet au moins un ancien primipile, L. Fufidius [91], devenu sénateur — et d'anciens centurions dont les fils deviendront magistrats, comme Ateius. César et Auguste par la suite, ne se priveront pas de suivre cet exemple.

L'erreur serait de croire qu'une telle pratique était totalement nouvelle et révolutionnaire : elle répondait, en fait, à une très ancienne tendance de la société romaine, en vertu de laquelle le courage et la valeur militaires, devant être récompensés, pouvaient laisser espérer les plus flatteuses promotions. On pourrait en trouver de lointains exemples, à demi-légendaires, mais typiques : ainsi Sex. Tempanius, simple « décurion »

86. Plut., *Sert.*, 3, 3.
87. Cicéron, *Brutus*, 168.
88. *Ad Lucil.*, 47, 10 : *Mariana clade multos splendidissime natos, senatorium per militiam auspicantes gradum, fortuna depressit, alium ex illis pastorem, alium custodem casae fecit.* Les mss. portent *Variana*, leçon qui n'offre pas de sens satisfaisant. Cf. Greenidge et Clay, *Sources*, p. 201.
89. Tite-Live, *Per.*, 89 ; Appien, *B.C.*, I, 100 : ἀμφὶ τοὺς τριακοσίους ἐκ τῶν ἀρίστων ἱππέων, ταῖς φυλαῖς ἀναδοὺς ψῆφον περὶ ἑκάστου.
90. Sall., *Cat.*, 37.
91. Sall., *Hist.*, I, 55, 21 ; Orose, V, 21, 3 (*L. Fufidius primipilaris*). Cf. C. Nicolet, *art. cité* n. 70, *R.E.L.* 1968, p. 297 et suiv. ; sur le sénat de Sylla, H. Hill, « Sulla's new senators in 81 B.C. », *CQ*, 1932, p. 170 ; R. Syme, *Caesar, the senate and Italy*, *Pap. Brit. School Rome*, 1938, p. 1-31 ; E. Gabba, « I senatori sillani », dans « Ricerche sull'exercito professionale » ... *Athenaeum*, 1951, p. 262-270 ; Id., « Il ceto equestre e il senato di Silla », *Athenaeum*, 1956, p. 124-138 ; C. Nicolet, *L'Ordre équestre*, 573-591.

de cavalerie, en 423 av. J.-C [92]., qui se conduit héroïquement lors d'une guerre contre les Volsques, et qui fut, en récompense, élu tribun de la plèbe l'année suivante (IV, 42, 1) ; sans doute, l'épisode est suspect d'enrichissement rhétorique et d'anachronisme : peut-être l'épisode de ce cavalier combattant à pied doit-il être interprété avec précaution [93] ; sans doute, également, est-ce la vertu civique de Tempanius, autant que son courage, qui est récompensée ; enfin, le tribunat de la plèbe, à cette époque, n'ouvre pas encore l'accès au Sénat ; il n'empêche que, dans son expression littéraire, l'épisode plaide en faveur d'un idéal « démocratique ». Un autre épisode, plus tardif, peut laisser croire que l'accès au Sénat, dans certaines circonstances exceptionnelles, pouvait être déterminé par des considérations proprement militaires. Lorsqu'en 216, après Cannes, M. Fabius Buteo fut nommé dictateur *legendi senatus*, il compléta les rôles d'une manière systématique : d'abord les magistrats curules qui avaient exercé leur charge depuis 220 et n'avaient pas encore été nommés dans le Sénat, puis les édiles (plébéiens), tribuns et questeurs, dans le même cas, puis, « parmi ceux qui avaient exercé des magistratures mineures, ceux qui avaient remporté des dépouilles ou obtenu la couronne civique » [94]. Ces « magistrats inférieurs » ne peuvent être que les *vigintiviri* et les tribuns militaires élus : c'est donc, pour eux, les *dona militaria* qui étaient déterminants. Naturellement, dans le climat de l'époque, de telles promotions n'étaient possibles que si les censeurs ou le Sénat avaient donné leur accord ; on le vit bien pour le cas extraordinaire de L. Marcius (Septimius) : ce chevalier, tribun militaire dans l'armée des Scipions (mais Cicéron en fait un simple primipile) [95], avait été « élu » à l'unanimité dans des « comices militaires » commandant en chef en Espagne, après le désastre et la mort des deux Scipions. Sa valeur avait alors, à coup sûr, sauvé l'armée. Malgré cela, le Sénat ne voulut jamais reconnaître le titre de *propraetore* qu'il s'était donné lui-même : *imperio non populi jussu, non ex auctoritate Patrum* ; ce qui n'empêche pas de lui confier par la suite d'importants commandements, puisque c'est lui qui, en 206, passa le traité avec Gadès [96].

Plus tard encore, la carrière militaire a été, semble-t-il, l'occasion de quelques promotions politiques spectaculaires. Au dernier siècle de la république, on connaît quelques *homines militares* (expression officielle pour dire : soldat de carrière) qui ne sont devenus magistrats, semble-t-il, que pour pouvoir accéder, dans l'armée, à des grades supérieurs ; la suggestion a été faite par R. E. Smith [97]. Les légats de Pompée et de César,

92. Liv., IV, 38, 3 ; 40, 6 ; 41, 2.
93. Cf. *sup.* n. 13.
94. Liv., XXIII, 23, 5-6.
95. Liv., XXV, 37-39 ; Val. Max., I, 6, 2 ; II, 7, 15 ; VIII, 15, 11 ; Cicéron, *Pro Balbo*, 34.
96. Liv., XXXII, 2, 5 ; Cic., *Balb.*, 34.
97. R. E. Smith, *Service in the post-marian army*, p. 62 sqq.

par exemple, sont pour la plupart de véritables officiers, qui n'exercent de charges politiques (questeurs, tribuns de la plèbe, préteurs) que pour avoir de l'avancement ou, dans le cas des tribuns, pour être à Rome en quelque sorte les « représentants » de leurs généraux : ceci demanderait une étude à part, s'il est vrai même que certains légats n'aient jamais été magistrats. En tout cas, il est certain que, pour beaucoup de ces *homines militares*, la carrière proprement politique ne commençait que fort tard : un cas très net est celui du fameux M. Petreius [98], qui avait commencé à servir dès 92 av. J.-C., et qui n'avait sans doute pas été préteur avant 64 av. J.-C. Mais après tout, le cas le plus typique est celui de Pompée, qui fut « propréteur », puis « proconsul » sans avoir exercé jamais aucune magistrature, et qui n'entra au Sénat qu'en 70 av. J.-C. On peut citer aussi L. Valerius Flaccus, C. Pomptinus, L. Afranius, P. Sulpicius Rufus, Serv. Sulpicius Galba [99].

Ces remarques concernent le sommet de la hiérarchie, et posent le problème de la militarisation des institutions et de la politique romaines au dernier siècle de la république [100] : ce n'est pas notre propos pour l'instant. Revenons au tribunat militaire et aux préfectures, et à leurs rapports avec l'ordre équestre.

Nous avons déjà dit que, d'une manière tout à fait générale, on peut admettre que le grade de tribun militaire « implique » la dignité équestre. Cette vérité, entrevue par Mommsen [101], a été prouvée par C. Cichorius [102], et admise unanimement depuis ; elle s'appuie sur un certain nombre de textes, de César principalement : dans deux passages du *Bellum Gallicum* (III, 7 et III, 10), nommant d'abord des tribuns et préfets, il précise ensuite leur dignité de chevaliers ; plus tard (*B.C.*, I, 77), il dit qu'ayant recueilli des transfuges de l'armée d'Afranius, il tint à leur donner dans son armée des grades équivalents à ceux qu'ils avaient chez Pompée : *centuriones in ampliores ordines, equites Romanos in tribunicium restituit honorem* [103]. Il résulte d'autre part des témoignages concernant le *consilium* que les tribuns qui en faisaient partie étaient chevaliers. Il est donc hors de doute que tout tribun militaire a droit au titre de chevalier [104].

98. Sall., *Cat.*, 59, 6.

99. Cf. R. E. Smith, *Service in the post-marian army*, p. 65.

100. Certains types de carrières, à ce moment, paraissent être surtout militaires ; déjà se fait sentir, avec les besoins accrus des provinces et des *standing armies* qui y sont cantonnées, le manque de généraux compétents ; cf. les remarques de Cicéron, *Pro Fonteio*, 42 ; ce contexte explique la nouvelle théorie des rapports entre « pouvoirs civils » et « pouvoirs militaires » qu'élabore Cicéron de 63 à 60 à peu près : cf. C. Nicolet, « Consul togatus », *REL*, 1960, p. 236-263 (textes du *Pro Murena*, etc.).

101. *Droit pub.*, VI, 2, p. 80.

102. C. Cichorius, « Das Offizierkorps eines röm. Heeres », *R.S.*, p. 130-185.

103. *B.C.*, I, 77.

104. Les anciens tribuns militaires ont droit, parmi les quatorze rangs réservés au théâtre aux *equites*, à des places spéciales : Porphyrion, ap. Hor., *Ep.*, 4, 15 ; Cal-

Mais fallait-il absolument être chevalier de naissance pour devenir tribun, ou, au contraire, la nomination à ce grade d'un plébéien s'accompagnait-elle de l'accès à l'ordre équestre ? En d'autres termes, une fonction purement militaire pouvait-elle être une occasion de promotion dans le cadre de la hiérarchie officielle de la cité ? Quelques textes permettent d'affirmer que de telles promotions étaient sinon fréquentes, du moins possibles. D'abord, une définition curieuse du titre *eques Romanus* donnée par Varron, *De Vita P.R.*, III, 91 : « *equites Romani, qui in exercitu donati essent et equo publico mererent* » ; il est très possible que dans cette phrase *donati* doive être rattaché à *equo publico* : dans ce cas, on aurait la preuve que l'octroi du cheval public peut être fait directement aux armées, par les généraux [105]. Il faut à coup sûr rapprocher cette affirmation des textes qui nous parlent du droit qu'avaient les *imperatores* de conférer l'anneau d'or, solennellement, à des hommes qui s'étaient brillamment comportés ; sans doute l'anneau d'or, en soi, n'est pas exactement la même chose que le rang de chevalier ; mais l'un était, je crois, l'avant-goût de l'autre ; lorsque César harangue ses troupes en 49 au passage du Rubicon, un quiproquo leur fait croire qu'il promet à tous *equestres census singulis* et qu'il leur promet *jus anulorum cum milibus quadringenis* [106]. Les généraux et les gouverneurs de province avaient le droit de donner l'anneau d'or pour « service rendu à l'État », et surtout pour des services militaires ; et l'anneau d'or impliquait pratiquement la promesse du cheval public : il transformait son homme en *candidatus* à « l'ensemble des fonctions équestres » (*summae equestris gradus*) [107] ; c'était déjà vrai en 70 av. J.-C., lorsque Verrès décora ainsi des scribes et des greffiers indélicats, au scandale des « vrais chevaliers » de la province [108].

Or nous connaissons quelques exemples individuels de telles promotions ; deux d'entre eux sont parfaitement clairs. Il s'agit d'abord de L. Petronius qui, « né dans une humble famille, était parvenu à l'ordre équestre et aux charges militaires réservées à cet ordre, grâce à la protection de P. Caelius » [109]. Ce P. Caelius, malheureusement inconnu, était un officier qui, lors de la guerre civile de Cinna en 87 av. J.-C., avait été placé au commandement de la place de Plaisance par le consul C. Octavius. Il appartient très vraisemblablement à la *gens* sénatoriale Caelia. Petronius manifeste sa fidélité à son patron en se suicidant à ses côtés. Nous ne pouvons rien dire sur les

PURNIUS, *Egl.*, VII, 28 : *aut eques aut nivei loca densare tribuni* (sur ce vers, l'éditeur de Calpurnius, R. VERDIÈRE, coll. Latomus, XIX, 1954, p. 263, fait un contresens : il pense aux *tribuni aerarii*, dont la décurie a disparu des jurys depuis 46 av. J.-C.).

105. C. NICOLET, *L'Ordre équestre*, p. 92.

106. SUÉTONE, *César*, 33.

107. SUÉTONE, *Galba*, 14, 2.

108. CIC., *Verr.*, III, 137 ; 185 ; 187.

109. VALÈRE-MAXIME, IV, 7, 5 : *admodum humile loco natus ad equestrem ordinem et splendidae militiae stipendia P. Caeli beneficio pervenerat.*

relations antérieures des deux hommes : nous ne discernons aucune communauté géographique. En revanche, ce qui est sûr, c'est l'influence du *beneficium*, de la *commendatio*, dans l'accès à l'ordre équestre et aux charges militaires correspondantes. Mais ici nous ne pouvons rien dire sur la succession chronologique des promotions : nous verrons cependant que la vraisemblance veut que ce soit l'octroi du grade (autorisé par la compétence et la nécessité militaire) qui confère la *dignitas*. Mais voyons d'abord les autres exemples de telles promotions au 1er siècle av. J.-C. : le plus net est celui de T. Marius, d'Urvinum Mataurense, signalé aussi (pour son ingratitude) par Valère Maxime[110], qui « fut mené, grâce à l'intervention du Divin Auguste, des grades les plus bas du service aux plus hauts honneurs militaires ». Or on connaît une inscription (*CIL*, XI, 6058, d'Urvinum Mataurense), qui rapporte le cursus de ce personnage, qui fut édile, *IIII vir i.d.* et *pontifex* dans son municipe, après avoir été *trib. mil. leg. XII*, ainsi que *praef* [*ectus*] *duor* [*um*] *prin* [*cipum*], et *praefect*[*us*] *in cl*[*asse*] *Cn. Lentul*[*i*] *praet*[*oris*] *in Sicilia*. L'ordre de ces fonctions a été éclairci par E. Groag[111] dans une remarquable étude : T. Marius fut d'abord sous les ordres de Cn. Lentulus, lui-même lieutenant de Sex. Pompée. Etait-il chevalier alors ? C'est peu probable, pense Groag. Il trahit ensuite, passe du côté des triumvirs (ce qui explique l'expression *praefectus duorum principum*), et devient en tout cas certainement chevalier lorsqu'il exerce les fonctions de tribun militaire. On peut soupçonner que ces promotions militaires affectaient même, parfois, des hommes qui n'étaient pas nés citoyens. P. Caesius, de Ravenne, cité fédérée, a reçu la citoyenneté de Cn. Pompée le père, en 89 av. J.-C., et il est *eques Romanus* (il vit encore en 54 av. J.-C.)[112] : il est probable que sa double promotion a été due à son rôle pendant la guerre sociale (cf. la fameuse *turma Saluitiana* de cavaliers espagnols). Mais l'exemple le plus net est cependant celui d'Horace[113].

On voit donc déjà fonctionner, sous la république, une procédure qui sera fréquente et bien attestée sous l'empire : l'octroi du rang équestre à des fins militaires, à de simples plébéiens[114]. L'épigraphie en conserve

110. Val. Max., VII, 8, 6 : *ab infimo militiae loco beneficiis divi Augusti imperatoris ad summos castrenses honores perductus.*

111. E. Groag, « Beiträge zur Geschichte des zweiten Triumvirat », *Klio*, 1915, XIV, p. 51.

112. Cicéron, *Pro Balbo*, p. 50.

113. *Sat.*, II, 7, 53 : *projectis insignibus anulo equestri* ; *Sat.* I, 6, 48 (tribun dans l'armée de Brutus à Philippes) ; Suét., *Vita Hor.*, 1 ; cf. Lily Ross Taylor, « Horace's equestrian career », *AJPh.*, 1925, p. 161 ; C. Nicolet, *L'Ordre équestre*, p. 101 (rôle de la culture).

114. Par exemple à un fils d'affranchi, M. Aurelius Cotta, fils de M. Aurelius Cottae Maximi l. Zozimus, dont une inscription célèbre a conservé le souvenir (*C.I.L.* XIV, 2298, l. 13 : *Cottanumque meum produxit honore tribuni, quem fortis castris Caesaris

un bon nombre d'exemples (*ILS* 4929 ; *ILS*, 2682 ; *CIL*, *IX*, 335) ; mais l'attestation la plus frappante en est une phrase de Suétone (*Aug.*, 46) qui dit qu'Auguste, « afin d'augmenter le nombre de gens de qualité (*honesti*), accordait les grades équestres à ceux qui faisaient acte de candidature, sur recommandation publique (officielle) de chaque cité »[115]. Cette phrase vaut qu'on s'y arrête un peu et qu'on en pèse chaque terme ; le but d'Auguste est ouvertement d'augmenter le nombre des *honestiores* : ce mot désigne certainement les membres des deux ordres supérieurs (cf. ULPIEN, *Dig.*, 47, 11, 6 etc.). Il s'agit d'étoffer l'ordre équestre. L'empereur va donc, pour cela, accepter des « candidatures » à l'ordre équestre sur lesquelles nous sommes bien renseignés, comme je l'ai montré ailleurs[116]. Pour ces candidatures, qui d'habitude n'ont guère de poids qu'appuyées par quelque haut personnage, il décide, en vertu d'une décision spécifique, de prendre en considération les « *commendationes publicae* » des municipes italiens. J'ai cru pouvoir identifier les bénéficiaires de cette procédure dans les vingt-six personnages mentionnés par l'épigraphie comme *tribuni militum a populo*[117]. On voit que pour eux, si le schéma présenté par Suétone est vrai, la question que nous nous posions est clairement réglée : ils n'étaient pas chevaliers au départ ; ils le sont devenus après avoir pris le titre de tribun militaire.

Moins net, en revanche, est le cas des quelques personnages pour qui nous connaissons, à l'époque républicaine, une *commendatio* ou une *petitio*. C. Trebatius Testa, vu son origine, était sans doute chevalier avant d'être recommandé à César par Cicéron, pour un tribunat que, d'ailleurs, il refusa. De M. Orfius, cité en 50 dans une lettre à Quintus comme *eques Romanus, domi splendidus*, Cicéron dit incidemment : *est tribunus militum in exercitu vestro*[118] ; c'est peut-être donc lui qui est cité dans la lettre *Fam.*, VII, 5, 2, de 54, où l'on voit que César avait accepté une *commendatio* le concernant. Je ne sais que dire du M. Curtius pour qui Cicéron a toujours demandé un tribunat militaire à César[119] : je ne sais pas s'il était déjà chevalier ; c'est seulement probable, si du moins c'est bien lui qui sera plus tard *adlectus* au Sénat (*Att.*, IX, 5, 1). Je ne sais non plus si les divers

emeruit ; le père, on le sait, a « reçu plusieurs fois le cens équestre » de son patron, M. Aurelius Cotta, consul en 20 ap. J.-C. ; la formule est ambiguë, et il n'est pas sûr que lui-même soit formellement chevalier).

115. *Ac nec ubi aut honestorum deficeret copia, aut multitudinis soboles, equestrem militiam petentes etiam ex commendatione publica cujusque oppidi ordinabat* ; j'ai rapproché cette expression des *tres equites Romani a plebe* de l'inscription de l'autel de Narbonne, *CIL.*, XII, 4333 = *I.L.S.*, 112 « L'inscr. de Narbonne et la commendatio des chev. rom. », *Latomus* 1963, p. 721-732).

116. C. NICOLET « *Eques Romanus ex inquisitione* : à propos d'une inscription de Prusias de l'Hypios », *BCH*, 1967, p. 411-422.

117. « Tribuni militum a populo », *Mél. Arch. Hist.*, 1967, p. 29-76.

118. *Q.Fr.*, II, 14, 3.

119. *Q.Fr.*, II, 15, 3 ; III, 1, 3, 10 ; cf. *sup.*, n. 69.

negotiatores à qui Cicéron refuse des préfectures, C. Vennonius, M. Laenius et Sex. Statius, sont déjà chevaliers, non plus que les protégés de Brutus, M. Scaptius, P. Matinius et L. Gavius, qui en avaient reçu d'Appius Claudius ; c'est possible, sans plus. Mais Atticus qui, lui, accepte le titre de préfet (sans en exercer les fonctions) est bien chevalier de naissance [120]. Peu importe, en vérité, car les exemples très précis de L. Petronius, de P. Caesius et de T. Marius (Siculus) suffisent à nous prouver la possibilité de cette promotion dans l'ordre équestre par l'exercice des fonctions militaires.

On peut se demander d'ailleurs si cette relative flexibilité des clivages sociaux en fonction des carrières ou des comportements militaires n'est pas un phénomène ancien et répandu dans la société romaine, et si elle ne joue pas sur une assez grande échelle, du bas en haut de la hiérarchie. Cela nous amènerait, par exemple, à étudier à nouveau — pour la période républicaine — le cas des centurions, leur rôle très spécial aux armées (ils font partie de la *caliga*, mais avec un prestige, des responsabilités et, souvent, des revenus très importants), et dans la société en général, pendant et après leur service. Il n'est pas question d'épuiser ici le problème [121] ; mais il est du moins évident que ces hommes, qui sont aux armées les garants de l'ordre établi et de la vieille discipline, ont aussi des chances de prestige et d'avancement qui en font un groupe social original [122]. Or, contrairement à ce qu'on répète trop souvent, il n'y a pas d'incompatibilité entre le centurionat et l'ordre équestre. Pendant longtemps — au moins jusqu'à la fin du 4e siècle av. J.-C. — il semble que les règles de nomination et de recrutement n'aient pas été très strictes [123]. D'une part, nous voyons qu'il était possible qu'un même personnage soit alternativement tribun militaire et primipile (P. Salonius, jusqu'en 342 av. J.-C.) [124]. En 341 une loi fut passée : *ne quis, ubi tribunus militum*

120. Nep., *Vita Att.*, 6, 4 ; C. Nicolet, *L'Ordre équestre*, p. 708.

121. Il n'y a pas d'étude d'ensemble, à ma connaissance, sur les centurions à l'époque républicaine (je l'ai entreprise et compte la présenter ailleurs) ; cf. J. Karbe, *De centurionibus Romanorum quaest. epigraphicae*, Diss. Halle, 1888 ; W. Baehr, *De centurionibus legionariis quaest. epigr.*, Diss. Berlin, 1900 ; Th. Wegeleben, *Die Rangordnung der römischen Centurionen*, Diss. Berlin, 1913 ; J. Schmidt, « Die Rangklasse der Primipilaren », *Hermes*, 1886, p. 590 ; S. J. de Laet, « Le rang social du primipile », *AC*, 1940, p. 13-23 ; H. M. Parker, « A note on the promotion of centurions », *JRS*, 1926, p. 45-52.

122. Un seul exemple : celui de M. Centenius Penula, ancien primipile d'une grande bravoure, à qui on confie une armée improvisée de 6 000 hommes : Liv., XXV, 19, 8-17.

123. L. Marcius Septimius, en 212, était-il primipile ou tribun militaire ? Sans doute ancien primipile, devenu tribun ; cf. *sup.*, n. 95. L. Septimius, le tribun militaire assassin de Pompée en 48, avait été centurion dans son armée auparavant (César, *B.C.*, III, 104, 2).

124. Liv., VII, 41, 4 ; cf. Weissenborn-Müller, éd. de Tite-Live, p. 197.

fuisset, postea ordinum ductor esset; malheureusement, le passage de Tite-Live est peu clair sur ce point : les termes mêmes de cette loi semblent interdire un « recul » possible, alors que dans la suite de l'anecdote, Salonius semble accepter de rétrograder. Peu importe : retenons que le passage d'un centurion au tribunat — donc à l'ordre équestre — est possible ; un tel passage s'était fait au camp, généralement sur la base de la seule valeur militaire. Sans doute, pendant longtemps, le grade de centurion a-t-il été accordé à titre précaire et révocable : nous entendons parler, jusqu'en 171, d'anciens centurions rappelés comme soldats [125] : mais cela ne va pas sans difficulté, et après appel auprès des tribuns, il est vraisemblable que satisfaction leur fut donnée. Ces centurions — à en juger par le cas exemplaire de leur porte-parole, Sp. Ligustinus, type de l'*homo militaris* — étaient de petite origine et semblaient d'autant plus tenir à leur dignité chèrement gagnée. Mais d'un autre côté, il est clair que déjà, sous la république, le cas pouvait se rencontrer de personnages de bonne naissance, chevaliers ou sénateurs, qui, pour une raison ou une autre, s'étaient contentés du grade de centurion. La chose est bien connue sous l'empire : ce sont les centurions *ex equite Romano*. Elle existe peut-être bien avant : ne mentionnons que pour mémoire le Valero Publilius ancien centurion, élu du peuple en 472 et 471 précisément pour avoir refusé d'être enrôlé à nouveau comme soldat [126]. L'épisode est éminemment suspect ; mais il peut prouver qu'une *gens* illustre a pu fournir des centurions. Un témoignage de César, en revanche, est peut-être plus net (il faut remarquer cependant que le texte, par lui-même, est ambigu) : faisant l'état de pertes pompéiennes pendant un épisode de la bataille de Dyrrachium, il s'exprime ainsi : *ad duo milia numero ex Pompeianis cecidisse reperiebamus, evocatos centurionesque complures (in eo fuit numero Valerius Flaccus L. filius, eius qui praetor Asiam obtinuerat)* [127]. Il est évident que si l'expression *in eo fuit numero* désignait ce qui précède immédiatement, nous aurions là la preuve qu'un fils de préteur pouvait servir comme simple centurion. Mais nous avons surtout le très clair témoignage de Cicéron, à propos de la *rogatio* judiciaire proposée par L. Antonius en 43 av. J.-C. [128] : celui-ci voulait qu'une troisième décurie de juges fût créée, composée de tous les anciens centurions (*quicumque ordines duxerunt*) ; Cicéron lui répond que, depuis la *lex Aurelia* de 70 av. J.-C., certains centurions (ceux qui avaient, dit-il, le cens nécessaire) pouvaient déjà siéger, entendons dans les décuries de chevaliers ou de *tribuni aerarii*. Qu'est-ce à dire, sinon que des chevaliers pouvaient être centurions, ou des centurions, chevaliers ? Nous avons vu, en commençant, que jusque vers la guerre sociale au moins, les *equites*

125. Liv., XLII, 32-34.
126. Liv., II, 56, 1.
127. *B.C.*, III, 53, 1.
128. *Phil.*, I, 8, 20.

Romani servaient parfois comme simples « cavaliers » ou « soldats » : *a fortiori*, certains ont pu être centurions ; et il semble bien que les primipiles, tout comme les tribuns, aient eu automatiquement le rang équestre.

Il y a donc une relation constante entre l'avancement aux armées, largement ouvert aux *humiles*, du fait même de l'importance et du prestige des activités militaires, et le rang officiellement tenu dans la cité ; la hiérarchie sociale étant, à Rome, une hiérarchie d'*ordines*, c'est-à-dire de groupes fondés sur des titres officiellement décernés, sur des fonctions, on s'aperçoit que les deux facteurs essentiels de mobilité sociale sont la vie politique elle-même (*homines novi*), et l'armée. Il est normal, d'ailleurs, qu'une civilisation fondée en grande partie sur la culture des valeurs militaires ait ainsi donné une chance à la *virtus* militaire ; en un sens, il semble que l'armée ait été à Rome une communauté plus démocratique que la cité ; explorer cette réalité — avec les conflits que cela a pu occasionner — n'est pas mon propos actuel : mais la confrontation d'une « société civile » et d'une « société militaire » à Rome serait à coup sûr instructive.

Retenons pour l'instant les conclusions que nous avons pu dégager concernant l'ordre équestre. Cette seconde aristocratie, si influente dans la cité, qui joue, dans les *publica* et les tribunaux, un rôle financier et politique si important, n'a jamais perdu tout à fait les caractères que lui donnaient ses origines militaires. Les *equites Romani equo publico*, fils de sénateurs ou de chevaliers, doivent servir aux armées de façon à peu près obligatoire ; avant d'accéder aux tribunats et aux préfectures — qui, semble-t-il, impliquent le rang équestre — ils servent comme *milites*, cavaliers ou fantassins, ou même parfois comme centurions — mais sans rien perdre de leur dignité. Pour ceux d'entre eux qui, cherchant à s'intégrer dans la hiérarchie traditionnelle, veulent tenter la carrière des honneurs, l'exercice d'une de ces charges militaires est quasiment nécessaire. Inversement, si parfois l'ordre équestre s'ouvre à de simples plébéiens, c'est très souvent en faveur d'*homines militares*, pour récompenser leur valeur ou leur fidélité. L'esprit et les structures militaires restent donc une composante essentielle de l'ordre équestre, comme de l'ensemble de la société romaine. Sans doute la période des guerres civiles — qui d'un autre côté ouvrait tant d'occasions aux aventuriers — a pu, comme il est naturel, amener un déclin passager de cet esprit traditionnel, pour une génération épuisée par les massacres. Auguste cherchera donc (comme déjà César) à ranimer le vieux patriotisme, et il cherchera aussi à resserrer les liens officiels entre les titres de noblesse et le devoir militaire ; il aura donc, parfois, à faire des exemples, comme dans le cas célèbre de ce chevalier qui avait volontairement mutilé ses fils pour leur éviter de servir [129] ; c'est là cependant une défaillance passagère et exceptionnelle. Et sous

129. Suét., *Aug.*, 42.

l'Empire, comme sous la République, l'ordre équestre demeurera pour une grande part une noblesse militaire.

Il convient cependant, au terme de cette esquisse, de marquer fortement que cet esprit militaire n'est pas incompatible, dans une société antique, avec les activités économiques qui caractérisent aussi (il serait aussi faux de les nier que de les valoriser à l'extrême) l'ordre équestre. C'est que la guerre — nous l'avons marqué fortement en commençant — représente aussi, dans l'Antiquité, une forme de la vie économique ; elle est rarement séparée (sauf dans les périodes de péril national) du profit direct qu'on en attend. Aux origines, elle suit le rythme de la production agricole, ou de l'élevage ; elle se distingue mal du simple pillage. Mais ce trait restera une constante de l'histoire militaire de Rome, jusqu'à l'Empire au moins : l'armée de César tout entière est une armée de trafiquants [130], qui attendent de la guerre des Gaules des profits substantiels et immédiats. Chaque individu passe donc facilement, sans rupture ni vains déchirements idéologiques, des activités mercantiles à la *militia*, et inversement ; profits collectifs (dans l'intérêt du trésor public) et profits individuels sont aisément confondus : les Romains sont et demeurent ce « peuple de loups » dénoncés par les Samnites. Là encore, une étude structurale des mentalités serait nécessaire : nous comptons en traiter ailleurs. Contentons-nous ici du rappel de quelques exemples, de quelques traits caractérisés.

Nous avons déjà cité le cas curieux d'un des publicains de 215, T. Pomponius Veientanus, homme d'affaires trop habile, chef de guerre, et d'une guerre peut-être privée, en 213 : goût du lucre, ambition, peut-être simple soif d'aventure peuvent avoir joué simultanément dans son cas. Rappelons aussi le « scandaleux », mais combien naturel spectacle qu'offrait en 197 l'armée romaine de Macédoine [131] : en quartier d'hiver en Béotie, les soldats gorgés de butin s'étaient mués en usuriers, et sillonnaient les chemins ; près de cinq cents d'entre eux, haïs par la population, ou proies tentantes pour des brigands, furent assassinés aux coins des bois. Cet exemple ne refroidit pas l'enthousiasme cupide de leurs compatriotes : en 171 [132] la levée pour la troisième guerre de Macédoine se fit dans un grand enthousiasme : *multi voluntate nomina dabant, quia locupletes viderent qui priore Macedonico bello, aut adversus Antiochum in Asia, stipendia fecerant.* Les guerres civiles, qui amènent incontestablement une baisse du niveau social du recrutement des troupes, multiplient à coup sûr ces occasions. Mais c'est là un phénomène général, qui mérite d'être étudié à part. Ce que je me contenterai de marquer ici, c'est en somme l'identité

130. Il faut toujours relire à ce sujet les admirables pages de C. JULLIAN, *Histoire de la Gaule*, III, p. 188-189.
131. LIV., XXXIII, 29.
132. LIV., XLII, 32.

de conduite, chez certains individus, que dénotent leurs activités commerciales et leurs activités militaires ; tout se passe comme si, sur le plan psychologique, économique et social, les transferts étaient aisés et coutumiers. Les *Verrines*, par exemple, nous mettent en contact avec le monde des *negotiatores* de Méditerranée occidentale, à un moment particulièrement agité : guerre de Sertorius finissante, guerre de Spartacus, guerre des pirates. Voici, entre autres, un L. Raecius, chevalier *splendidissimus*, négociant à Palerme au moment où Verrès fait exécuter Gavius de Compsa : celui-ci réclame son témoignage, car dit-il, « il avait servi en même temps que lui »[133]. Le banquier avait donc d'abord été soldat. Mais ne peut-on en dire autant du Herennius, banquier à Lepcis Magna[134], qui a été au moins soupçonné par Verrès d'être un *sertorianus* : la frontière entre les activités pacifiques et guerrières était, on le voit, bien mouvante. Peut-être faut-il introduire dans ce schéma le Q. Minucius Rufus, *negotiator* à Syracuse, défenseur de Sopater auprès de Verrès, dont Cicéron dit, dans une formule remarquable, que son métier « ne lui avait pas fait perdre le souvenir de sa *dignitas* et de son statut social »[135] ; il appartient certainement à la famille consulaire — qui donne encore des officiers au temps des guerres civiles ; si bien qu'on peut se demander si ce Minucius au passé glorieux n'est pas un ancien préfet de la flotte en 88[136].

Incontestable en tout cas est l'exemple du fameux P. Sittius, à la fois propriétaire en Campanie, homme d'affaires, banquier, conspirateur, enfin condottiere, et qui finira par se tailler en Afrique un véritable royaume. A l'occasion, pourtant, nous retrouvons ailleurs de tels passages d'une activité à l'autre : L. Orbius[137], par exemple, *magister* des Italiens de Délos, prendra peut-être la tête de la défense de l'île contre les Athéniens d'Apellicon en 88. De même, le commandant de trière P. Junius, qui combat les pirates en 69 sous les ordres de Valerius Triarius[138], est sans

133. *Verr.*, V, 161.
134. *Verr.*, V, 155.
135. *Verr.*, II, 73 ; C. Nicolet, *L'Ordre équestre*, p. 217-218 ; 239-240.
136. Appien, *B.C.*, III, 7 ; *Mithr.*, 17, 19.
137. Posidonius, *F.H.G.*, III, p. 270, τοῦτο δὲ ἐπιγνοὺς ὁ ''O <ρ> βιος, στρατηγὸς 'Ρωμαίων φυλάσσων τὴν Δῆλον, etc. ; F. Durrbach, *Choix d'inscriptions de Délos*, n° 146, p. 234-235 : [*L.*] *Orbius M.f. mag*[*ister*] *Italiceis* (Durrbach s'élève contre l'identification peut-être avec trop de prudence ; elle est en revanche acceptée par A. Degrassi, *I.L.L.R.P.*, n. 752).
138. F. Durrbach, *Choix...*, n° 159 : Γαίωι Οὐαλερί/ωι Γαιόυ υἱῶι / Τριαρίωι, πρεσ/βευτῆι, οἱ συν/στρατευσάμενοι Μιλησίων / ἐν νηῒ δικρέτωι / ἧι ἐπιγραφὴ 'Αθη/[ν]ᾶ, ἐπιπλέον/τος καὶ ἐπιστατοῦντος Ποπλί/ου Ιουνίου Ποπλί/ου υἱοῦ, τὸ τῖχος ; cf. Cic., *Verr.*, I, 130. P. Junius a été accusé à tort de malfaçon par Verres lors de la préture urbaine, en 75, et tenu responsable à la place de son père, publicain, décédé. Le contexte montre qu'il est apparenté à D. Junius Brutus, consul en 77 ; si l'identification proposée par Hatzfeld et Durrbach est exacte, c'est un argument contre ceux, tel Rowland, qui font de ce publicain un affranchi de D. Brutus. Cf. C. Nicolet, *L'Ordre équestre*, p. 330.

doute le fils d'un publicain du même nom, connu aussi par les *Verrines*. L'armée romaine savait, selon l'occasion, utiliser les services des commerçants qui s'aventuraient dans certains pays difficiles, comme inversement elle accueillait généreusement des hommes qui ne concevaient leur passage dans les camps que comme un expédient provisoire : César utilisera beaucoup de ces négociants en Gaule, C. Fusius Cita, par exemple, installé à Cenabum [139]. Inversement C. Trebatius Testa, le juriste ami de Cicéron, ne part pour l'armée des Gaules que dans l'intention bien nette d'en retirer des profits. Et l'on sait que la confusion de plus en plus marquée entre la recherche du profit et l'utilisation de la puissance publique allait jusqu'à permettre l'octroi de préfectures (impliquant le commandement réel d'unités de cavalerie) pour la récupération de créances : c'est l'exemple bien connu de l'affaire de Salamine de Chypre en 52 av. J.-C. [140] : les publicains ou les banquiers se transformaient aisément en soldats. Là encore, la continuité sociologique avec ce que nous constatons sous l'empire est remarquable : que l'on songe, par exemple à la carrière de T. Flavius Petro, de Réate, grand-père de Vespasien, centurion de l'armée de Pompée, puis *coactor argentarius* dans son municipe [141]. En bref, on a l'impression qu'il n'existe pas, à Rome, de nette séparation entre les carrières, les mentalités ou, comme on dit, les « conduites » militaires, et les activités (à nos yeux typiquement civiles), du commerce organisé, ou d'occasion. Lorsqu'Horace, cherchant un genre de vie idéal, passe en revue les désenchantements comparables du *miles* et du *mercator* [142], il n'oppose pas deux choses différentes, il compare deux moyens de s'enrichir qui étaient, en pratique, souvent confondus, ou du moins, bien souvent utilisés tour à tour. Esquissons-en quelques raisons possibles : d'abord, une incontestable tradition nationale, non seulement romaine, mais italique : Rome est l'héritière de peuples de mercenaires — étrusques, campaniens, samnites. Mais notons, en second lieu, que Rome n'a jamais connu les armées mercenaires, à la différence de certaines cités grecques, comme Athènes. L'effet de la « réforme » de Marius, au contraire, a été d'autoriser le recrutement de tous les citoyens, et pas seulement des plus riches ! Troisièmement, la guerre, exaltée par la tradition militaire romaine, n'est pas seulement pour les Romains une école de vertu : c'est une source de profits, qui comporte sa part de risque, mais dont le jeu vaut la chandelle. Pourtant, pour terminer, je voudrais insister à nouveau sur ce qui était mon propos initial : à savoir que les classes dirigeantes — je veux dire les deux « ordres » officiels, le Sénat et l'ordre équestre, qui forment l'incontestable aristocratie de la cité — sont l'un et l'autre recrutés pour une très

139. César, *B.G.*, VII, 3.
140. Cicéron, *Att.*, V, 21, 10 etc.
141. Suétone, *Vesp.*, 1.
142. *Sat.*, I, 1.

large part en vertu de critères proprement militaires ; leur objet même — fournir des cadres de commandement à l'État et aux légions — le prouve assez. Dans une civilisation qui n'a jamais que modérément ressenti la « voix du sang », pour qui la *nobilitas* tient aux fonctions plus qu'à la race, il était naturel que cette valorisation des aptitudes militaires ouvre — même si c'est étroitement — la porte à une certaine forme de promotion sociale. L'armée est déjà, sous la république, ce qu'elle sera sous l'empire : un puissant *melting-pot*, une filière bien organisée. Tout le problème est évidemment de mesurer le « coût » humain d'une telle organisation.

* Cet article était depuis longtemps rédigé quand a paru le livre fondamental de J. Harmand, *L'armée et le soldat à Rome de* 107 *à* 50 *av. notre ère*, Paris (Picard), 1967, qui, sur bien des points, corrige ou contredit les travaux antérieurs, que j'avais utilisés, en particulier ceux de R. E. Smith. Je ne puis retranscrire ici les objections amicales que J. Harmand a bien voulu me faire sur plusieurs points de cet article : le lecteur intéressé voudra bien se reporter à sa contribution ici même, et à son livre.

JOSEPH HELLEGOUARC'H

ARMÉE ET PARTI POLITIQUE SOUS LA RÉPUBLIQUE ROMAINE

Sous la république, l'armée est à la base de la vie politique de la cité. Celle-ci s'exerce dans les comices centuriates, c'est-à-dire en fait, dans l'armée réunie pour prendre des décisions de caractère politique; pour faire partie des comices, donc pour être citoyen, il faut aussi être soldat. Et cela est naturel dans la conception de la cité à cette époque puisque l'armée a pour fonction de défendre les terres des citoyens contre les razzias d'envahisseurs venant des cités voisines ou éventuellement de permettre par une opération inverse l'agrandissement de ces terres ; il n'y a pas alors, pour autant que je sache, cette conception abstraite de la patrie qui donnerait motif de s'intéresser à sa défense autrement que pour des raisons strictement personnelles. Ainsi, nous trouvons alors étroitement liées trois notions : armée, vie politique, propriété terrienne.

C'est donc tout naturellement que l'organisation des comices centuriates se présente comme un système timocratique : plus on a de terres, plus on a d'intérêt à les défendre, plus on a par conséquent de responsabilités dans la vie militaire comme dans la vie politique. Les comices sont divisés en classes : or, de l'avis général, et malgré quelques obscurités que présente pour nous la formation de ce mot, *classis* appartient au plus vieux fonds du vocabulaire latin qui a fourni des termes religieux et juridiques tels que *kalendae*, *calator* et *nomenclator*, *calare* et *comitia calata*, correspondant au sens général de « convoquer » [1]; il n'a pas à l'origine un sens spécifiquement militaire; seul l'usage a tendu à donner une certaine prédominance à ses emplois militaires, mais la valeur plus générale de « catégorie » est représentée à travers toute la latinité; chez Quintilien, il signifie « la classe » au sens scolaire du terme [2], chez Suétone également, on le trouve avec une valeur purement civile [3]. Il est d'ailleurs intéressant de constater que Servius le met en rapport avec *partes* : *Et partes populi classes uocamus quae quinque fuerunt* [4]. On m'objectera que *partes* n'a

1. Ernout-Meillet, *Dict. étym.*, s.u.
2. Quint, *Inst. or.*, I, 2, 23 : *Pueros in classes distribuerant.*
3. Suet., *Tib.*, XLVI.
4. Serv., *Ad Aen.*, VII, 716.

absolument pas dans cette phrase le sens technique de « parti politique » ; mais justement, nous verrons que cette dernière valeur est relativement indéterminée si bien qu'il n'est peut-être pas sans intérêt de constater qu'au départ les deux mots avaient à peu près le même sens de « catégorie », mais que, en raison de son origine, la valeur technique de *classis* était plus précise. Il y a donc dans ce mot étroite union de la nuance militaire et de la nuance politique. La plèbe n'a pu échapper à cette pression de l'armée sur la vie politique qu'en obtenant l'extension de la compétence des comices tributes et, pour les comices centuriates eux-mêmes, un assouplissement du système des classes qui donnait à la fortune un rôle un peu moins prépondérant. Ces réformes correspondent certainement à une évolution dans la structure sociale de Rome où la condition de citoyen se trouve moins étroitement liée à celle de propriétaire terrien ; mais nous verrons tout à l'heure que si la manière dont s'est exercée l'influence de l'armée sur l'activité politique a quelque peu changé, cette influence en elle-même n'a pas diminué.

Certes, la vie politique ne s'exerce pas que dans les comices : il y a aussi, et même avant, le Sénat. Mais qu'est-ce que le Sénat, sinon la réunion des principaux chefs politiques et militaires de Rome ? Pour y accéder, il faut exercer les magistratures : or, il n'y a pas dans ces dernières de véritable séparation entre pouvoir civil et pouvoir militaire ; le même magistrat exerçait l'un ou l'autre suivant les cas. Cet état de choses remonte d'ailleurs à une époque bien antérieure aux débuts de la république, une époque où la défense de l'État n'est pas confiée, comme sous la république, à tous les citoyens, mais à une classe spéciale ayant pour essence une fonction guerrière [5].

Or, cette classe sociale a donné naissance à son tour à une entité politique : les *equites*. A la fin de la république, ces derniers constituent entre les patriciens et la plèbe une classe sociale intermédiaire d'où est issu un groupe politique qui en défend les intérêts. Elle n'a cessé de voir grandir son rôle politique, non seulement sous la république, mais aussi sous l'empire où les premiers princes lui ont donné une place de premier plan. Or, les *equites*, ce sont primitivement les *celeres*, c'est-à-dire cette classe spéciale à laquelle sont confiées en propre les opérations militaires [6]. Il ne m'appartient pas ici de retracer le processus suivant lequel ces guerriers, après s'être plus ou moins identifiés avec les patriciens, ont fini par constituer une nouvelle classe vouée aux opérations commerciales et bancaires [7] ; ce que je veux seulement retenir, c'est que, là encore, nous

5. Cf. J.-P. Brisson, *La Fonction guerrière et les premiers développements de la cité romaine*. Travaux du Centre de recherches comparées sur les sociétés anciennes, année 1964.

6. H. Hill, « Equites and celeres », *CPh*, 1938, p. 283-290.

7. J. Hellegouarc'h, *Le vocabulaire des relations et des partis politiques sous la république*, Paris, 1963, p. 449 sq. et surtout C. Nicolet, *L'ordre équestre à l'époque républicaine* (312-43 *av. J.-C.*), Paris, De Boccard, 1966.

trouvons l'armée à la base d'une institution qui nous apparaît essentiellement politique et civile.

Toutefois, mon but est ici l'analyse d'une notion politique strictement déterminée : le « parti ». J'ai rappelé dans mon ouvrage sur les partis politiques à Rome [8] combien cette notion, qui tend à nous apparaître aujourd'hui si évidente, est en fait mal définie, combien par conséquent elle peut varier suivant les époques et les lieux. Si restreints que soient dans le temps les documents dont nous disposons, il est possible de retracer assez exactement, à mon sens, l'évolution de la notion de « parti » sous la république romaine. Or, je crois que nous devons reconnaître la première forme du parti à Rome dans ce domaine commun à la vie politique et à la vie militaire que nous avons trouvé à propos de l'analyse précédente ; très précisément, le premier groupe d'hommes qui corresponde quelque peu à cette notion, c'est la *cohors praetoria,* à laquelle on donne aussi le nom de *cohors amicorum.* Car, suivant en cela M. Durry [9], je pense que le mot *cohors,* qui est d'origine rurale [10], mais dont les emplois sont essentiellement militaires, désigne, quel que soit le déterminant qui lui est associé, une entité à la fois civile et militaire et je m'oppose donc à ceux qui distinguent entre *cohors praetoria,* corps d'élite à caractère purement militaire, et *cohors amicorum,* groupe de ceux qui remplissent auprès d'un gouverneur de province des fonctions purement administratives [11]. Les deux mots s'emploient indifféremment [12] pour désigner l'ensemble de ceux qui assistent un homme politique et soutiennent son activité : le terme s'applique plus spécialement à l'entourage d'un gouverneur de province et il doit à cela son caractère militaire ; font partie de la *cohors* non seulement les principaux chefs militaires qui assistent le magistrat, mais aussi des amis qu'il emmène pour partager avec lui les profits de son commandement (qu'on pense à Trébatius que Cicéron avait réussi à « placer » auprès de César), des écrivains comme Ennius qui a suivi en Étolie Fulvius Nobilior [13], Lucilius à Numance près de Scipion Emilien [14] ; comme aussi la *studiosa cohors,* qui, suivant Horace (*Ep.,* I, 3, 6), entoure Tibère avant son accession à l'empire, toute une armée enfin — c'est le cas de le dire — de serviteurs divers. Festus (p. 249

8. *Ibid.,* p. 5 sqq.

9. *Les Cohortes prétoriennes,* Paris, 1938, p. 72.

10. Il désigne un enclos, un parc à bétail ou une basse-cour et est apparenté à *hortus* : cf. Ernout-Meillet, *Dict. étym.,* s.u.

11. A. Passerini, *Le Coorte pretorie,* Roma, 1939, p. 26 sqq. ; R. Tullio, « Cohors praetoria e cohors amicorum », *R.F.I.C.,* XX, 1942, p. 54-61.

12. Disons, pour être plus précis, que la forme *cohors amicorum* n'apparaît pas avant l'époque impériale.

13. Cic., *Arch.,* 29.

14. Lucil., 407-408 ; 1348 (Marx).

Lindsay) fait remonter cet usage de la *cohors praetoria* à Scipion Emilien lorsque, lors du siège de Numance en 134, il emmena avec lui 500 amis et clients dont il se fit une garde personnelle. Mais il me paraît plus vraisemblable que l'importance que donna Scipion Emilien en cette circonstance à sa *cohors praetoria* a frappé ses contemporains, mais que l'usage en est bien antérieur ; tel est aussi sans doute l'avis de M. Durry puisqu'il pense que Térence fit partie d'une *cohors praetoria* [15]. Il est non moins certain, à mon sens, que l'activité de cette *cohors* ne fut pas limitée à l'assistance des gouverneurs de province et des chefs d'armée ; ceux-ci étaient des hommes politiques qui avaient constamment autour d'eux tout un groupe d'amis et de clients, qui portaient le nom générique de *comites*, mais qui, suivant la fonction qu'ils remplissaient auprès de leurs patrons, recevaient des dénominations plus précises, telles que *sectatores*, *adsectatores* ou *deductores* ; ils formaient souvent des groupes importants ; d'après Sempronius Asellio (fragm. 6 = Peter, *H.R.R.*, I, p. 181 sqq.). T. Gracchus était toujours entouré quand il sortait à Rome d'une foule de trois à quatre mille clients.

Or, si le mot *cohors* s'applique spécifiquement à l'entourage d'un gouverneur de province, des termes militaires expriment aussi l'activité urbaine des groupes politiques. Certes, le terme propre est alors *factio* dont la valeur est essentiellement civile, mais il n'y a pas bien loin entre les bandes organisées désignées sous ce nom et une troupe de soldats ; à l'époque impériale, chez Apulée [16], le mot désigne une troupe de brigands, gardant en cela la nuance péjorative qui s'est très vite attachée à lui. Le groupe des soutiens d'un homme politique reçoit aussi d'autres noms dont certains sont encore des termes militaires. Parmi ceux-ci, je signalerai *agmen* qui, il est vrai, semble s'appliquer surtout au « cortège » des amis et des clients [17] ou à leur file d'attente devant la porte du patron [18] mais qui se trouve aussi chez Cicéron en son sens militaire [19] ; *caterua* qui, dans la langue militaire, désigne une troupe désordonnée, mal organisée et que Cicéron applique aux partisans de Catilina [20] et de Clodius [21], mais qui se rapporte d'une façon plus générale, et sans qu'il soit nécessairement pourvu d'une nuance péjorative, au groupe des amis et des clients [22] ; *exercitus* par lequel Cicéron nomme, soit ses partisans (*Att.*, I, 19, 4), soit ceux de César (*Att.*, II, 16, 2 ; 22, 1) ; *manus* enfin dont les emplois

15. M. Durry, « Le vocabulaire militaire dans le Phormio », *REL*, XVIII, 1940, p. 64.
16. *Met.*, III, 28 ; VII, 5, 7 ; VIII, 1.
17. Cic., *Pis.*, 51 ; Tib., I, 5, 63 ; Ov., *Trist.*, I, 5, 30.
18. Sen., *Benef.*, VI, 33, 4.
19. *Phil.*, XIII, 19.
20. *Cael.*, 14 ; cf., aussi Sall., *Cat.*, XIV, 1.
21. *Dom.*, 110.
22. Lucr., II, 611-612 ; Cic., *Mur.*, 69 ; *De Or.*, I, 184 ; Liv., VI, 14,3 ; Vell., II, 3, 2 ; Sen., *Benef.*, VI, 34, 4 ; Val. Flac., VIII, 27.

sont encore bien plus nombreux, qui s'applique lui aussi aux bandes de Clodius (*Att.*, I, 16, 1 ; *Q.F.*, II, 3, 4) et de Milon (*Att.*, IV, 3, 4), mais qui désigne également les partisans de Pompée et possède même la capacité de s'élever à la notion plus large de parti politique luttant pour la défense d'un homme ou la conquête d'un droit [23]. Ainsi le vocabulaire continue à attester plus ou moins fortement l'origine militaire ou paramilitaire des groupes politiques.

Il est vrai que le terme désignant le lien qui est à la base de la constitution des groupes politiques n'est pas totalement étranger lui non plus au vocabulaire militaire. Il s'agit du concept de *fides* que plusieurs études de M. Boyancé ont récemment mis en valeur [24] et dont M. Heurgon a traité dans le cadre de cette série d'études [25]. Or cette notion, dont l'ancienneté est indiscutable et qui prend ses origines dans le plus ancien vocabulaire latin, est à la base des rapports humains dans de nombreux domaines et notamment dans les domaines militaire et politique : citons M. Boyancé : « Le serment a dans la vie romaine d'innombrables occasions de se manifester, qu'il s'agisse de la vie politique et des serments exigés des magistrats, de la vie judiciaire et des serments demandés aux juges et aux témoins, de la vie militaire et des serments prêtés par les soldats avant l'entrée en campagne, de la vie sociale et des rapports entre patrons et clients [26]. » Cette notion domine entièrement la vie des Romains et lui donne une originalité qui fut reconnue et exaltée par Polybe [27]. En ce qui nous concerne, il nous faut la reconnaître à la base de toutes les formes de l'association politique dont la littérature nous donne témoignage. Certes, il en est un certain nombre où il semble bien difficile de voir le moindre aspect militaire. Et pourtant ! Prenons le mot *amicitia* qui exprime le plus largement et le plus complètement les rapports qui sont fondés sur la *fides* ; voilà une notion qui nous paraît essentiellement civile ; mais nous avons vu que la *cohors praetoria* est aussi nommée *cohors amicorum*. Parmi les diverses formes que revêt dans la pratique l'*amicitia*, nous relevons celle du *contubernium* [28]. Mais il y a surtout deux termes qui, bien qu'appartenant sans conteste au vocabulaire technique des rapports politiques, n'en ont pas moins une très nette nuance militaire. C'est d'abord *coniuratio*, dont Isidore de Séville nous indique nettement, en le différenciant de *sacramentum* et *euocatio*, que sa valeur est d'abord militaire : il s'agit, dans les

23. Cic., *Q.Fr.*, I, 2, 16 : *Nostra antiqua manus bonorum ardet et studio nostri atque amore.*

24. P. Boyancé, « Fides et le serment », *Mélanges A. Grenier*, I, p. 329-341 ; « Fides romana et la vie internationale », *Communication à la séance publique annuelle des cinq académies, jeudi* 25 *octobre* 1962.

25. Cf. *supra*, p. 23 sqq.

26. *Fides Romana et la vie internationale*, p. 4.

27. *Ibid.*, p. 5 sqq.

28. Cic., *Planc.*, 76 ; 100 ; *Lig.*, 21 ; Tac., *Dial*, 8.

trois cas, du serment de fidélité prêté par les soldats à leur chef : *sacramentum* et *euocatio* désignent tous les deux un serment individuel, *coniuratio* un serment collectif *quae fit tumultu, quando uicinum urbis periculum singulos iurare non patitur sed repente colligitur multitudo* [29] ; or, nous trouvons assez fréquemment le mot avec une valeur militaire chez César et Tite-Live : la *coniuratio* à caractère politique tend même à ne nous apparaître que comme une forme dérivée et seconde de ce qui désigne d'abord un soulèvement militaire. Il n'en est rien cependant et il est pratiquement impossible de fixer la chronologie des deux nuances l'une par rapport à l'autre [30] ; elles sont étroitement liées en raison du lien de *fides* sur lequel se fonde la notion. On notera d'autre part que le mot comporte la conception d'un mouvement politique relativement vaste et non pas simplement fondé sur des rapports de personne à personne, comme c'est le cas pour *amicitia* ou des termes analogues.

Le second des mots dont je voulais parler n'appartient pas directement au domaine de la *fides* : il s'agit de *seditio*. Ce que le terme exprime, c'est l'idée de séparation, d'où résulte immédiatement celle de « querelle » et de « lutte ». Ainsi nous retombons indirectement dans le domaine militaire ; la notion de *seditio* est liée à celle de *bellum* [31]. Mais il est remarquable également que ce terme, qui comporte fondamentalement la notion d'une séparation, a fini par revêtir la nuance abstraite de « parti politique » ; c'est ainsi que dans le *Pro Sestio*, 94, *seditio clodiana* désigne le groupe des partisans de Clodius.

Nous sommes, avec ce mot, entrés dans le domaine du *bellum ciuile* ; je ne l'aborderai pas, laissant le soin d'en parler à M. Jal, plus compétent que moi en la matière ; à ce problème se rattacherait notamment celui des rapports entre *hostis* et *inimicus*. Je me contenterai ici de signaler que, dans son livre, M. Jal indique lui aussi que les groupes politiques sont constitués de façon militaire et qu'il y a entre les deux notions une communauté de nature : « Chaque belligérant groupe autour de lui des partisans liés par un serment individuel et recrute parmi ses clients et ses vétérans : [cela] tient évidemment à la nature de la société romaine, au fait que les chefs adverses, comme la majeure partie de leurs officiers, appartiennent tous au cercle étroit de la noblesse romaine [32]. »

Je ne puis cependant pas quitter ce domaine sans revenir sur le mot qui, après tout, est au centre de cet entretien, le mot *partes*. Autant qu'on puisse en juger en raison du caractère très fragmentaire de notre documentation, le mot n'est apparu que progressivement et assez tard dans la terminologie

29. Isid., *Etym.*, IX, 3, 52-55. Même distinction chez Servius, *Ad Aen.*, VII, 614.

30. J. Hellegouarc'h, *op. cit.*, p. 96.

31. Cf. la plaisanterie de Cicéron sur Clodia : *Att.*, II, 1, 5 : *Ea est enim seditiosa, ea cum uiro bellum gerit.*

32. P. Jal, *La Guerre civile*, Paris, 1963, p. 38.

politique. Il n'a pas, à l'origine, de sens spécifiquement politique, et indique seulement les divisions qui peuvent exister dans la cité : c'est le cas dans les textes suivants :

Sall., *Ad Caes*, II, 5, 1 : *In duas partes ego ciuitatem diuisam arbitror, in patres et plebem.*

Id., *Iug.*, XLII, 5 : *Namque coepere nobilitas dignitatem, populus libertatem in libidinem uortere... Ita omnia in duas partes abstracta sunt.*

Liv. IX, 46, 13 : *Ex eo tempore in duas partes discessit ciuitas, aliud forensis factio tenebat.*

Cic., *Rep.*, I, 31 : *Mors Ti. Gracchi et iam antea tota illius ratio tribunatus diuisit populum in duas partes.*

Mais, à la fin de la république, le mot est passé au sens technique de « parti politique ». Comment cette évolution s'est-elle opérée ? Signalons tout d'abord un petit problème grammatical. Avec cette valeur politique, c'est généralement le pluriel *partes* que l'on trouve : cependant le singulier n'est pas totalement inconnu ; c'est lui qui est généralement employé par Tite-Live, et il est attesté chez d'autres écrivains :

Cic., *Att.*, II, 21, 3 : *Sentiunt se nullam ullius partis uoluntatem tenere.* *Planc.* 93 : *Stare enim omnes debemus tamquam in orbe aliquo rei publicae qui, quoniam uersatur eam diligere partem ad quam nos illius utilitas salusque conuerteret.*

Ce singulier désigne le parti des triumvirs (Cic., *Att.*, II, 23, 2), celui de Pompée (*Marcel.* 17 ; *Lig.*, 2 ; *Dei.*, 35) ; dans le *Pro Sulla*, 77, *pars impiorum* ce sont les Catiliniens. On retrouve dans ces différents emplois ce sens de catégorie que nous avions reconnu également pour *classis.* Toutefois, j'ai indiqué dans mon ouvrage *Le Vocabulaire latin des relations et des partis politiques sous la république* (p. 111), que dans la fixation de ce sens peut également avoir joué un rôle la pratique du vote par *discessio* ; c'est en tout cas ce que pourraient suggérer des textes où *pars* est employé avec le verbe *discedo* [33] ou d'autres dans lesquels la notion de *discessio* est implicitement contenue [34].

Mais il y a le pluriel. Pour expliquer ce dernier, plusieurs hypothèses se présentent à nous. Lors d'une communication que j'ai faite sur cette question à la Société des études latines, le 10 décembre 1955, M. Marouzeau avait rapproché le mot de son emploi dans le vocabulaire du théâtre [35], mais on ne voit pas très bien où peut se situer le point de contact, sinon

33. Liv., IX, 46, 13 (*supra*) ; Sall., *Iug.*, XIII, 1 : *In duas partes discedunt Numidae ...*

34. Sall., *Iug.*, XVI, 1 : *Vicit tamen in senatu pars illa quae uero pretium aut gratiam anteferebat* ; Cic., *Phil.*, III, 36 : *Omnes patefaciunt in utramque partem quid sentiant, quid uelint* ; *Fam.*, I, 2,2 : *Perspiciebant enim in Hortensii sententiam multis partibus ituros.*

35. Cf. *REL*, XXXIII, 1955, p. 62-64.

dans l'expression *suscipere partes* [36], « soutenir un parti », mais cela reste bien vague. Dans mon étude (p. 114), j'ai soutenu l'hypothèse, que personne à ma connaissance n'a jusqu'ici contestée, que *partes* est un pluriel augmentatif et que, s'opposant au mot *factio* qui désigne un groupe cohérent, *partes* s'appliquerait à des formations plus larges ; je crois cette explication toujours valable, car elle se trouve appuyée par le sens des deux mots à l'époque impériale dans le vocabulaire des jeux du cirque : *factio* y désigne une écurie de courses, *partes* le groupe des « supporters » qui accordent leurs faveurs à telle ou telle écurie [37]. Cependant la préparation du présent exposé m'a suggéré une nouvelle explication qui n'est d'ailleurs que complémentaire de la précédente. Je me demande en effet si la naissance de la notion de *partes* n'est pas liée à la guerre civile et à l'apparition dans celle-ci de groupes politiques plus vastes, mais moins cohérents que ce qu'on désigne par *factio*, qui serait une notion plus « civile » [38]. Le pluriel pourrait alors avoir été influencé par le mot *castra* qui se trouve parfois employé dans le vocabulaire politique, d'une façon tout à fait analogue au mot « camp » en français [39] ; or, ainsi que je le signale dans mon étude [40], tous ces emplois politiques de *castra* sont relatifs aux luttes civiles. Une telle hypothèse sur le rapport entre *partes* et la guerre civile est d'ailleurs appuyée aussi par une remarque que je faisais également dans mon étude (p. 114) : « On constate que cet emploi n'est sans doute apparu que tardivement dans l'histoire de la république et qu'il s'applique presque exclusivement à des groupes postérieurs à l'époque des Gracques ; en particulier, nous avons vu que, chez Tite-Live, *partes* est très rare dans les livres qui nous restent et que c'est *pars* qui est utilisé à propos de l'opposition entre patriciens et plébéiens. »

Ajoutons enfin une dernière précision qui va nous amener directement au problème que je voudrais maintenant évoquer : celui de la désignation du « chef de parti ». A cet égard, deux principaux termes sont en concurrence : *princeps* et *dux*. Dans le cas de *partes*, c'est uniquement *dux* qui est employé : il n'y a pas de *princeps partium*. Or, la distinction fondamentale entre les deux notions réside justement dans le fait que *dux*, qui est par ailleurs

36. Cic., *Verr.*, II, 1, 10 ; 4, 79 ; 81 ; *Sest.*, 3 ; *Mil.*, 40.

37. Cf. A. Maricq, « Factions du cirque et partis populaires », *Académie royale de Belgique, Bulletin de la classe des lettres et des sciences morales et politiques*, 5e série, XXXVI, 1950, p. 396-421.

38. Comme l'a fait très justement remarquer A. Michel, ces différents groupes ou *partis* sont d'ailleurs expressément définis en ce qui concerne les Catiliniens par Cicéron lui-même : *Cat.*, II, 17-23.

39. Cic., *Phil.*, XI, 12. *Sunt alii in isdem castris honeste condemnati, turpiter restituti* ; de même *ibid.*, XI, 13 ; XIII, 30 ; *Marcel.*, 30 ; *Planc., ap. Fam.*, X, 18, 3 ; Sall., *Ad Caes.*, I, 2, 5.

40. *Op. cit.*, p. 115.

spécialisé dans le vocabulaire militaire, tend également à s'employer avec cette nuance dans le vocabulaire des partis. Par exemple, César oppose chez les Germains les *principes*, les « notables » de la cité au *dux*, le chef de guerre [41]; Cicéron utilise dans le même sens l'antithèse *ducem bello... principem domi* [42]. Certes, il s'agit là d'une distinction qui n'a rien de tout à fait absolu ; il arrive que les deux mots semblent synonymes [43]; *principes* a parfois une nuance militaire [44]; en revanche *dux* peut avoir une nuance civile : par exemple, dans la première *Philippique* (14), L. Pison est qualifié de *dux optimae sententiae*; dans le *Pro Sestio* 32; (cf. *ibid.*, 26) les consuls sont *duces publici consilii*. Cela ne doit pas nous étonner ; le vocabulaire politique latin n'est pas d'une technicité rigoureuse. Mais, en fait, la tendance est très nette. *Dux* appartient au vocabulaire des luttes civiles dans des expressions comme *duces turbarum* (Liv., III, 68, 11), *multitudinis* (*id.*, III, 49, 3 ; IV, 13, 9), *seditionis* (*id.*, II, 27, 12 ; VI, 17, 6) ; il s'applique aux protagonistes des guerres civiles tels que Catilina [45], Clodius [46], Antoine [47] : le *dux*, c'est notamment le chef des bandes stipendiées qui, à la fin de la république, ont empoisonné la vie politique romaine [48]. Il faut noter que par ailleurs le *dux*, c'est aussi le chef de clientèle [49], celui qui a à sa disposition des *comites* pour réaliser ses desseins politiques [50], ces *comites* qui constituent les *greges* [51], les *manus* [52] dont se servent des chefs de bandes de toute sorte [53].

Nous sommes ainsi ramenés à notre point de départ, celui qui nous a montré qu'il y a étroite association entre la notion de parti politique et celle de groupe militaire. La nuance peut être précisée si l'on reprend l'opposition avec *princeps*. Ce dernier implique une idée à la fois de priorité et de supériorité [54] relativement à des gens entre lesquels il puisse

41. Caes., *Gall.*, VI, 23, 7 : *Vbi quis ex principibus in concilio dixit se ducem fore...*

42. Cic., *Off.*, II, 16, cf. Vell., II, 113.

43. Comparer Caes., *Gall.*, VII, 89, 3 : (*Caesar*) *iubet arma tradi, principes produci* et 4 : *Ipse in munitione pro castris consedit : eo duces producuntur.*

44. Liv., VII, 1, 9 : Camille est appelé *princeps pace belloque*; IX, 34, 9 : *Mamercus Aemilius est princeps aetatis suae belli domique.*

45. Cic., *in Cat.*, II, 1 : (*Catilina*) *huius belli domestici dux.*

46. Cic., *Sest.*, 42 ; *Dom.*, 12 ; *Mil.*, 56.

47. Cic., *Phil.*, XIII, 20.

48. Sall., *Cat.*, L, 1 : *Duces multitudinum qui pretio rem publicam uexare solebant* : cf. Ascon., *In Mil.*, p. 48.

49. Cf. A von Premerstein, « Vom Werden und Wesen des Prinzipats », *Abhand. Bay. Ak. d. Wiss., phil. hist. Abt. N.F.*, 15 (1937), p. 53, n. 1 : « Mit *dux* wird nicht bloss der Kriegsherr... sondern auch der Gefolgsführer bezeichnet ».

50. Par ex. Cic., *Phil.* XIII, 3 : *Comitatum relinquo, duces nomino*; de même *Har. resp.*, 58 ; *Balb.*, 62 ; *Phil.*, VII, 22 ; *Rep.*, VI, 17 ; *Lael.*, 37 ; 96.

51. Cic., *Dom.*, 89 ; *Planc.*, 87 ; *Balb.*, 62.

52. Cic., *Att.*, I, 14, 5.

53. Cic., *Dom.* 89 ; *Att.*, II, 24, 2.

54. H. Wagenvoort, « Princeps », *Philologus*, XCXI, 1936, p. 206-221 et 323-345.

y avoir une compétition en vue de cette supériorité, donc des gens de niveau social à peu près équivalent : il s'emploie surtout dans les relations entre nobles ou entre sénateurs : *dux* exprime l'exercice d'une autorité ou d'une supériorité sur des inférieurs. Dans certains textes, Cicéron illustre parfaitement cette distinction : par exemple dans le *De Oratore* (III, 63) *dux* s'applique à l'homme politique en tant que chef de clientèle et, par là, de parti, *princeps* à sa position de *consularis* qui lui assure un rôle éminent dans toutes les circonstances de la vie politique. Aussi ce mot lui a-t-il paru le plus convenable à définir l'homme politique dont il trace le portrait idéalisé dans le *De Republica*.

Il nous apparaît donc que l'armée n'a cessé de jouer un rôle de premier plan dans la vie politique romaine et d'être étroitement associée, de façons diverses, au concept de « parti politique ». Dans les cent cinquante dernières années de la république, une évolution s'est produite, qui a accru ce rôle d'une façon décisive, et d'ailleurs mortelle pour le régime républicain. Sous la république, avons-nous dit, le rôle des clientèles était très important ; Suétone nous rappelle l'usage qu'en fit au 4e siècle av. J.-C., Ap. Claudius Caecus, le censeur de 312 [55] : leur importance a récemment été mise en lumière dans un ouvrage de M. Badian [56]. Au cours des années, les clientèles n'ont cessé de s'accroître, sous l'effet des conquêtes et de l'évolution économique de l'Italie [57]. Mais, à cet égard, les transformations qui sont intervenues dans la composition et le recrutement de l'armée sont décisives : les guerres de plus en plus longues, de plus en plus lointaines, ont entraîné deux modifications capitales : l'augmentation des effectifs, le maintien des troupes à longueur d'année sous les drapeaux [58]. Pour répondre au premier de ces besoins, il y eut un abaissement progressif du cens nécessaire au passage dans la 5e classe des comices centuriates : de 12 500 as il descend jusqu'à 1 500 as en 129 av. J.-C., soit huit fois moins. Le deuxième oblige à récompenser les soldats après leur service par des attributions de terres qui leur permettent de vivre. Le résultat fut le développement d'une clientèle militaire, attachée à son chef, non seulement pendant, mais aussi après le service : il y eut conjointement une dépopulation des campagnes qui entraîna une extension du prolétariat urbain, et par conséquent là aussi, des clientèles : ces dernières enfin se gonflent des soldats sauvés, des citoyens libérés de captivité dont

55. Suet., *Tib.* II. 5, *Italiam per clientelas occupare tentauit.*

56. E. Badian, *Foreign clientelae* (264-70. B.C.), Oxford, 1958.

57. Cf. R. Scalais, « La Politique agraire de Rome depuis les guerres puniques jusqu'aux Gracques », *Musée belge*, XXXIV (1930-1932), p. 195-241 ; « L'échec des Gracques et l'avènement de la monarchie militaire », *Les Études Classiques*, 1928, II, p. 9-28.

58. Cf. Emilio Gabba, « Le origini dell'esercito professionale in Roma : i proletari e la riforma di Mario », *Athenaeum*, 1949, XXVII, p. 137-207 et « Ricerche sull'esercito professionale Romano da Mario ad Augusto », *Athenaeum*, 1951, XXIX, p. 171-250.

M. J. Gagé a montré qu'ils constituaient un élément important de la clientèle [59], ainsi que des nombreux provinciaux auxquels est accordé le droit de cité. En enrôlant en 107 ses recrues, non plus dans l'ordre des classes censitaires, mais dans l'ensemble de la population sans aucune restriction, Marius a donné à cette évolution une impulsion décisive.

Alors l'armée va être utilisée directement comme instrument de pression politique, et d'abord par Marius, puis par Sylla ; dans un ouvrage célèbre [60], M. Jérôme Carcopino a mis en évidence l'importance des clientèles militaires dans la carrière de ce dernier ; il s'appuie sur les soldats dont il a fait des citoyens, sur les 10 000 esclaves de proscrits qu'il a affranchis pour s'assurer la majorité dans les assemblées [61]. C'est le début d'une période de principats presque exclusivement militaires succédant à une tradition dans laquelle le principat s'exerçait dans un milieu politique où l'armée, quelle que fût son importance, n'était pas le seul élément dynamique. On voit alors se succéder les tentatives de Cinna, de Catilina, de Pompée, de César puis un affrontement entre ces derniers qui se présente comme une *contentio de principatu*. Je n'ai pas besoin d'insister sur le rôle alors capital de l'armée dans la vie politique. Le principat de César est suivi de celui d'Octave, un moment contesté par Antoine. Or, il n'est pas douteux qu'Octave, instruit par l'expérience de son père adoptif, ait voulu se placer en retrait par rapport à lui ; il exprime la volonté de rétablir la légalité républicaine et fait profession de soumission au Sénat ; il refuse d'avoir une *potestas* supérieure à celle des autres magistrats et déclare s'appuyer seulement sur son *auctoritas* [62].

Mais en quoi consiste cette *auctoritas* ? D'une manière plus habile, plus prudente, avec un sens plus juste des réalités et de la tradition républicaines, Octave continue en fait, et même institutionnalise, la pratique des principats militaires. En 32, il s'attache la population de toute l'Italie par le même serment qu'il avait auparavant fait prêter à ses soldats [63] ; il gouverne ainsi tout l'Empire suivant en somme le principe du parti unique. Le régime s'appuie sur la pratique ancestrale de la clientèle ; la transmission du principat est liée à la transmission héréditaire de la clientèle impériale [64], mais cette dernière s'étend, d'une façon ou d'une autre, à l'ensemble de l'Empire.

59. J. Gagé, « Les clientèles triomphales de la république romaine », *RH*, 1957, CCVIII, p. 1-31.

60. J. Carcopino, *Sylla ou la monarchie manquée*, Paris, 1931.

61. *Ibid.*, p. 55.

62. *R.G.*, 34 : *Auctoritate omnibus praestiti, potestatis autem nihilo amplius habui quam ceteri qui mihi quoque in magistratu conlegae fuerunt.*

63. *Ibid.*, XXV, 2-3.

64. Cf. M. H. Prévost, *Les adoptions politiques à Rome sous la république et le principat*, Paris (1949) ; A. von Premerstein, *Werden und Wesen des Prinzipats* ; J. Béranger, « L'hérédité du principat », *REL*, 1939, XVII, p. 171-187 ; J. Carcopino, « L'hérédité dynastique chez les Antonins », *REA*, 1949, LI, p. 262-321.

L'armée devient ainsi le moteur de l'action politique, et pourtant Octave cherche à dissimuler ce rôle. Nous en avons un témoignage indirect dans le fait suivant. On admet généralement qu'il a pris le titre de *princeps* comme expression de son nouveau pouvoir ; et, de fait, dans sa valeur propre, *princeps* correspond à l'exercice de cette capacité particulière marquée par le mot *auctoritas*. Mais, en réalité, les choses ne sont pas aussi simples. Car, au cours du dernier siècle de la république, nous venons de le voir, le principat a pris dans la pratique une nuance fortement militaire puisqu'il tend à s'exercer avant tout par l'intermédiaire de l'armée ; *princeps* devient alors un peu l'équivalent de *dux*. C'est cette réalité qu'Octave cherche à dissimuler. Aussi emploie-t-il peu le mot *princeps*. P. Grenade [65] constate qu'on ne le trouve que trois fois dans le texte des *Res Gestae*, et toujours dans un contexte traitant d'opérations militaires et de leurs suites diplomatiques [66] ; en dehors du texte des *Res Gestae*, Auguste ne se qualifie de *princeps* que dans Suet., *Aug.*, XXXI, 8 et dans le 5e édit de Cyrène, dont l'interprétation est d'ailleurs contestée [67]. Pour Grenade, cela viendrait de ce que l'idéologie du *princeps* conçu comme le meilleur de tous, suivant les principes cicéroniens, ne se serait fixée qu'assez tard à la fin du règne d'Auguste et au début de celui de Tibère. Je croirais pour ma part plus volontiers qu'Octave ne tenait pas, au début, à mettre trop en avant un titre qui n'évoquait pas aux Romains que de bons souvenirs et que ce qualificatif n'aurait été plus nettement adopté que lorsque ces souvenirs désagréables furent suffisamment estompés pour ne laisser place qu'à la conception traditionnelle du principat républicain, exaltée et éclairée par le *De Republica* de Cicéron.

Cette étude nous a donc permis de souligner que l'armée a joué un rôle plus ou moins grand, mais constant, dans toute l'histoire de la république romaine. Au début, elle sert seulement de cadre à la vie politique : c'est grâce à elle, et en quelque sorte sur son modèle, que se constituent les premiers groupes auxquels on puisse donner le nom de « parti ». Ce système comportait en lui-même des virtualités auxquelles l'extension de l'Empire a permis de diverses façons de se concrétiser. Alors l'armée devint l'élément dynamique de la vie publique à Rome ; un pouvoir militaire s'établit, qui peut malgré tout se donner une figure républicaine en raison du rôle politique que l'armée avait toujours joué. Car, et à mon avis il faut toujours en revenir là, les hommes politiques de premier plan et les grands chefs militaires sont toujours les mêmes : l'on ne trouvera que peu

65. P. Grenade, « Autour du De Republica », *REL*, 1951, XXIX, p. 173 sqq.
66. *R.G.*, XIII, 1 ; XXXII, 3 ; notons que dans ces trois emplois *princeps* est traduit en grec par ἡγεμών qui rend aussi *dux*.
67. Cf. F. de Visscher, *Les Édits d'Auguste découverts à Cyrène*, Paris, Louvain, 1940.

d'exceptions à cette vérité générale : les Gracques, Cicéron, et encore s'agit-il de cas individuels, qui ne changent rien à l'organisation d'ensemble de la vie politique à Rome. L'évolution, qui s'est accélérée à la fin de la république, s'est d'ailleurs poursuivie sans solution de continuité sous l'empire où l'armée finit pratiquement par prendre définitivement le pouvoir.

ALAIN MICHEL

LES LOIS DE LA GUERRE ET LES PROBLÈMES DE L'IMPÉRIALISME ROMAIN DANS LA PHILOSOPHIE DE CICÉRON

Le problème que nous abordons doit notamment son intérêt au fait que beaucoup de penseurs ont contesté, plus ou moins implicitement, qu'il existât véritablement une philosophie de la guerre à Rome. Ils ont pensé que cette ville avait fondé son empire sur la seule violence, et qu'elle avait fourni le premier modèle de l'hitlérisme. Pourtant l'un de ses plus grands maîtres à penser, dont nous allons étudier la doctrine, s'est passionné pour la philosophie ; et il a écrit, répété la formule fameuse : *cedant arma togae.*

Nous poserons deux questions à Cicéron : Accepte-t-il l'impérialisme ? Accepte-t-il l'ordre militaire qui en découle avec ses structures sociales et coloniales ?

En répondant, nous constaterons que Cicéron est sincèrement un philosophe. Cela signifie qu'il s'appuie sur une idéologie véritable et complexe que nous étudierons à trois points de vue :

a) Nous examinerons son système, sa théorie générale de la guerre et de la paix.

b) Nous chercherons, à Rome et en Grèce, les sources historiques de cette pensée.

c) Nous chercherons ses explications immédiates dans l'expérience politique et dans la condition sociale de notre auteur [1].

Il existe donc une idéologie de la guerre chez Cicéron. La première question que nous pouvons poser à ce sujet est la suivante. Considère-t-il la guerre comme un bien ? Est-il semblable à ce personnage que le vieil Ennius (*Ann.*, 383 Vahl.) qualifiait de *studiosum belli* ? La réponse est négative,

1. Nous ne prétendons pas présenter dans ces notes succinctes l'ensemble des données bibliographiques sur la philosophie de la guerre telle que Cicéron a pu la connaître à Rome ; nous indiquerons simplement les ouvrages et les textes que nous avons pu utiliser.

pour diverses raisons. Aux yeux de Cicéron, qui l'affirme notamment dans le *De Amicitia*, tous les hommes sont faits pour vivre dans la *philia* universelle. Surtout, le *consensus iuris* qui, ajouté à la *communio utilitatis*, est au principe même de la définition de tout peuple, oppose le droit à la violence guerrière. En effet le droit naturel n'est pas régi par la violence mais par la justice : ceci constitue l'affirmation fondamentale du *De Republica*, III. Enfin, on trouve dans le *De Legibus*, I, 30, une idée de grande conséquence : tous les hommes sont aptes à la vertu. Cela exclut le racisme au sens moderne du mot, et l'idée de conflits irrémédiables entre telle et telle partie du genre humain [2].

Mais Cicéron, s'il condamne la guerre, n'est certes pas un non-violent. Il est trop romain pour cela. Qu'il nous suffise d'évoquer les pages fameuses du *Pro Murena* (30), où il rappelle à Sulpicius, ce juriste, que rien ne prévaut contre la force, quand l'*horridus miles*, comme disait encore Ennius, la déchaîne. Rien, sinon une autre force, dont on doit parfois nécessairement user. A cela se rattache toute une réflexion théorique sur les origines de la guerre.

Il y a dans l'âme humaine une *bellua*, le monstre des passions et du désir bestial, qu'il faut dompter, qu'il faut combattre, on le sait au moins depuis Platon. Plus précisément, la guerre semble née d une rupture qui s'est établie dans l'unité de l'humain : on a séparé ce qui toujours devait aller ensemble, la *natura* et l'*utile*. Le texte essentiel se trouve dans le *De Legibus*, I, 33 : *Ius igitur datum est omnibus recteque Socrates exsecrari eum solebat qui primus utilitatem natura seiunxisset*; *id enim querebatur caput esse exitiorum omnium. Unde enim illa Pythagorea uox, de amicitia locus : ut unus fiat ex pluribus* [3].

A partir d'un tel texte il est permis de se demander si la guerre s'oppose entièrement à l'ordre naturel du monde. Certains philosophes n'ont-ils pas montré qu'il y a de la dualité dans la nature elle-même ? Empédocle a décrit de manière mythique les alternances de l'amour et de la haine, de la paix et de la guerre. Sans parler d'alternances son admirateur Lucrèce a commencé son poème par une description des amours de Mars et de Vénus : cette allégorie symbolise sans doute le retour de la paix. On pourrait probablement trouver des allégories analogues chez d'autres poètes. Mais Cicéron ?

On doit peut-être attribuer quelque importance pour le sujet qui nous occupe à un texte qui fait partie du célèbre *Songe de Scipion*, et auquel Cicéron semble avoir cru, malgré la présentation mythique qu'il lui donne.

2. Bien sûr, lorsque Cicéron parle des Orientaux, il lui arrive de manifester un mépris qui paraît s'adresser à leur race ; mais ce mépris, qui relève plutôt de raisons psychologiques comme l'esprit de clocher, n'apparaît pas dans son idéologie proprement dite.

3. Nous suivons ici une hypothèse de G. de Plinval dans son édition (cf. *De Officiis*, I, 56).

Il s'agit d'une description du cortège des astres ; les planètes, selon la conception de Cicéron, évoluent en bon ordre et en bon équilibre autour du soleil. Celui-ci occupe la place centrale dans leur chœur ; il est flanqué d'un côté par Mars *rutilus horribilisque* et de l'autre par Vénus. Dans ce texte célèbre Cicéron précise que le soleil est *dux et princeps et moderator luminum reliquorum* [4]. Grâce à son astronomie philosophique, Cicéron peut assigner leurs places à Mars et Vénus ; le rôle de cette dernière est un peu moins beau que chez Lucrèce. Mais ici comme chez Lucrèce, le dieu de la guerre a besoin d'être pacifié ; et son *moderator* est le prince des astres, le soleil.

Certes, Cicéron n'insiste pas sur la signification de sa vision ; nous n'avons pas la certitude qu'elle ait une valeur allégorique. Cela est pourtant assez vraisemblable si l'on fait le rapprochement avec Lucrèce. De toute manière on voit quelles places respectives occupent dans le cosmos de Cicéron l'astre de la guerre, l'astre de l'amour et le soleil modérateur [5].

Il reste à se demander si le sage ou le grand homme d'action pourront eux aussi, à l'exemple du prince des dieux, exercer ce rôle modérateur vis-à-vis de la guerre. Certes, soulignons-le d'emblée, ils ont peu de chances de la supprimer à jamais, de venir à bout de ce fléau. Lorsque, dans le discours *De Imperio Pompei*, il énumère les vertus du parfait général, à côté de la *prudentia*, l'orateur place la *felicitas*, la chance [6]. La guerre est du domaine de la fortune, que régissent les dieux ou le hasard, mais qui n'est jamais tout-à-fait réductible à la raison humaine. Cependant, celui qui fait la guerre peut essayer d'y introduire le plus de raison possible,

4. *De Republica*, VI, 17. Sur cette conception du soleil *princeps* des astres, cf. les recherches de P. Boyancé (notamment, « La religion astrale de Platon à Cicéron », *REG*, 1952, p. 312 sqq.).

5. Comme nous l'a fait remarquer à juste titre P. Vidal-Naquet, la conception de Lucrèce et celle de Cicéron sont très différentes : chez le premier, Vénus est une déesse bénéfique qui vient opposer à la violence de Mars un amour pacificateur ; chez Cicéron, elle apparaît plutôt comme la déesse de l'amour passion, aussi folle, peut-être, à sa manière, que Mars à qui elle est symétrique par rapport au soleil *mens mundi*. Cela s'explique fort bien par les différences qui existent entre les systèmes philosophiques de Cicéron et de Lucrèce. Lorsqu'il parle de l'amour dans sa traduction du *Timée*, Cicéron le désigne ainsi (44) : *Deinde uoluptate et molestia mixtum amorem* ; cette passion est la première qui apparaisse lorsque une âme s'unit à un corps ; la colère et la crainte viennent aussitôt après (cf. *Timée*, 42 a). Pour Cicéron, comme pour Platon, c'est l'esprit qui est modérateur ; et dans le texte du *De Republica*, que nous avons cité, Cicéron appelle le soleil *mens mundi*. Nous voyons en tout cas que pour Cicéron, ce n'est pas l'amour qui s'oppose à la guerre, mais l'esprit modérateur. Peut-être serait-il permis, en s'inspirant de tels textes platoniciens, d'interpréter par exemple chez Virgile le rôle de Vénus par rapport à Jupiter et à l'irascible Junon.

6. *De Imperio Pompei*, 27 sqq. Les vertus du parfait général sont les suivantes : *scientia, uirtus, auctoritas, felicitas*. Les trois derniers termes sont profondément liés à ce que la civilisation romaine a de plus spécifique ; cependant l'échange de vues qui a accompagné cet exposé a permis de constater que cette manière de voir rejoignait sur de nombreux points celle des historiens grecs.

de la tempérer, de la modérer. Et c'est dans cet esprit qu'on doit envisager les considérations qui suivent.

1° La guerre doit être strictement juste. Un passage du *De Republica* (III, 34 ; cf. Saint-Augustin, *De ciu. Dei*, XXII, 6) nous dit ce que cela signifie : *Nullum bellum suscipi a ciuitate optima nisi aut pro fide aut pro salute.* Ainsi s'esquisse une justification de l'*imperium* romain, qui s'est constitué peu à peu pour répondre soit aux exigences de la légitime défense (une défense assez offensive), soit aux appels d'alliés que leurs propres ennemis menaçaient ou lésaient. Le *De Legibus*, III, 8, fixe ainsi les conditions d'une guerre juste : elle doit être désintéressée, ou, en tout cas, défensive, au sens que nous venons d'indiquer. Le général ne doit pas l'entreprendre sans en avoir reçu du peuple la mission ; enfin elle doit avoir été déclarée et entreprise selon les formes que définit le *ius fetiale.* Il serait facile de montrer tout ce que cette idéologie peut comporter d'hypocrisie, mais il nous semble préférable d'insister sur cette idée fondamentable : il y a un droit de la guerre. L'homme a quelque chose de commun même avec son ennemi. La guerre doit donc être codifiée. Selon la pseudo-étymologie de *De Officiis*, I, 36, l'ennemi est une sorte d'hôte : *hostis-hospes* [7].

2° Ce droit ne prend pas seulement les formes strictes du *ius fetiale.* A côte de ce dernier, l'on doit placer ce que nous appellerons l'équité de la guerre. On sait que la doctrine de l'équité, inspirée de la notion de justice distributive, veut que l'application de la loi soit nuancée en fonction des circonstances et des personnes. Cela vaut pour le droit de la guerre. Par exemple, il y a différentes sortes de guerres. Avec certains ennemis, qu'on reconnaît comme des hommes ou des « hôtes » on peut appliquer les règles du *ius gentium* ; mais cela n'est pas toujours vrai : certains par leurs crimes de guerre se placent en dehors de la communauté humaine : on peut les traiter comme des bêtes sauvages, puisqu'ils mettent en question le pacte social lui-même. Par exemple, il est permis de se servir contre eux du faux serment (*De Officiis*, III, 107).

Cette doctrine a un caractère dangereux, puisqu'elle conduit à renoncer dans certains cas à l'esprit chevaleresque [8]. Mais l'équité de la guerre s'exerce aussi par la *clementia.* Cicéron combat la cruauté et la violence coléreuse (*De Officiis*, I, 88). Il recommande, dans le pillage même, la modération, ainsi que le désintéressement : l'exemple de Verrès montre qu'il ne faut jamais piller pour son propre compte, mais seulement pour

7. Nous disons pseudo-étymologie parce que, chez Cicéron, elle ne s'accompagne pas d'une science linguistique rigoureuse. Notons cependant que cette hypothèse est aussi suggérée par Ernout et Meillet dans leur *Dictionnaire.*

8. Soulignons, bien entendu, qu'on ne peut guère employer ce terme sans anachronisme à l'époque de Cicéron.

enrichir ou orner la patrie [9]. Cette clémence et cette modération s'accordent naturellement avec la vertu de prudence.

Ainsi donc, pour conclure ces réflexions sur la théorie générale de la guerre chez Cicéron, on peut dire qu'il rejette autant que possible cette dernière. Cependant, tout en préférant *amor* à *metus*, il présente toute une idéologie cohérente de l'impérialisme. D'abord, il exalte les valeurs militaires, et surtout la *gloria*, qui est accordée à ceux qui protègent ou sauvent d'autres hommes et qui est matérialisée notamment par la cérémonie du triomphe (pour laquelle des philosophes comme Caton ou Pison ont tort d'affecter du mépris) [10]. D'autre part, Cicéron insiste très fortement sur les justifications philosophiques qu'on peut apporter à la notion d'*imperium*. Ce pouvoir, qui est, pour les anciens Romains, d'essence religieuse, apparaît à Cicéron comme issu d'une supériorité fondée en nature, c'est-à-dire en raison. La loi divine qui régit le monde est aussi la loi de la Raison, Dieu lui-même est cette Raison ; de même tous les hommes qui possèdent un juste pouvoir expriment dans les lois qu'ils donnent et qu'ils font respecter une part de cette raison. L'*imperium* se trouve donc à l'opposé de l'arbitraire, et, puisque la vraie liberté réside dans le bon usage de la raison, l'on ne peut évoquer l'*imperium* sans la *libertas*. Cette doctrine domine le début du *De Legibus*, dont nous citerons deux textes : I, 3 : *Imperium sine quo nec domus ulla nec ciuitas nec gens nec hominum uniuersum genus stare nec rerum natura omnis nec ipse mundus potest...* ; I, 4, : *Nos.. leges damus liberis populis.* Ajoutons enfin que cet amour de la liberté justifie dans certains cas les formes les plus difficiles de l'action guerrière : elle autorise les hommes privés à prendre les armes, même dans des conditions apparemment illégales *in conseruanda ciuium libertate.* La doctrine de Cicéron, si elle ne condamne pas la guerre, cherche du moins à lui fixer selon le droit des buts et des règles. Il nous reste à chercher si l'on peut déceler les sources de cette idéologie.

Nous devons noter d'emblée un fait fondamental : au sujet de la guerre Cicéron se trouve en présence de deux doctrines différentes : l'une appartient aux sophistes, l'autre vient surtout de Platon. Les premiers affirmaient le droit de la force : on sait quelles objections le *Gorgias* de Platon oppose à Calliclès. Cicéron, tout en s'inspirant des stoïciens, se rallie, comme il le fait toujours, à Platon [11]. Dans tous les textes développés qu'il

9. Voir par ex. 2° *act.*, IV, 72, 120 sqq. (cf. A. Michel, *Rhétorique et philosophie chez Cicéron*, p. 325 sq.).

10. On sait que le débat apparaît notamment dans l'*In Pisonem*, et que Cicéron l'évoquera encore lorsqu'il postulera le triomphe au retour de son proconsulat. Cf. A. Haury, « Les secrets d'un triomphe manqué », dans *Atti del I congresso internazionale di studi ciceroniani.*

11. Le problème de savoir si la guerre est un mode d'acquisition juste, et à quelles conditions, est posé par Aristote (*Politique*, Iª, 1256 b, sqq.). Le problème n'est pas posé sous cette forme par Cicéron qui, nous l'avons vu, condamne la guerre dans son principe. Cf. cependant les notes d'Aubonnet à son édition et, ici même, notre n. 22.

consacre à cette question, il refuse absolument de distinguer *ius naturale* et *ius ciuile.* Le livre III du *De Republica,* les deux premiers livres du *De Legibus* se fondent sur cette assimilation [12].

Nous allons montrer que cette attitude fondamentale est dictée à Cicéron par une réflexion sur les exigences historiques de la tradition romaine. Telle sera notre méthode : d'une part nous ne citerons une source que lorsque notre auteur la désignera expressément ; d'autre part, nous montrerons, d'après les textes mêmes que Cicéron consacre à l'histoire de sa patrie, que la réflexion philosophique s'est développée à Rome avant lui et qu'elle a fait progressivement appel à tel ou tel aspect de la pensée grecque selon les exigences de chaque moment.

L'un des aspects les plus anciens de cette sagesse romaine réside dans la conception du droit de cité. Si l'on en croit la tradition des historiens, telle que Cicéron la rapporte avant Tite-Live, dès l'époque la plus ancienne, les Romains se sont attachés à élargir après chaque victoire le droit de cité ; ils ont eu tendance à donner aux vaincus les garanties juridiques dont ils jouissaient eux, les vainqueurs. Le *De Republica* (II, 13) nous donne à cet égard l'exemple de Romulus dans la guerre qui suivit l'enlèvement des Sabines. L'un des texte les plus importants se trouve dans le *Pro Balbo* (31) : « Ce qui sans conteste a le mieux assis notre empire et étendu le nom du peuple Romain, c'est que Romulus, le premier de nos rois, le créateur de notre ville, nous a enseigné par le traité avec les Sabins que nous devions accroître notre État en y accueillant même des ennemis ». Ainsi la guerre, lorsqu'elle est juste, aboutit à un désir d'élargir la paix. On voit que cette attitude est liée à un refus profond de tout racisme. Dans le même *Pro Balbo* (30), Cicéron indique qu'il n'y a aucune nation assez éloignée de Rome pour qu'il soit interdit à cette dernière d'adopter un de ses ressortissants. Cette doctrine aura des conséquences considérables : reprise par Claude et par beaucoup d'empereurs, elle aboutira à l'édit de Caracalla. Certes, il aura fallu beaucoup de temps pour que s'impose à Rome l'idée d'un empire universel. Celle-ci était pourtant ancienne chez les philosophes, puisque le stoïcien Zénon semble l'avoir énoncée. Sans doute Cicéron et ses compatriotes étaient-ils retenus par le souci de préserver les particularismes de leurs pays d'origine, d'assurer la prédominance de l'Italie. Mais ils savaient déjà que la vocation de Rome était universelle, et Cicéron inventait le proverbe : « Tous les chemins mènent à Rome » (*Pro Balbo,* 29 : *Cum ex omnibus ciuitatibus uia sit in nostram...* [13]).

Un second problème apparu très anciennement dans la cité romaine

12. Sur les sources et la portée de cette doctrine, on peut consulter les travaux de K. Büchner (en dernier lieu, *Cicero, Grundzüge seines Wesens,* Wiesbaden, 1962).

13. Sur ce problème de l'universalisme, voir : Zénon, *S.V.F.*, I, 262 ; cf. T. A. Sinclair, *La Pensée politique grecque,* p. 270.

concerne les rapports de la guerre avec les classes sociales. Il suffit de songer à la sécession de la plèbe sur le mont sacré : la fable des membres et de l'estomac apparaît en *De Officiis* (III, 22). Cet événement est évoqué dans le *De Republica* (II, 39), en même temps que sa cause, la question des dettes. Cicéron signale la chute de l'autorité sénatoriale, mais ajoute néanmoins qu'elle s'est relevée : ...*Grauis et magna remanebat, sapientissimis et fortissimis et consilio ciuitatem tuentibus quorum auctoritas maxime florebat, quod cum honore longe antecellerent ceteris, uoluntatibus erant inferiores nec pecuniis ferme superiores.* Ce texte, d'une part, se rattache à une tradition historique, qui est ancienne à Rome, même si elle remonte moins loin dans le passé que ne le croit Cicéron. D'autre part, les événements qu'il évoque font l'objet d'une interprétation philosophique chez notre auteur (et peut-être avant lui) : d'abord la légende se trouve liée au problème de la fonction guerrière dans la cité, problème déjà posé par Platon et Aristote [14] : il faut que les soldats disposent des droits civiques. En second lieu, on peut se demander quels sont les rapports entre le commandement et l'argent. Cicéron nous dit que le commandement militaire appartient aux hommes qui ont l'autorité morale dans la cité. C'est cette autorité morale et non l'argent qui définit les hiérarchies sociales et les fonctions. En un mot, la cité romaine voit sa population répartie en classes ou en ordres selon des besoins qui sont notamment militaires ; mais cette répartition ne peut subsister heureusement que si la guerre est juste et si les chefs sont de bons citoyens. Une hiérarchie morale, fondée sur le juste accomplissement des devoirs sociaux, vient à la fois épouser et contrôler la hiérarchie économique, fondée sur les fortunes.

Les questions que nous venons d'évoquer — droit de cité, fonctions sociales — dépendent étroitement des réalités sociologiques de la Rome primitive. La tradition de la cité joue ici le principal rôle, et les enseignements des philosophes n'interviennent que de manière douteuse ou indirecte. Il n'en ira pas de même pour le problème que nous posons maintenant et qui concerne les rapports de la justice et de la guerre. Nous avons vu qu'il s'agit là d'un aspect essentiel de la pensée cicéronienne. Or nous allons constater que notre auteur est bien, comme il le dit, l'héritier fidèle de la tradition romaine.

Dès les temps de la royauté, les Romains ont défini un droit de la guerre, qui soumettait celle-ci aux lois d'une *fides* à caractère religieux : il s'agit du *ius fetiale*, qui définissait les conditions de la garantie divine dans l'action belliqueuse. Pour nous exprimer d'une façon rapide et sommaire, disons que cette procédure fondait la guerre sur le serment. Ce souci de la fidélité dans l'engagement religieux s'étend chez les anciens Romains à

14. En ce qui concerne Platon, voir par ex. dans *La République* toute la théorie des « gardiens » de l'État : pour Aristote, voir les questions posées à propos de la cité idéale en *Pol.*, VII, 10, 1329 a sqq. Il ne saurait être question d'épuiser ici ces vastes problèmes.

tous les devoirs militaires. Il concerne notamment les prisonniers sur parole, et sans entrer dans les détails de la légende de Régulus, soulignons que pour ce dernier le problème s'est posé en termes religieux : Cicéron l'indique (*De Officiis*, III, 107 sqq.) : *Illis temporibus aliter facere non potuit*. Cependant le serment lui-même, et en général la *fides*, dont Régulus est l'un des héros, vont faire l'objet d'une méditation philosophique inspirée par les Grecs, dont nous lisons l'exposé au livre III du *De Officiis* [15].

D'autre part le problème de la justice dans la guerre prend un aspect tout nouveau quand on cesse de se trouver à égalité avec l'ennemi, quand on devient soi-même un conquérant ou un oppresseur. L'impérialisme ne va pas de soi pour des peuples aussi amoureux de la liberté que les Romains. Nous croyons pouvoir affirmer que le développement de la puissance romaine au 2e siècle a entraîné une crise morale, dont les textes nous ont gardé le témoignage et à laquelle on a essayé de répondre par des préceptes philosophiques. Dès le *Discours sur les Rhodiens*, prononcé en 167, et dont nous connaissons des fragments par Aulu-Gelle, Caton l'Ancien semble s'inspirer de Thucydide pour prendre le contre-pied de ses affirmations et pour souligner que la *bona fides* est nécessaire même dans les rapports avec les peuples faibles : cette attitude semble en contradiction avec celle des Athéniens dans leur fameux dialogue avec les Méliens [16]. Or on sait que Caton avait lu Thucydide. Dès lors, le problème de la légitimation de l'impérialisme se trouve posé en toute rigueur, et la solution théorique à laquelle s'arrêteront les Romains est déjà indiquée. Carnéade reprendra le sujet (en présence de Caton) dans ses célèbres conférences de 155 : le philosophe, ambassadeur d'Athènes, affirmera qu'en fin de compte les Romains ont fondé leur droit sur leur intérêt, et tirera de ce fait des arguments pour mettre en doute la justice de la loi naturelle. C'est sans doute à l'occasion de cet événement que l'inquiétude des intellectuels romains atteint son point extrême. Cicéron nous a rappelé dans le *De Republica* (III) comment Scipion Emilien et son entourage revenaient sur les questions ainsi posées et cherchaient à les résoudre. Même si ces entretiens n'ont rien d'historique, nous avons l'œuvre de Polybe, ami et éducateur de Scipion, qui atteste que, dans ce milieu. on a cherché à mettre au point une philosophie de l'impérialisme. La pensée de Polybe a été étudiée, notamment, par M. Pedech [17]. Ajoutons que les textes

15. *De Officiis*, III, 99 sqq. (et surtout 104 sqq.).

16. Pour le discours sur les Rhodiens, cf. AULU-GELLE, VI, 3. En ce qui concerne le dialogue des Athéniens et des Méliens, nous renvoyons aux analyses de J. DE ROMILLY.

17. J. PEDECH, *La Pensée politique de Polybe*; voir aussi les travaux récents de M. WALBANK. En ce qui concerne le *De Officiis*, rappelons que les textes relatifs à Régulus que nous avons cités se trouvent dans le livre III, qui ne suit pas directement un écrit de Panétius, mais où Cicéron veut rester fidèle à l'esprit de cet auteur. D'autre part, l'éloge de la *fides* ou de la modération dans la guerre apparaît déjà dans les deux premiers livres qui suivent Panétius de plus près.

que Cicéron consacre au problème dans le *De Officiis*, reproduisent sans doute, plus au moins exactement, l'enseignement de Panétius, autre ami de Scipion. Nous sommes donc assez bien renseignés pour dater la doctrine de Cicéron sur tous ces points : Panétius et Polybe, pour rassurer la conscience des Romains, ont souligné que l'*Urbs* a pour elle les dieux et le destin, l'universalisme de son idéal, la justice de sa constitution.

Mais précisément la constitution peut cesser d'être juste; l'unité de Rome peut disparaître. Vers 129, au moment où Cicéron situe son *De Republica*, un fait nouveau d'une extrême importance se produit : Rome entre en conflit avec les Italiens (cf. *De Republica*, III, 41, où Cicéron place dans la bouche de Scipion un avertissement angoissé). Voici donc la grande nouveauté : désormais les Romains sont désunis. C'est face à cette désunion que Cicéron prend ses positions les plus originales. Il envisage les problèmes généraux de l'éthique et de la politique sous la triste lumière de la guerre civile [18].

Comme les autres Romains, il demande des réponses aux philosophes; mais il s'agit de philosophes plus récents. Par exemple, au livre V du *De Finibus*, pour définir la condition politique de l'homme, il s'inspire des péripatéticiens, dont il connaît la doctrine, principalement par Antiochus d'Ascalon : il a eu ce dernier pour maître après 80, dans la période troublée qui a accompagné la chute de Sylla. Qu'apprend-il donc des péripatéticiens ? L'idée de la continuité et de la subordination mutuelle des différents types d'autorité et de devoirs. L'homme est à la fois membre d'une famille, citoyen d'une patrie, et il appartient aussi à une collectivité plus large : la *Societas Romana* [19]. Ainsi apparaît l'idée que notre action est régie par un certain nombre de fins plus ou moins universelles. Il n'y a de là qu'un pas pour en venir à concevoir une subordination mutuelle de ces fins : on sait que c'est une telle doctrine qui fonde, par exemple, de nos jours l'encyclique *Pacem in terris*. Cicéron esquisse la même démarche de pensée au livre I du *De Officiis* (50-59), où il indique que d'une part nous devons à tous les hommes, l'eau, le feu, le bon conseil, que d'autre part nos principaux devoirs vont vers notre patrie, puis vers nos parents, nos enfants, nos proches. Cette doctrine que Panétius aussi peut avoir inspirée [20] atteste chez Cicéron un souci que nous avons déjà observé : il cherche à concilier patriotisme et universalisme [21]. D'autre part, il

18. Soulignons bien ce point : les problèmes généraux de l'éthique, et non plus seulement de la politique. Au moment où l'unité politique de l'État romain se trouve mise en question, la philosophie romaine, avec Lucrèce, Philodème, Cicéron cherche à retourner au fondamental, et demande à l'éthique des raisons pour unir les hommes.

19. *De Finibus*, V, 65.

20. Nous sommes en effet au livre I du *De Officiis*. Cependant, dans cet ouvrage postérieur au *De Finibus*, Cicéron a pu s'inspirer aussi des leçons péripatéticiennes telles qu'Antiochus les lui avait fait connaître.

21. Cf. ce que nous avons dit sur le problème du droit de cité ; d'une manière générale, ainsi que nous le faisait observer M. Vernant, Cicéron cherche à résoudre de la même façon les problèmes de la guerre, qu'ils soient universels ou particuliers :

insiste fortement sur l'unité et la subordination mutuelle des devoirs politiques, nie qu'il puisse y avoir entre eux de véritables contradictions, et rejette de ce fait toute action factieuse.

A cet égard, c'est le *De Officiis* qui nous fournit les préceptes les plus intéressants. Il s'agit par exemple de savoir dans quelle mesure le sage a le droit de tuer d'autres hommes. Son bateau a fait naufrage : le voilà qui s'accroche à une planche ; elle ne peut porter qu'une personne. Mais un autre homme veut s'y accrocher aussi, peut-être un sot. Le sage a-t-il le droit de le rejeter à la mer ? Cicéron répond (III, 30) qu'il ne peut le faire qu'en un cas : si l'intérêt public l'exige expressément et de manière certaine. Autrement dit, le seul intérêt qui prime légitimement celui de chacun est l'intérêt de tous.

Cette idée, que nous venons de formuler d'une manière générale et théorique, trouve des applications très concrètes [22] : elle nous amène à cet autre texte du *De Officiis* (III, 88) : Les riches ont eu tort de piller les

que l'on appartienne à la grande patrie, commune à tous les hommes, ou à la patrie plus petite, qui réunit Rome et Arpinum, dans les deux cas c'est le même processus de pensée : il s'agit, pour éliminer la guerre, de faire rentrer les hommes dans un droit commun. On mesure ainsi ce que la pensée de Cicéron a de fondamentalement juridique. Platon disait : « Que nul n'entre ici s'il n'est géomètre. » Pour Cicéron, ce vrai Romain, qui cherche pour les hommes des règles collectives de vie et d'action, la formule serait plutôt : « Entre ici qui est juriste. »

22. Les deux textes que nous allons citer concernent les rapports entre la guerre et l'esprit de lucre. Il faudrait leur en ajouter un autre, qui pose un problème fondamental : dans quelle mesure la violence guerrière, la conquête, justifient-elles la propriété privée ? Nous avons vu que certains sophistes, et dans une certaine mesure Aristote (*Pol.*, I, 9), répondaient par l'affirmative. Cette attitude fut suivie parfois par le droit romain : cf. Gaius, *Institutes*, II, 69 : *Ea quoque quae ex hostibus capiuntur naturali ratione nostra fiunt.* Dans le *De Officiis*, III, 21, on trouve une idée différente : le droit de propriété privée n'est pas naturel : « Il n'y a pas d'ailleurs de biens privés par nature : ils naissent d'une occupation ancienne ... ou de la victoire pour ceux qui ont gagné la guerre, ou de la loi, d'une convention, d'un pacte, d'une attribution par le sort : d'où vient que le territoire d'Arpinum est aux Arpinates, celui de Tusculum aux Tusculans ; et les possessions des particuliers se distinguent par le même procédé. Donc, puisque chacun a son bien propre, que chacun garde la part qui lui est échue des biens qui étaient communs ; si un autre veut cette part pour lui, ce sera en violation du droit de la société humaine 22. Mais puisque, selon les belles expressions de Platon, nous ne sommes pas nés seulement pour nous, et que notre patrie, nos amis réclament une part de notre existence ; puisque, selon la doctrine des stoïciens, tout ce qui est produit sur la terre est créé à l'usage des hommes, mais que les hommes sont nés pour les hommes, afin de pouvoir se rendre service les uns aux autres, nous devons ici prendre la nature pour guide, apporter au fonds commun ce qui est utile à tous, en échangeant nos bons offices, en donnant et en recevant, et ainsi par nos arts comme par notre travail et par notre fortune, resserrer l'association des hommes entre eux ... » (Trad. Bréhier-Goldschmidt, coll. de la Pléïade). Le texte de Platon cité est la *Lettre* IX, 358 a ; on voit que, pour Cicéron, qui s'inspire de Platon et des stoïciens — car l'aristotélisme n'est pas évoqué ici — le seul véritable droit naturel est celui de la *societas humana*, qui exclut à la fois la violence et l'individualisme excessif. C'est cette doctrine qui trouve son application concrète dans les deux textes que nous citons et dans beaucoup d'autres.

provinces, Caton d'être trop dur avec les publicains ; l'intérêt général résidait dans la conciliation. Et ailleurs (87), nous trouvons ces formules qui concernent aussi les rapports de l'impérialisme et de l'enrichissement : *Si gloriae causa imperium expetundum est, scelus absit, in quo non potest esse gloria*; *sin ipsae opes expetuntur quoquo modo, non poterunt utiles esse cum infamia.*

Ces deux textes résument la position de Cicéron devant l'histoire de l'impérialisme romain : d'une part, il essaie, avec tous les penseurs qui l'ont précédé, de la justifier par une sorte de purification philosophique de la guerre (c'est notre second texte) ; d'autre part, comme son expérience propre est celle de la désunion, il essaie, en soulignant la cohésion des devoirs humains, de se faire conciliateur. Mais ceci nous amène à envisager maintenant l'action même de Cicéron et non plus seulement ses théories.

Nous constaterons que la réflexion philosophique, pour Cicéron, ne se situe pas dans l'abstrait. Comme nous l'avons déjà indiqué, c'est aux réalités de la guerre civile qu'il doit adapter sa pensée. Nous allons observer chez lui deux tendances apparemment contradictoires, l'une à la paix, l'autre à la guerre.

Cicéron a toutes les raisons de s'attacher à la paix et à l'*otium* parce qu'il est un orateur et un intellectuel. Certes, il portera dans sa vie les titres de consul et d'*imperator*, mais ni ses dons personnels ni sa situation politique ne lui accordent véritablement la possibilité de se comporter en chef de guerre. Et les licteurs qu'il promène à sa suite au début de la guerre civile ont quelque chose de bien encombrant et dérisoire.

Cependant, il existe un type de guerre pour lequel notre orateur semble disposé à s'engager de toute son âme : *Bellum aeternum perditis* (*Catilinaires*, IV, 22). A propos de Catilina, Cicéron déclare d'une part que la cité des gens de bien rejette de son sein tous les méchants, et d'autre part que cette guerre sera conduite jusqu'à la victoire non par un chef militaire mais par un consul *togatus*, qui commande selon la loi.

Cette expérience de la guerre civile est déjà présente chez un maître de Cicéron, Platon, qui formule dans ses *Lois* (627 a sqq.) la doctrine suivante : le « conciliateur » (soulignons ce mot, que nous avons déjà prononcé à propos du *De Officiis*), pour calmer les partis qui divisent la cité, dirige l'attention vers la guerre extérieure, tout en préférant la paix générale. Or ceci n'est pas sans rappeler l'attitude que Cicéron adopta souvent pendant sa carrière politique : il fit donner un grand commandement à Pompée, il favorisa l'action de César en Gaule. A plusieurs reprises, on a l'impression qu'il cherche à assouvir les ambitions de ces grands personnages en les détournant vers la guerre extérieure [23]. On peut certes se

23. En ce qui concerne l'attitude politique de Cicéron vis-à-vis de Pompée et César avant la guerre civile, il faut bien sûr lire surtout le *De Imperio Pompei* et le *Discours sur les provinces consulaires* ; à propos du consulat, voir C. Nicolet, « *Consul togatus* », *REL*, 1960, p. 236-263.

trouver assez surpris de constater qu'un tel comportement, qui n'a rien de très idéaliste, se trouve en accord avec un précepte de Platon.

Vient la guerre civile. Cicéron ne prend parti qu'à regret, après s'être longtemps abstenu. C'est qu'il a d'abord voulu servir de conciliateur. Lorsque son échec est devenu évident, il a rejoint Pompée, mais avec répugnance. Pourquoi ? Certes, Pompée défend la meilleure cause, celle de la légalité sénatoriale. Mais il la défend mal : l'ordre des fins est rompu. D'une part Pompée, après avoir quitté l'Italie, se prépare à la reconquérir, il attaque Rome ; d'autre part, ce qu'il défend avant tout c'est son intérêt. Aussi l'orateur éprouve-t-il la tentation de rester neutre. Son attitude théorique avait été la même vis-à-vis de Sylla (*De Officiis*, III, 27 ; *Ergo in illo secuta est honestam causam non honesta uictoria*).

Il est vrai qu'en fin de compte Pompée a été vaincu ; Cicéron, pratiquant le plus souvent l'abstention politique, ne s'est jamais rallié à César, sans jamais le combattre directement : ce comportement s'accorde avec ce que nous venons de dire. Mais César meurt. Arrive Marc Antoine : contre lui Cicéron va reprendre l'attitude la plus violente. L'auteur des *Philippiques* prêche le *bellum iustum*. La justice de son combat lui paraît en effet résulter de toute une série de causes. Antoine, par sa personne même, son caractère, son action, est *causa belli* ; il est l'ennemi commun des *partes* puisqu'il s'oppose en même temps aux césariens amis d'Octavien, et aux pompéiens, amis de Brutus. Pis encore, Antoine s'est enrichi des dépouilles de la guerre civile (*De Officiis*, III, 29 ; cf. *Philippiques*, XIV, 30 sqq.). Enfin, il se comporte en ennemi de la *libertas*. Toutes ces raisons fondent le recours à la violence, et il est frappant de voir quels efforts Cicéron consacre à obtenir que cette guerre reçoive un caractère légal, une justification juridique consacrée par le Sénat.

Nous n'avons présenté ici qu'une esquisse, mais elle nous paraît assez frappante. Dans tout son comportement, face aux troubles de son temps, Cicéron obéit exactement aux idées théoriques que nous l'avons vu développer. Sa pensée dépend de sa condition et de son action, et cherche à dominer l'une et l'autre.

Nous pouvons conclure et répondre aux questions que nous avions posées.

Cicéron accepte-t-il l'impérialisme romain ? Certes oui, et il en donne une justification détaillée, attentive, en établissant une confrontation serrée entre l'histoire de Rome et l'enseignement des philosophes.

Mais en même temps l'auteur de la formule célèbre, *cedant arma togae*, accomplit une mise en question de l'ordre militaire. Comme disait Platon (*Lois*, 628 f sq.), « il faut légiférer sur les choses de la guerre en vue de la paix plutôt que sur les choses de la paix en vue de la guerre ». Cela implique deux conséquences qui font la grandeur de Cicéron et de Rome.

La cité, telle qu'il l'admire, a toujours maintenu sa volonté de préserver le droit dans la guerre. Comme l'indique Platon, cela suppose qu'on s'occupe de la guerre, qu'on n'en néglige pas les réalités : seul, en fin de compte, a le droit d'être antimilitariste celui qui porte les armes.

Une telle manière de penser comporte une autre exigence : il s'agit précisément du refus de se soumettre aux armes, d'accepter cette paix épicurienne qui est parfois soumission. *Pax est tranquilla libertas* [24] écrit l'auteur des *Philippiques*. Pas de paix, pas de tranquillité vraie en dehors de la liberté. Il y aura des échos de cette fierté héroïque dans les éloges de la guerre que Tacite prête à des opprimés comme Galgacus.

24. *Philippiques*, II, 113.

GEORGES VILLE

LA GUERRE ET LE MUNUS[1]

A l'époque impériale le *munus*[2] qui se déroule à l'amphithéâtre est un spectacle complexe ; il comprend trois grandes parties[3] : le matin ont lieu les combats de bestiaires contre les bêtes ou de bêtes entre elles (*venatio*), et l'exécution des condamnés à mort livrés aux bêtes (qui est en fait un épisode de la *venatio*) ; l'après-midi sont donnés les combats de gladiateurs proprement dits. Mais cette formule est récente : sous la république la *venatio* et les combats de gladiateurs sont indépendants : la *venatio* romaine est donnée en appendice aux grands *ludi* publics et traditionnels et elle se déroule dans le cirque ; les combats de gladiateurs ont lieu sur le forum et sont toujours privés ; ils sont toujours donnés pour les funérailles d'un particulier — ou tout au moins en l'honneur d'un mort ; c'est eux seuls que désigne le terme de *munus* caractérisé par l'épithète *gladiatorium*.

Je ne considérerai que le *munus* restrictivement défini et, quitte à négliger quelques rapports marginaux de la guerre et de l'amphithéâtre[4], je ne traiterai que du rapport de la gladiature et de la guerre.

I. — Les origines guerrières du « munus ».

Il existe, dans les sociétés méditerranéennes à l'époque archaïque, un usage qui semble général et qui ne leur est probablement pas propre : le

1. Plusieurs points de vue seront exposés, pour faire court, sans l'appareil probatoire que l'on serait en droit d'attendre ; ces points seront établis dans un travail, à paraître bientôt : *Les Jeux de l'amphithéâtre, des origines au règne de Trajan*.

2. Sur le *munus* et la gladiature en général, on verra l'art. de G. Lafaye dans le *Dict. des Ant.* de Saglio-Pottier, un chapitre de L. Friedlander, dans sa *Sittengeschichte Roms* (10e éd.), II, p. 50, 112 et l'ouvrage de L. Robert, *Les Gladiateurs dans l'Orient grec*, Paris, 1940, que complètent quatre suppléments dans *Hellenica*, III (1946), p. 112 sq. ; V (1948), p. 75 sq. ; VII (1949), p. 126 sq. ; VIII (1950), p. 39 sq.

3. Si l'on excepte les intermèdes facultatifs qui prennent place à midi, quand beaucoup de spectateurs sont sortis pour le *prandium*, et qui consistent en clowneries ou exécutions sommaires de condamnés à mort.

4. Ainsi le rôle de la guerre, à travers la conquête, dans l'approvisionnement en animaux exotiques par les *venationes* ; la liquidation des prisonniers par les bêtes, etc. ; l'emploi des prisonniers comme bestiaires sera vu à travers l'usage de ces personnes comme gladiateurs.

massacre des prisonniers sur la tombe des guerriers morts au combat [5]; on connaît l'exemple le plus célèbre, l'égorgement de prisonniers troyens aux funérailles d'Achille (*Iliade*, XXI, 26-29; XXIII, 22-23); il s'agit d'une forme très particularisée du sacrifice humain funéraire; forme ambiguë aussi : l'égorgement d'un homme apporte à l'*anima* du mort un aliment privilégié, le sang — il suffit de songer à la théologie immanente à l'évocation des morts par Ulysse dans l'Odyssée; et sans doute le sang humain a-t-il une valeur supérieure; mais en outre la mise à mort de l'ennemi, surtout si le défunt est tombé au combat, constitue une vengeance et comporte une réparation agréable sinon indispensable à l'âme [6].

C'est de ce rite que procède la gladiature — telle était du moins l'opinion des anciens, et il ne semble pas qu'il faille la mettre en doute... *mos erat in sepulcris virorum fortium captivos necari*; *quod postquam crudele visum est, placuit gladiatores ante sepulcra dimicare* [7] (Servius, *Ad Aen*, X, 519); entendons que l'innovation élimina la cruauté du rite en permettant au vainqueur de chaque combat de sauver sa vie.

Il est raisonnable de penser que cette mutation eut lieu en Campanie et en Lucanie vers 400 ou un peu avant : c'est là qu'apparaissent les premiers documents gladiatoriens — peintures tombales et vasculaires qui s'étalent sur tout le 4e siècle [8]; de là, la gladiature se répandit en pays

5. On verra F. Schwenn, *Die Menschenopfer bei Griechen und Römern*, Giessen, 1915, p. 59-71; F. Cumont, *Lux perpetua*, Paris, 1949, p. 30-33.

6. L'usage est implicitement attesté à Rome même par la mention des *captivi* que les *gentes* avaient envoyés pour les funérailles de Brutus Pera en 264 : Servius, *Ad Aen*, III, 67 : ... *Multae gentes ad eius funus captivos misissent*; la gladiature n'existant pas à Rome — les premiers combats furent organisés en cette circonstance (cf. *infra*), il est clair que ces *captivi* devaient être sacrifiés; à quoi s'ajoute la fréquente dévotion métaphorique aux mânes d'un défunt de l'ennemi qui a causé sa mort et que l'on tue ou que l'on tuera (Cicéron, *in Pis.*, VII, 16; Sénèque, *Cons. ad Pol.*, XIX, 2, 1; Lucain, I, 38-39; X, 462; 524; Justin, XIII, 4; Ammien Marcellin, XV, 8, 6, etc.); deux fois même, pendant la guerre civile, la métaphore fut matérialisée : meurtre d'Hortensius sur le tombeau d'un frère d'Antoine (Plutarque, *Brut.*, XXVIII, 1); meurtre de 300 prisonniers à Pérouse, par Octavien, sur un autel de César (Suétone, *Aug.*, XV, 2 : ... *hostiarum more mactatos*; cf. Dion Cassius, XLVIII, 14, 4; Sénèque, *De Clem.*, IX, 1).

7. Cf. encore, du même, *Ad Aen.*, III, 67 (cf. *infra*); Tertullien, *De Spect.*, XII, 2-3, reproduit une explication analogue : *Nam olim, quoniam animas defunctorum humano sanguine propitiari traditum erat, captivos vel mali status servos mercati in exsequiis immolabant. Postea placuit impietatem voluptate adumbrare. Itaque quos paraverant, armis quibus tunc et qualiter poterant eruditos, tantum ut occidi discerent, mox edicto die inferiarum apud tumulos erogabant*; toutefois par l'addition des esclaves *mali status*, mis sur le même plan que les *captivi*, Tertullien oblitère l'authenticité du rite : sans doute s'agit-il d'un gauchissement tardif, ou d'un développement ajouté par Tertullien, ou sa source.

8. On trouvera l'essentiel des peintures rassemblées dans deux articles : F. Weege, « Oskische Grabmalerei », *JDAI*, 1909, p. 99 sq., et P. C. Sestieri, « Tombe dipinte di Paestum », *RIA*, 1956-1957, p. 65 sq.

étrusque[9]; un peu plus tard en 264, elle atteignit Rome; un intéressant texte de Servius (*Ad Aen*, III, 67), nous révèle que les Romains reproduisirent chez eux la révolution qui s'était auparavant produite en Campanie : *apud veteres etiam homines interficiebantur, sed mortuo Junio Bruto, cum multae gentes ad eius funus captivos misissent, nepos illius eos qui missi erant inter se composuit, et sic pugnaverunt*[10].

Telle est donc l'origine guerrière du *munus* gladiatorien : il s'agit d'un accident historique et le sacrifice du captif aurait pu, comme ailleurs disparaître sans laisser de trace; mais ce sacrifice se survit dans la gladiature en se transformant radicalement — car la gladiature est d'abord un spectacle où les aspects rituels sont appelés à passer au second plan; et de fait l'histoire de la gladiature est celle d'une progressive laïcisation, tandis que le combat gladiatorien évolue au gré des tendances qui se manifestent dans les autres spectacles antiques.

Mais cette laïcisation et cette évolution ne se sont pas faites au même rythme : à la fin du 4e siècle la Campanie connaissait déjà des gladiateurs qui paraissaient *inter epulas* (Tite-Live, IX, 40, 17), dans les banquets au cours d'intermèdes, alors qu'à Rome le *munus* reste funéraire, au moins formellement jusqu'à la fin de la république; en outre, et cela dans l'Italie entière, le recrutement demeure longtemps pour une bonne part, sinon tout à fait, tributaire de la guerre.

II. — La guerre et le recrutement des gladiateurs.

Les gladiateurs que nous fait connaître l'imagerie campano-lucanienne, se battent avec les mêmes armes que les guerriers contemporains (cf. *infra*); ce qui incite à voir dans les premiers des soldats devenus prisonniers; mais il n'est pas possible d'en faire la preuve. A Rome, au 2e siècle avant notre ère, on voit mentionner deux catégories (*armaturae*), qui dureront jusqu'à la fin de la république : les samnites et *galli*; on ne peut douter qu'il s'agisse (ou qu'il se soit agi, à un moment donné) de prisonniers samnites ou gaulois qui combattaient d'abord avec les armes de leur nation, et ces catégories doivent remonter aux origines de la gladiature;

9. Beaucoup de savants — suivant Nicolas de Damas in Athénée, IV, 153 F — continuent à attribuer aux Étrusques l'invention de la gladiature, hypothèse qui ne résiste pas à une étude du matériel iconographique; outre que, si les Étrusques ont connu la gladiature avant les Osco-Samnites de Campanie-Lucanie, il serait surprenant que Rome, entre ces deux mondes, ait attendu 264 pour voir ses premiers gladiateurs; au reste Nicolas de Damas dit seulement que les Romains empruntèrent leur gladiature aux Étrusques.

10. Sur cet événement dont le souvenir nous a été conservé par l'annalistique, cf. Tite-Live, *Épit.*, XVI; Valère Maxime, II, 4, 7; Ausone, *Gryphus ternarii numeri*, 36-37.

au 1er siècle avant notre ère on voit une autre catégorie ethnique — l'*armatura* des thraces, qui a dû paraître dans la gladiature romaine dans la première partie du 2e siècle [11].

En les introduisant dans leur gladiature, les Romains ont dû suivre pour les samnites l'exemple campano-lucanien et l'exemple étrusque pour les *galli* [12]; la création un peu plus tard de l'*armatura* thrace montre que le principe de l'utilisation immédiate de prisonniers demeure vivant au 2e siècle.

Mais cette utilisation n'est pas exclusive : au 2e siècle la gladiature romaine connaît déjà des gladiateurs professionnels, esclaves ou hommes libres — *auctorati* [13] qui n'ont pas été procurés par la guerre ; au 1er siècle des *armaturae* font leur apparition — celle des myrmillons par exemple, qui ont abandonné toute exclusivité nationale ; et à ce moment les *armaturae* ethniques ont perdu aussi cette exclusivité : le thrace Spartacus combattait avec les gladiateurs *equites* [14]; et les armes des samnites, des *galli* et des thraces, telles que l'iconographie nous les fait connaître, n'ont plus qu'un rapport lointain avec l'armement traditionnel de ces peuples [15]; il est vrai qu'au 1er siècle avant notre ère, il aurait été difficile d'alimenter

11. Ce qui est plus probable que de supposer comme on fait, le plus souvent (cf. G. Lafaye, *op. cit.*, p. 1587) que les thraces ont été introduits dans la gladiature seulement à l'époque de Sulla : à ce moment on en est déjà à inventer des *armaturae* de fantaisie ; d'autre part la caractérisation ethnique des thraces est au 1er siècle avant notre ère réduite à rien ou presque — seule leur *sica* peut être prise en considération et c'est en fait une arme banale ; il reste enfin que si les Romains avaient créé à ce moment l'*armatura* des thraces, nous trouverions le thrace Spartacus parmi eux (cf. n. 13).

12. Nous l'avons dit à propos des premiers : on pourra se référer aux peintures citées à la n. 8. Pour les Étrusques, il suffira de voir l'urne, aujourd'hui perdue, dont G. Lafaye, *op. cit.*, donne un dessin, p. 1564, fig. 3568.

13. Déjà, en 206, lors d'un *munus* donné par Scipion, le futur Africain, à Carthagène, Tite-Live, XXVIII, 21, 2-3, évoque le double recrutement professionnel : ... *eo genere hominum ex quo lanistis comparare mos est, servorum de catasta ac liberorum qui venalem sanguinem habent* ; mais on ne peut exclure toutefois un anachronisme rhétorique ; un peu plus tard le même Tite-Live (XLI, 20) fait état de gladiateurs achetés par le roi de Syrie sur la place de Rome *magnis pretiis* ; vers 100, Pomponius compose une atellane au titre significatif de *Bucco auctoratus*.

14. Un graffite pompéien le représente, dans un duel sans doute imaginaire, qui fuit devant un champion local : A. Maiuri, *Mon. della Pitt. ant. scoperti in Italia, III, La pitt. ellenistico-romana*, Pompei, fasc. 2, *La Pitt. delle case di « M. Fabius Amandus », del « sacerdos Amandus » e di « P. Cornelius Teges »*, Rome, 1938, p. 3-5, fig. 5 a-5 b ; cf. M. Borda, *La Pittura romana*, Milan, 1958, p. 159.

15. Les *galli* ont en particulier un bouclier long qui est tout semblable à celui des légionnaires du temps ; que les samnites se battent à ce moment avec une cuirasse d'écailles, traduit seulement le désir de créer avec eux une *armatura* lourde combattant (l'apparition est toujours homogène) avec une technique très différente de celle des autres *armaturae* sans cuirasse.

régulièrement le marché de la gladiature avec des prisonniers gaulois ou samnites.

Ce qui ne veut pas dire que le recrutement se soit coupé tout à fait de la guerre : le prisonnier, vendu comme esclave, s'il est robuste, peut être cédé à un laniste. Et sous l'empire, le prince qui possède une énorme *familia gladiatoria*, qu'il utilise pour ses *editiones* ou qu'il commercialise dans tout le monde romain, doit puiser abondamment à cette source privilégiée : il est significatif que l'un des quatre grands *ludi* de Rome, le *ludus dacicus* tire probablement son nom de ce qu'il fut d'abord réservé aux captifs des guerres de Dacie [16]. Il n'est pas possible toutefois de chiffrer même approximativement la proportion des gladiateurs procurés par la guerre ; on peut imaginer qu'elle était surtout fonction des circonstances.

On voit aussi sous l'empire reparaître occasionnellement l'utilisation immédiate des captifs : les prisonniers sont employés massivement avec leurs costumes et leurs armes pour s'opposer en de gigantesques combats *gregatim* : ainsi en 29 avant notre ère, pour l'inauguration de l'*aedes Julii*, des Suèves se battent contre des Daces [17] ; et en 47, pour l'*ovatio* de Plautius, on fait s'entretuer des prisonniers bretons [18] ; toutefois ces grands combats ont toujours été exceptionnels.

III. — Les gladiateurs a la guerre.

Si donc la guerre continue d'alimenter le *munus*, il arrive que la gladiature, à son tour, vienne nourrir la guerre. Les gladiateurs ne paraissent que très rarement dans la guerre étrangère : on ne peut citer que l'enrôlement par Marc Aurèle de gladiateurs impériaux pour les guerres danubiennes [19] ; la rareté de ce recours s'explique aussi bien par le prix des gladiateurs que par l'*infamia* qui est attachée à eux. Aussi bien les gladiateurs sont-ils surtout des combattants de guerre civile — les nécessités y sont plus pressantes et partant les généraux moins regardants (nous ne mentionnerons que pour mémoire leur rôle au sein des troupes paramilitaires [20], dont quelques hommes politiques s'entourent à la fin de la république, pratique qui reparaît au 4e siècle où elle est curieusement attestée pour un pape et un évêque).

Les épisodes de guerre civile où l'on voit mêlés des gladiateurs sont en effet nombreux : en 49, les Pompéiens avaient envisagé d'enrôler dans leur

16. On trouvera les textes rassemblés dans G. Lugli, *Fontes ad topographiam veteris urbis Romae pertinentes*, III (Rome), 1955, p. 95-98 ; 175-180.

17. Dion Cassius, LI, 22, 6-9 : ἀθρόοι πρὸς ἀλλήλους Δακοί τε καὶ Σουῆβοι ἐμαχήσαντο.

18. Dion Cassius, LXI, 30, 3 : καὶ οἱ αἰχμάλωτοι οἱ Βρεττανοὶ 'εμαχήσαντο.

19. *SHA*, *Vit. Marc.*, XXI, 7 ; XXIII, 5.

20. *Collectio Avellana*, I, 5-7 ; Sozomène, *Hist. eccl.*, VII, 15 ; cf. G. Ville, « Les gladiateurs dans l'empire chrétien », *MEFR*, 1960, p. 317-319.

armée les immenses *familiae* que César entretenait à Capoue[21]; un peu plus tard Considius Longus garde Thysdrus en Afrique avec les gladiateurs de sa *familia*[22]. Pendant la guerre de Pérouse, L. Antonius organise ses gladiateurs en commandos qui sont près de réussir un exploit décisif en manquant de peu l'enlèvement d'Octavien[23]; en 21 de notre ère les révoltés gaulois enrôlent dans leur armée les gladiateurs qui se trouvent encasernés à Autun[24]; en 69, Othon emmène contre les vitelliens 2 000 gladiateurs et plus tard Vitellius récupère les survivants et les envoie sous la conduite de leur procurateur contre les partisans de Vespasien au sud de Rome[25]. En 238, lors de l'avènement de Gordien, des gladiateurs et des jeunes recrues affrontent et battent les prétoriens[26]. En 350 encore, des gladiateurs appuient l'usurpation de Népotien[27].

Ce recours aux gladiateurs *infames* est jugé sévèrement : en 49 les chefs pompéiens, quelles que soient par ailleurs leurs raisons véritables, présentent leur refus d'enrôler les gladiateurs comme un recul devant un acte immoral, et Tacite plus tard résume ce point de vue par ces mots : *Deforme ... auxilium*; il poursuit toutefois; « auquel des généraux pourtant stricts n'ont pas hésité à recourir dans des guerres civiles. » L'immoralité fondamentale de cette guerre peut seule, en fin de compte, s'accommoder de ce recours défendu[28].

Du point de vue militaire, la valeur des gladiateurs dans la guerre doit être considérable, si l'on considère qu'ils apparaissent souvent comme le fer de lance de l'armée qui les emploie : ainsi les gladiateurs de L. Antonius, ceux des insurgés gaulois, ceux d'Othon — qui ne sont battus que par l'élite de l'armée adverse, les Bataves de Vitellius[29].

21. César, *Bel. Civ.*, I, 14.

22. *Bel. Af.*, LXXVI, I : *Cum grandi praesidio cohorteque sua gladiatorum*; XCIII, 1.

23. Suétone, *Aug.*, XIV, 3 : *Circa Perusinum autem murum sacrificans paene interceptus est a manu gladiatorum quae oppido eruperat*; cf. Appien, *B.C.*, V, 4, 30.

24. Tacite, *Ann.*, III, 43, 4; 46, 6.

25. Sur les combats dans la plaine du Pô, Tacite, *Hist.*, II, 23, 5-6; 34, 2; 35-36, 1; 43, 5; Plutarque, *Vit. Oth.*, X, 3; XII, 4-5; sur les combats au sud de Rome, Tacite, *Hist.*, III, 57, 4; 76, 1-2; 77, 3 : *Pauci gladiatores resistentes neque inulti cecidere*; Suétone, *Oth.*, XV, 4.

26. Aurelius Victor, *De Caes.*, XXVII, 2.

27. Eutrope, X, 11; Socrate, *Hist. eccl.*, II, 25; P. Orose, VI, 21.

28. Que Marc Aurèle ait recouru à des gladiateurs s'explique par une pénurie dramatique de soldats; le texte de l'*Hist. Aug.*, *Vit. Marc.*, confirme cette circonstance et est révélateur de l'état d'esprit — non exprimé — du rédacteur devant cette mesure : *... servos, quem ad modum bello Punico factum fuerat, ad militiam paravit, quos voluntarios exemplo volonum appellavit; armavit etiam gladiatores, quos obsequentes appellavit; latrones etiam Dalmatiae atque Dardaniae milites fecit ...*; dans cette liste où les enrôlés sont mentionnés dans un ordre de scandale croissant, les gladiateurs paraissent avant les brigands, mais après les esclaves.

29. Tacite, *Hist.*, II, 35, 2 leur prête une moindre constance qu'aux soldats : *Neque ea constantia gladiatoribus ad proelia quae militibus*, ce qui n'est peut-être qu'une

Cela tient à diverses raisons : la fidélité absolue du gladiateur à son maître (ou au propriétaire de son contrat), qui est la valeur par excellence de la morale gladiatorienne ; la tradition comme l'éducation reçue au *ludus* font que le gladiateur est toujours prêt à mourir pour son *dominus* [30] ; à cela s'ajoutent des raisons techniques : la sélection particulière des sujets destinés à la gladiature — la force des gladiateurs est proverbiale [31] — et l'intensité et la qualité de l'entraînement qui leur était imposé, ce qui faisait des *ludi* des conservatoires des techniques du combat individuel [32], surtout aux époques où les armes de la gladiature et de la guerre étaient identiques.

IV. — Technique du combat gladiatorien et technique du combat militaire.

A l'origine, au 4e siècle, les gladiateurs se battent avec les armes et l'équipement guerrier qu'ils avaient avant d'être réduits à cette condition, ou avec un armement et un équipement qui n'étaient pas fondamentalement différents. Au 1er siècle avant notre ère, nous pouvons voir que les *armaturae* gladiatoriennes romaines étaient dotées d'armes que l'on trouve au même moment dans la légion : épée courte, casque à paragnathides, jambart, bouclier semi-cylindrique, etc. : une arme plus proprement gladiatorienne comme la *sica* des thraces, a encore une trop faible courbure pour différer des épées de l'armée ; de même le sabre sans pointe des *equites* et des essédaires n'est pas fondamentalement autre. Sans doute le fait de combattre avec le torse nu ou couvert d'une tunique exomide (sauf les samnites qui revêtent une cuirasse d'écaille) impose une forme de

psychologisation *a posteriori* et sans portée ; de même la remarque qu'il fait, *Hist.* III, 76, 1-6, à propos de deux chefs vitelliens *lascivia socordiaque galdiatorum magi, quam ducum similes*, est un élargissement sans grande signification de l'injure banale que constituait le mot *gladiator*.

30. Des textes et des exemples nombreux attestent cette fidélité : par exemple, Cicéron, *Tusc.*, II, 40 : *Mittunt etiam volneribus confecti ad dominos, qui quaerent qui velint ; si satis iis factum sit, se velle decumbere ...* ; Dion Cassius, LI, 7, 2 nous a conservé le souvenir de l'extraordinaire fidélité que les gladiateurs d'Antoine lui conservèrent après la défaite ; lorsque Marc Aurèle enrôle ses gladiateurs pour la guerre, il leur donne le nom significatif d'*obsequentes* (*SHA*, *Vit. Marc.*, Marc., XXIII, 5).

31. Cicéron, par exemple, lance à Antoine, *Phil.*, II, 63 : *Tu istis faucibus, istis lateribus, ista gladiatoria totius corporis firmitate ...*

32. D'où l'appel fait par l'armée en 105 avant notre ère à des *doctores gladiatorum* pour instruire les soldats : Valère Maxime, II, 3, 2 ; cf. *infra* ; en 63, un aristocrate, C. Marcellus se rendit à Capoue et se fit admettre dans une grande *familia* gladiatorienne : *quasi armorum studio* ; Cicéron, *Pro Sest.*, IV, 9, qui rapporte le fait, considère que c'était avec des intentions subversives, mais ne dit pas qu'il était en soi invraisemblable.

combat qui diffère quelque peu de celle du légionnaire cuirassé ; simplement les gladiateurs s'apparentent aux soldats plus légèrement armés.

Ce qui explique qu'en 105 on ait fait appel à des *doctores* employés dans les *ludi* gladiatoriens pour former au combat individuel les soldats de l'armée romaine ; car si les armes étaient identiques ou analogues, on peut penser que la technique devait être proche [33].

Mais cette situation change peu à peu et pour plusieurs raisons : — à côté des *armaturae* traditionnelles (samnites, *galli*, thraces, myrmillons, etc.) on voit apparaître des *armaturae* de fantaisie : les *andabatae* qui combattent les yeux bandés, les *laquearii* ou gladiateurs au lasso, les *dimachaeri*, ou gladiateurs aux deux poignards, les *scissores* qui luttaient peut-être avec un crochet et surtout les rétiaires qui affrontent un adversaire à l'armement traditionnel, armés d'un filet, d'un trident et d'un poignard ; et cette *armatura* des rétiaires acquiert une importance croissante dans la gladiature au point d'être prépondérante au 4e siècle (avec l'*armatura* complémentaire des *secutores*). Parallèlement à ce développement, on voit disparaître, à la fin de la république et dans les toutes premières années de l'empire, les samnites et les *galli*.

En outre les *armaturae* traditionnelles qui demeurent, reçoivent des armes qui n'ont plus rien de militaire : ainsi que le casque à paragnathides cède la place, au début de notre ère, au casque à deux oreilletons qui est une lourde cagoule de métal ; un peu plus tard, ce casque peut recevoir un extraordinaire décor de plumes ; la *sica* du thrace se courbe progressivement jusqu'à prendre, pour un temps, au milieu du siècle, la forme d'un crochet qui fait un angle de 90° ; dans la gladiature orientale on voit même un petit poignard triangulaire de 12 à 15 cm de long remplacer parfois le glaive court commun aux gladiateurs et aux soldats et qui permettait seul une escrime véritable.

Il est possible même que les catégories qui, malgré ces changements, restaient les plus proches de l'armée, ainsi que les myrmillons, aient adopté une technique surtout défensive — le gladiateur se tenait comme recroquevillé derrière son bouclier et les protections de sa jambe gauche — qui s'éloignait de la technique, habituellement plus ouverte, de l'armée : Ammien Marcellin signalant par deux fois que les fantassins romains, lors d'une bataille contre les Barbares, reçoivent leur choc in *modum myrmillonum*, suggère que les soldats n'adoptaient pas couramment cette posture propre aux combattants de l'arène [34].

33. VALÈRE MAXIME, II, 3, 2 : *Armorum tractandorum meditatio a P. Rutilio consule Cn. Malli* (ou *Manli*) *collega militibus est tradita : is enim, nullius ante se imperatoris exemplum secutus ex ludo C. Aureli Scauri gladiatorum arcessitis vitandi atque inferendi subtiliorem rationem legionibus ingeneravit virtutemque arti et rursus artem virtuti miscuit ut illa impetu hujus fortior, haec illius scientia cautior fieret.*

34. AMMIEN MARCELLIN, XVI, 12, 49 : *miles instar terrium fixa firmitate consistens, proelium majore spiritu repetivit, et vulneribus declinandis intentus, seque in modum mirmillonis operiens hostium latera, quae nudabat ira flagrantior districtis gladiis perforabat* ; *id.*, XXIII, 6, 83 : *Pedites enim in speciem mirmillonum contecti ...*

En même temps que les armes et la technique, le sens du spectacle change : jusqu'à la fin de la république, il semblerait que le public s'intéresse surtout à une escrime de qualité ; dans les combats qui sont livrés alors, la mortalité est médiocre, et l'issue de beaucoup la plus habituelle est la *missio*, la grâce du vaincu.

Plus tard, le public s'intéresse davantage aux côtés pathétiques du combat ; dès l'époque augustéenne, l'iconographie (comptes rendus sculptés dans la pierre ou décors de lampe), nous montre que l'intérêt des spectateurs se concentre sur la fin des duels quand l'un des adversaires a jeté l'une de ses armes, et attend debout ou à genou, s'il n'est pas complètement à terre, la décision — grâce ou mort, que prendra l'*editor* du *munus*. C'est le moment très court où un homme, qui suit le plus souvent les suggestions de son public, décide de la vie d'un homme, et sans appel : le vaincu, même s'il n'est que peu ou pas blessé, ne peut reprendre le combat, et toute l'éducation reçue au *ludus* ne vise qu'à lui faire alors accepter sans broncher le coup d'épée décisif que lui portera le vainqueur [35]. A partir du début de l'empire les chances de survie du gladiateur qui entre dans l'arène diminuent — on dispose encore de l'épigraphie pour le prouver ; et il semble que l'essence du plaisir gladiatorien, si l'on peut ainsi dire, soit constituée presque exclusivement par le spectacle et la participation à la mort.

La guerre et l'idéologie du « munus ».

Et pourtant à mesure que les aspects *extérieurs* de la gladiature s'éloignent de la guerre, l'idéologie tend mythiquement à la rapprocher d'elle ; dans un effort de justification — dont on ne doit pas exagérer la contestation implicite ou explicite qu'il suppose — les combats de gladiateurs sont considérés comme une école de courage et de mépris de la mort ; on connaît le texte célèbre de Cicéron dans les *Tusculanes* (II, 41) : « D'aucuns jugent le spectacle gladiatorien cruel et inhumain, et c'est bien possible qu'il le soit... mais [il n'existe] pas d'école, au moins pour les yeux, où l'on apprenne mieux à affronter la douleur et la mort. » Et Pline le Jeune, dans le *Panégyrique de Trajan* (XXXIII, 1) à propos de gladiature écrit : « Un spectacle capable d'enflammer les âmes pour les belles blessures et le mépris de la mort. » Au 4e siècle cette *disciplina* qu'est le *munus* est envisagée par des *païens* dans un rapport explicite avec la guerre : contre la polémique païenne qui s'en prend à la gladiature, on répond qu'il faut conserver le *munus* pour des raisons d'intérêt national : car le *munus* est une irremplaçable école de courage. L'argument est développé par le rédacteur de la

35. Cf. en particulier, Cicéron, *Tusc.*, II, 41, cité à la note 30.

Vie de Maxime et Balbin dans l'*Histoire Auguste* (VIII) : celui-ci s'interroge sur l'origine du *munus* qu'auraient soi-disant donnée les empereurs avant de partir en campagne ; il évoque d'abord, pour ne pas la retenir, l'hypothèse d'une *devotio* faite à la Némésis afin qu'elle épargne les citoyens en se satisfaisant du sang des gladiateurs ; puis il propose une seconde explication qu'il juge plus vraisemblable : « Les Romains partant pour la guerre devaient voir des combats, des blessures, le fer et des hommes nus se dressant pour combattre les uns contre les autres, pour ne pas craindre les ennemis à la guerre ou trembler devant les blessures et le sang. » Et il apparaît même que pour fonder cette doctrine du *munus* pédagogique on fit un faux : à partir d'un fait d'annalistique que nous avons déjà rapporté — l'appel en 105 av. J.-C. aux *doctores* de la gladiature, on imagina que les consuls de cette année-là avaient installé les spectateurs sur les gradins d'un théâtre pour leur apprendre ce qui se passait dans un combat, *in acie* ; et l'auteur, l'évêque Ennodius (*Pan. dict. regi Theodorico*, XIX), qui rapporte cette falsification, de façon critique au demeurant, souligne bien sa signification guerrière, en l'opposant à l'entraînement militaire que Theodoric fait donner à la jeunesse et qu'il juge plus efficace.

Cet argument militaire n'était pas sans portée, et les chrétiens eux-mêmes le prennent dans une certaine mesure à leur compte, contestant seulement sa valeur en « temps de paix » : Constantin, dans son édit de 325 qui fut une tentative avortée d'abolir la gladiature (*Code théod.*, XV, 12, 1), dit : « *Cruenta spectacula in otio civili et domestica quiete non placent* » : ces spectacles cruels ne sont pas agréés en temps de paix — ce qui revient à accepter implicitement cette pédagogie sanglante pour le temps de guerre. De même Ennodius dans le passage cité *supra* critique la mesure de 105, du moins dans sa version falsifiée parce qu'elle fut prise (et sans doute ce détail, inexact, est-il de son cru) : *diuturna pace possessa* [36].

Conclusion

Dire que le *munus* était une propédeutique à la guerre n'était pas très sérieux et, au moins à la fin, il ne s'agit que d'un argument de propagande : c'est qu'en réalité, et cela dès l'origine, le *munus* n'était destiné à entretenir avec la guerre que des rapports marginaux, ne portant que sur l'accessoire ; que ces rapports eux-mêmes se soient distendus, comme nous l'avons montré, ne doit pas cacher la permanente spécificité non-militaire et non-guerrière de la gladiature : car, à la différence de la guerre, elle n'est qu'un spectacle, même au début où l'on croit encore qu'elle procure au guerrier mort un sang qui doit revigorer son *anima*. Et on ne peut

36. G. Ville, *op. cit.*, p. 304-307.

même pas dire que les gladiateurs jouaient à la guerre : on ne doit pas confondre le *munus* avec une institution qui représente la guerre comme simulacre, le tournoi, qui est sporadiquement attesté dans les sociétés méditerranéennes du premier âge du fer. Aussi bien le gladiateur, même s'il n'est plus un prisonnier ou un esclave mais un *auctoratus* libre et parfois noble, et même si ses vertus sont celles d'un soldat — vaillance et mépris de la mort —, n'échappe pas à *l'infamia* que la société romaine impose à tous les acteurs rémunérés de ses spectacles publics ; et quelques bons esprits regrettent de voir gaspiller dans l'arène des forces et des vies qui seraient mieux employées à la guerre [37] ; il est vrai que les vocations pouvaient malgré tout être hésitantes : Dion Cassius (LXXV, 2, 3-6) constate que lorsque Septime Sévère eut supprimé le privilège de l'Italie dans le recrutement des cohortes prétoriennes, les jeunes Italiens ne virent plus s'ouvrir devant eux que deux carrières : le brigandage... et la gladiature.

37. Tel ce déclamateur dont Sénèque le Père (*Cont.*, X, 4, 18), nous a conservé un extrait : *Non curatis quod juvenum miserorum simplicitatem circumeunt et speciosissimum quemque ac maxime idoneum castris in ludum conjiciunt* ; et *ibid.*, X, 4, 11, un autre déclamateur dans une perspective semblable dit à propos de l'enrôlement des gladiateurs que c'est un dommage pour l'État : ... *rei publicae laesae.*

Imp. F. BOISSEAU, Rue du Taur, 34 - TOULOUSE (France)
Dépôt légal, 3e trimestre 1969
N° d'éditeur : 68

Bei Fragen zur Produktsicherheit wenden Sie sich bitte an:
If you have any questions regarding product safety,
please contact:

Walter de Gruyter GmbH
Genthiner Straße 13
10785 Berlin
productsafety@degruyterbrill.com